感染管理核心能力培训课程

付卫

U0878942

感染防控云培训

Infection Prevention & Control Cloud Training

主　　编　李　蓉　张会芝　袁晓宁　邢　燕

副 主 编　王少利　杜　俊

编　　委　（按姓氏笔画排序）

马　茹　王少利　邢　燕　任　琳　安卫红

杜　俊　李　蓉　李小燕　张会芝　赵心田

赵心懋　袁晓宁　阚佳多　谭红菊

秘　　书　（按姓氏笔画排序）

马　茹　白　易　李　沛　高皓宇

北京大学医学出版社

GANRAN FANGKONG YUNPEIXUN

图书在版编目（CIP）数据

感染防控云培训 / 李蓉等主编. -- 北京 : 北京大学医学出版社，2024. 10. -- ISBN 978-7-5659-3273-1

Ⅰ. R4

中国国家版本馆 CIP 数据核字第 2024SB2065 号

感染防控云培训

主　　编：李　蓉　张会芝　袁晓宁　邢　燕
出版发行：北京大学医学出版社
地　　址：（100191）北京市海淀区学院路 38 号　北京大学医学部院内
电　　话：发行部 010-82802230；图书邮购 010-82802495
网　　址：http://www.pumpress.com.cn
E-mail：booksale@bjmu.edu.cn
印　　刷：北京金康利印刷有限公司
经　　销：新华书店
责任编辑：董　梁　　责任校对：靳新强　　责任印制：李　啸
开　　本：787 mm×1092 mm　1/16　　印张：18.75　　字数：470 千字
版　　次：2024 年 10 月第 1 版　2024 年 10 月第 1 次印刷
书　　号：ISBN 978-7-5659-3273-1
定　　价：139.00 元

前　言

医院感染是一项重大的公共卫生问题，直接威胁到患者安全。良好的感染管理质量是医院高质量发展的重要保障，直接反映医院管理水平，备受医疗机构的关注。各国政府也在时刻关注和大力推进相关感染防控工作的开展。世界卫生组织发布了一系列关于有效预防和控制医院感染的指南和规范，并在相应的手册中介绍了国家和医疗机构层面实施方法；我国也出台了一系列规范、指南、专家共识，对感染管理工作核心环节给予了针对性的规范和指导。

近年来，社会人口老龄化、多重耐药菌感染日趋严重，特别是连续三年新型冠状病毒肺炎疫情给感染管理带来了巨大挑战。感染管理专兼职人员作为医院感染防控的关键群体，提高其专业能力是有效开展感染管理工作的保障。目前，各医疗机构按照《关于进一步加强医疗机构感控人员配备管理相关工作的通知》要求配备感染管理人员，感染管理专职人员队伍近年来明显扩容，低年资人员占比高，工作经验匮乏，核心能力欠缺。在一些医疗机构，特别是基层单位中，仍存在感染管理队伍人员不足、专业组成较为单一、高学历人员匮乏的现象，导致感染管理工作不够高效和精细化，甚至形同虚设。此外，近些年感染管理相关规范、指南、专家共识更新快速，导致感染管理专兼职人员知识更新不及时，甚至与临床脱节。世界卫生组织 2022 年发布的《全球感染预防和控制报告》也指出培训和教育以及监督审核和反馈等是感染预防与控制的核心要素。感染管理工作需要掌握专门的知识体系和实践技能，更需要从临床中来，到临床中去，真正发现风险、控制风险，落实到临床实践的改善。因此，有必要针对感染管理工作核心环节开设相关培训，有效帮助感染管理专兼职人员系统提升核心能力和业务水平。

在此背景下我们开展了感染预防和控制系列培训，培训采取线上云培训和线下授课相结合的形式开展，避免了仅现场培训的时间和空间限制，确保“授课不断、质量不降”，课程均设置了录课和长时间回看，提高了培训的可及性，因其借助线上云开展，简称“感染防控云培训”。本系列培训围绕感染管理的目标——识别风险、控制风险展开，聚焦感染管理工作的核心环节，通过对新形势下感染管理的任务、挑战以及相关领域最新进展的介绍，和重点环节、重点部门的感染防控措施的重点讲解，以期提高感染管理专兼职人员及临床医务人员的感染防控水平，保障医务人员和患者安全。

我们现将 2023 年 2 月到 2024 年 1 月期间推出的 24 期培训讲座内容整理成册与大家分享。本书涵盖了感染管理的核心能力，对从事感染管理的专兼职人员、临床一线医护人员、医疗管理和护理管理等部门的工作人员具有重要的指导意义。同时，也期待各位读者对授课内容进行评价并提出宝贵建议，以帮助我们持续改进。

“感染防控云培训”的举办和本书各章节的撰写都离不开医院各级领导的支持和帮助，在此表示由衷的感谢。同时，感谢每一位授课老师的精心准备和精彩授课，感谢专家们在集体备课中给予的悉心指导和中肯建议，感谢秘书组成员在组织培训和整理课件时的默默付出。最后，还要感谢北京市重大疫情防治重点专科流行病学建设项目给予的支持。我院一直致力于提供最安全、最高质量的医疗服务，我们将遵守“团结、奉献、求实、创新”的院训，牢记习近平总书记的“深、实、细、准、效”五字诀，深入临床，摸清事实，发现潜在风险；细致分析，掌握全面情况，找准风险来源，实现精准干预；务求实效，真正解决问题，不断努力提高感染管理水平，更好地贴近患者、贴近临床、贴近社会，为提供更安全的健康服务和医院的高质量发展保驾护航！为提高人民健康水平，促进健康中国行动贡献自己的力量！

编委会

2024 年 1 月

目录

医院感染管理处　袁晓宁

第一课

绿色 清洁 安全 高效

团结　奉献　求实　创新

北京大学第三医院
Peking University Third Hospital

团结/奉献/求实/创新

绿色 清洁 安全 高效

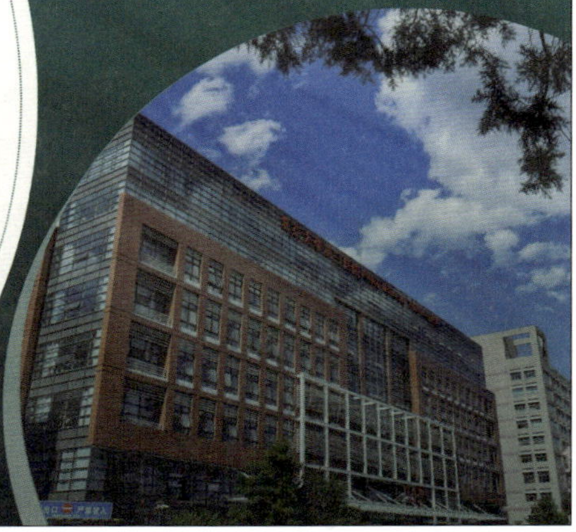

医院感染管理处
袁晓宁
2023年2月8日

相关规范文件

北京大学第三医院
Peking University Third Hospital

ICS 11.020
C 05

WS

中华人民共和国卫生行业标准

WS/T 512—2016

医疗机构环境表面清洁与消毒管理规范

Regulation for cleaning and disinfection management of environmental surface in healthcare

2016-12-27 发布　　2017-06-01 实施

中华人民共和国国家卫生和计划生育委员会　发布

ICS 11.020
C 05

WS

中华人民共和国卫生行业标准

WS/T 367—2012

医疗机构消毒技术规范

Regulation of disinfection technique in healthcare settings

2012-04-05 发布　　2012-08-01 实施

中华人民共和国卫生部　发布

团结/奉献/求实/创新

主要内容

北京大学第三医院
Peking University Third Hospital

- 范围
- 术语与定义
- 管理要求
- 清洁与消毒原则
- 日常清洁与消毒
- 强化清洁与消毒
- 清洁工具复用处理要求
- 附录：标准，个人防护，消毒方法

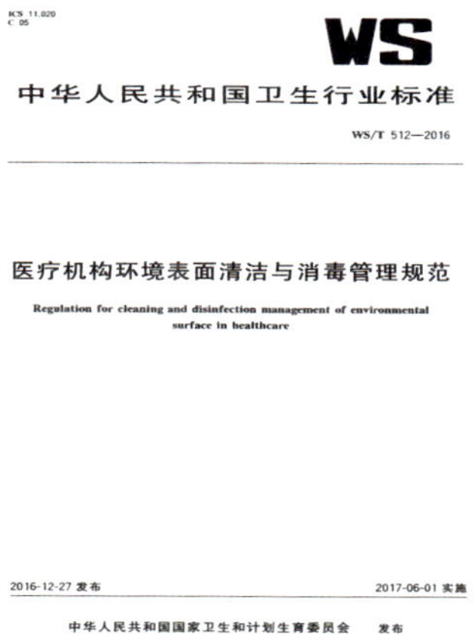
ICS 11.020
C 05

WS

中华人民共和国卫生行业标准

WS/T 512—2016

医疗机构环境表面清洁与消毒管理规范

Regulation for cleaning and disinfection management of environmental surface in healthcare

2016-12-27 发布　　2017-06-01 实施

中华人民共和国国家卫生和计划生育委员会　发布

团结/奉献/求实/创新

适用范围及核心定义

北京大学第三医院
Peking University Third Hospital

- 范围：各级各类医疗机构
- 术语与定义
  - **清洁单元**
    - 邻近某一患者的相关高频接触表面
    - 如：病床、床边桌、监护仪、呼吸机、微量泵
  - **高频接触表面**
    - 患者和医务人员的手频繁接触的环境表面
    - 如：床栏、床边桌、呼叫器、监护仪、呼吸机、微量泵
  - **高风险区域**
    - 有感染或定植患者居住以及需采取保护性隔离措施的区域
    - 如：感染性疾病科、手术室、产房、新生儿室、ICU

团结/奉献/求实/创新

管理要求

北京大学第三医院 Peking University Third Hospital

- 院级管理要求：体系建设、规章制度……
- **医务人员**应**负责**使用中的仪器设备清洁消毒
- **指导**保洁人员清洁消毒非工作中的仪器设备
- **负责**属地清洁与消毒质量审核，及时反馈
- **了解**属地保洁工作流程及合格标准
- **熟悉**属地保洁主管，建立沟通机制

团结/奉献/求实/创新

保洁公司职责

北京大学第三医院 Peking University Third Hospital

- 完善的质量管理体系，关注医院感染
- 基于风险分级制定管理文件、标准化操作规程……
- 开展清洁消毒质量审核、结果汇报
- 培训：上岗前考核合格，岗中监督纠偏

4.6 承担医疗机构环境清洁服务的机构或部门，应符合以下要求：

a) 建立完善的环境清洁质量管理体系，在环境清洁服务的合同中充分体现环境清洁对医院感染预防与控制的重要性。

b) 基于医疗机构的诊疗服务特点和环境污染的风险等级，建立健全质量管理文件、程序性文件和作业指导书。开展清洁与消毒质量审核，并将结果及时报告至院方。

c) 应对所有环境清洁服务人员开展上岗培训和定期培训。培训内容应包括医院感染预防的基本知识与基本技能。

《医疗机构环境表面清洁与消毒管理规范》（WS/T 512—2016）

团结/奉献/求实/创新

清洁与消毒原则

北京大学第三医院 Peking University Third Hospital

- 先清洁、再消毒；湿式卫生
- 遵守工作流程，有序进行
  - 使用的清洁剂与消毒剂名称、浓度、时间、频率
  - 由上而下，由里到外，由轻到重
  - 遵守清洁单元
- 清洁工具分区使用，色标管理
- 污点随时清洁消毒
- 不应**二次浸泡**

禁止 一块布 一拖把 一盆水 用到底

足量，一用一消毒，集中处理

团结/奉献/求实/创新

日常清洁与消毒、强化清洁与消毒

北京大学第三医院 Peking University Third Hospital

强化清洁与消毒

- 医院感染流行、暴发
- 多重耐药菌感染/定植
- 标准预防+基于传播途径的额外预防
- 特殊感染及时沟通：朊病毒、气性坏疽、不明原因感染的病原体
- 开展环境清洁与消毒质量评估工作

团结/奉献/求实/创新

清洁工具复用处理要求

- 质量合格、数量足够
- 安全处理，清洁、干燥保存
- WS/T 367、GB 15982，$A_0 \geqslant 600$

8 清洁工具复用处理要求

8.1 医疗机构宜按病区或科室的规模设立清洁工具复用处理的房间，房间应具备相应的处理设施和储存条件，并保持环境干燥、通风换气。

8.2 清洁工具的数量、复用处理设施应满足病区或科室规模的需要。

8.3 清洁工具使用后应及时清洁与消毒，干燥保存，其复用处理方式包括手工清洗和机械清洗。

8.3.1 清洁工具的手工清洗与消毒应执行 WS/T 367 的要求。

8.3.2 有条件的医疗机构宜采用机械清洗、热力消毒、机械干燥、装箱备用的处理流程。热力消毒要求 A_0 值达到 600 及以上，相当于 80℃持续时间 10 min，90℃持续时间 1 min，或 93℃持续时间 30 s。

8.4 当需要对清洁工具复用处理质量进行考核时，可参照 GB 15982 执行。

《医疗机构环境表面清洁与消毒管理规范》（WS/T 512—2016）

环境清洁卫生质量审核方法及标准

- **目测法**：干燥、清洁、无异味
- **化学法**
- 荧光标记法：清除率
- 荧光粉迹法：清洁单元依从性
- 三磷酸腺苷（ATP）法：按照产品使用说明书执行
- **微生物法**：参考GB 15982

《医疗机构环境表面清洁与消毒管理规范》（WS/T 512—2016）

北京大学第三医院
Peking University Third Hospital

医院保洁与其他场所不同点

- 酒店=低风险区域
  - 目测标准
- 中风险区域
  - 保洁+
- 高风险区域
  - 保洁++

《医疗机构环境表面清洁与消毒管理规范》（WS/T 512—2016）
《医院消毒卫生标准》（GB 15982—2012）

团结/奉献/求实/创新

北京大学第三医院
Peking University Third Hospital

保洁人员个人防护

- 根据需要选择个人防护用品
  - 工作区域
  - 工作内容

团结/奉献/求实/创新

常用消毒剂杀灭效果

北京大学第三医院 Peking University Third Hospital

- 高水平消毒
  - 含氯消毒剂
  - 过氧化氢
  - 二氧化氯
- 中水平消毒
  - 醇类
  - 碘类
- 低水平消毒
  - 季铵盐类

团结/奉献/求实/创新

常用消毒方法

北京大学第三医院 Peking University Third Hospital

- 含氯消毒剂
- 二氧化氯
- 过氧乙酸
- 过氧化氢

团结/奉献/求实/创新

常用消毒方法

北京大学第三医院 Peking University Third Hospital

- 聚维酮碘
- 醇类
- 过氧化氢喷雾消毒器
- 紫外线照射
- 消毒湿巾

团结/奉献/求实/创新

湿巾、卫生湿巾、消毒湿巾

北京大学第三医院 Peking University Third Hospital

- 卫生湿巾：杀菌率 > 90%
- 消毒湿巾：载体消毒剂、新剂型
- 可能将要纳入消毒产品名录、卫生标准
- 目前无法按照消毒产品管理，**只能参照**
- 使用注意：
  - 主要成分，有效浓度
  - 中国检验检测机构资质认定单位出具的检测报告
  - 可以用于环境表面的清洁消毒
  - 使用方法：全覆盖、足够作用时间

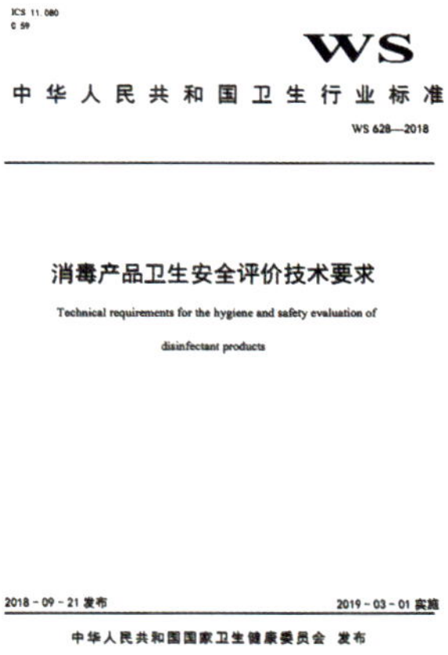
ICS 11.080
C 59
WS
中华人民共和国卫生行业标准
WS 628—2018
消毒产品卫生安全评价技术要求
Technical requirements for the hygiene and safety evaluation of disinfectant products
2018-09-21 发布 2019-03-01 实施
中华人民共和国国家卫生健康委员会 发布

团结/奉献/求实/创新

感染防控云培训

团结 奉献 求实 创新

理想的湿巾

北京大学第三医院 Peking University Third Hospital

- 广谱：广泛杀菌性，**风险分级（适宜）**
- 速效：细菌繁殖体、真菌、病毒快速杀灭
- 稳定：不受物理因素影响
- 兼容：适合消毒对象，不伤害表面材质
- 抑菌：长时间
- 材质：载体手感舒适、释放稳定、不掉屑
- 开瓶后使用期：包装密闭、取闭方便
- 无毒、无致敏、无刺激气味、目视无痕

团结/奉献/求实/创新

湿巾使用方法

北京大学第三医院 Peking University Third Hospital

- 确认相容性：超声探头
- 制定标准操作规程 ：三方确认、说明书
- 戴手套，从洁到污，S/Z形，无遗漏
- 足够作用时间：潮湿
- 无可见污染：常规清洁
- 污点清洁：先清洁再消毒
- 消毒效果确认：三磷酸腺苷监测仪、微生物培养
- 卫生经济学评价：成本效益

团结/奉献/求实/创新

日常管理关注点

- 属地所有物体表面整洁干燥，目视无污染
  - 高频接触点；潮湿（冰箱、卫生间、沐浴间……）
- 监督日常保洁流程
  - 遵循清洁单元，由轻到重原则
  - 色标管理
    - 抹**布**：**病**区**黄**色、**办**公区**蓝**色、**卫**生间**棕**色
    - **拖**把：**病**区**白**色、**办**公区**蓝**色、**卫**生间**绿**色
- 属地人员手卫生监管：临时、患者、家属……
- 配合季度环境卫生学采样
- 落实：参与主体多元化，院长负责，逐级落实，深度沟通，紧密合作

谈

合作、沟通

团结/奉献/求实/创新

医院感染管理处 王少利

Infection Prevention & Control Cloud Training

感染防控云培训

第二课

医院感染诊断及监测

团结 奉献 求实 创新

北京大学第三医院
Peking University Third Hospital

团结/奉献/求实/创新

医院感染诊断及监测

医院感染管理处
王少利
2023年2月22日

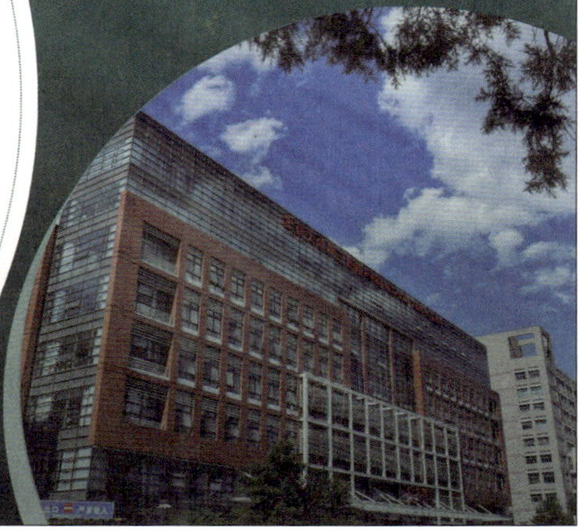

主要内容

北京大学第三医院
Peking University Third Hospital

- 医院感染诊断
  - 医院感染定义
  - 医院感染诊断依据
  - 分系统医院感染诊断
- 医院感染监测
  - 医院感染监测的定义和意义
  - 医院感染监测的管理与要求

团结/奉献/求实/创新

医院感染定义

北京大学第三医院 Peking University Third Hospital

医院感染（nosocomial infection, hospital infection, hospital acquired infection）
指住院患者在医院内获得的感染，包括在住院期间发生的感染和在医院内获得出院后发生的感染；但不包括入院前已开始或入院时已存在的感染。医院工作人员在医院内获得的感染也属于医院感染。

医源性感染
指在医学服务中，因病原体传播引起的感染。

《医院感染诊断标准(试行)》(卫医发[2001]2号)
《医院感染管理办法》（卫生部令[2006]第48号）

团结/奉献/求实/创新

属于医院感染的情况

北京大学第三医院 Peking University Third Hospital

- 对于**无**明显潜伏期的感染，规定在**入院48h后**发生的感染；**有**明确潜伏期的感染，规定为自入院时起**超过平均潜伏期**的感染
- 本次感染直接**与上次住院有关**
- 在原有感染基础上出现其他部位**新的感染**（除外脓毒血症迁徙灶），或在原感染已知病原体基础上又分离出**新的病原体**（排除污染和原来的混合感染）的感染
- 新生儿**经产道**时获得的感染
- 由于诊疗措施**激活的潜在性感染**，如疱疹病毒、结核杆菌等的感染

团结/奉献/求实/创新

不属于医院感染的情况

北京大学第三医院 Peking University Third Hospital

- 皮肤黏膜开放性伤口只有细菌定植而无炎症表现
- 由于创伤或非生物因子刺激而产生的炎症表现
- 新生儿经胎盘获得的感染（出生后48 h内发病），如单纯疱疹、弓形虫病、水痘等
- 患者原有慢性感染在医院内急性发作

团结/奉献/求实/创新

医院感染诊断依据

北京大学第三医院 Peking University Third Hospital

- 临床症状
- 体征
- 实验室或其他检查资料

医院感染**按临床诊断**报告，力求做出病原学诊断

团结/奉献/求实/创新

呼吸系统感染

——上呼吸道感染

- 发热（体温≥38.0℃超过2天）
- 有鼻咽、鼻旁窦和扁桃腺等上呼吸道急性炎症表现
- 临床诊断基础上，咽分泌物涂片或培养发现有意义的病原微生物

北京大学第三医院 Peking University Third Hospital

呼吸系统感染

—— 下呼吸道感染（1）

- 临床诊断：咳嗽、咳黏痰，肺部出现湿啰音并有下列情况之一
  - 发热
  - 白细胞（WBC）总数和（或）中性粒细胞比例升高
  - X线片显示肺部有炎性浸润性病变
- 病原学诊断：
  - 严格筛选痰标本（镜检涂片鳞状上皮细胞＜10个和白细胞＞25个／低倍视野），连续两次分离出相同病原体
  - 痰细菌定量培养病原菌数≥（10^3~10^6）CFU/ml，因标本来源不同而异
  - 血培养或并发胸腔积液者的胸腔积液分离到病原体
  - 免疫血清学、组织病理学的病原学诊断证据

团结/奉献/求实/创新

呼吸系统感染

——下呼吸道感染（2）

说明：

- 慢性气道疾病患者稳定期继发急性感染，稳定期必须在半月以上，胸部X线片或病原体与入院时比较有明显改变，属医院感染。复发复燃则不属于医院感染
- 胸部肿瘤接受放疗的患者，放疗1~2个月或以下，在放疗范围的正常组织可发生放射性损伤，表现炎性反应，称放射型肺炎，不属于医院感染
- 系统性红斑狼疮多累及呼吸系统，临床上常出现支气管肺炎或间质性肺炎的症状和体征，X线片有显示，不算医院感染。经激素等治疗控制后再出现肺炎表现，应列为医院感染
- 患者同时有上、下呼吸道感染时仅报告下呼吸道感染
- 病变局限于气道者，为医院感染气管炎或支气管炎；出现肺实质炎症为医院感染肺炎（包括肺脓肿），报告时分别注明

团结/奉献/求实/创新

呼吸系统感染

——胸膜腔感染

- 临床表现：发热、胸痛
- 胸腔积液常规：
  - 外观呈脓性或带臭味；WBC≥1000×10^6 / L
- 胸腔积液细菌培养阳性或涂片见到细菌
- 说明：
  - 邻近部位感染自然扩散而来的胸膜腔感染，如并发于肺炎、支气管胸膜瘘、肝脓肿等，不属于医院感染
  - 结核性胸膜炎并发结核性脓胸不属于医院感染
  - 肺炎并发脓胸按医院感染肺炎报告，另加括号标明脓胸

团结/奉献/求实/创新

心血管系统感染

——侵犯心脏瓣膜（包括人工瓣膜）的心内膜炎

- 临床诊断（至少具备两项且无其他明确原因可解释）
  - 有发热、新出现心脏杂音或杂音发生变化、栓塞性改变、皮肤异常表现（如瘀斑、出血、疼痛性皮下肿块）、充血性心力衰竭或心脏传导异常，并有下列情况之一
    - 外科手术或病理组织学发现心脏赘生物
    - 超声心动图发现赘生物
- 病原学诊断（符合下述三条之一）
  - 心脏瓣膜或赘生物培养出病原体
  - 两次或多次血培养阳性
  - 心脏瓣膜革兰氏染色发现病原菌

心血管系统感染

北京大学第三医院
Peking University Third Hospital

——心肌炎或心包炎

- 临床诊断（至少具备两项且无其他明确原因可解释）
  - 发热、胸痛、奇脉、心脏扩大并有下列情况之一
    - 有心肌炎或心包炎的异常心电图（ECG）改变
    - 心脏组织病理学检查证据
    - 影像学发现心包渗出
- 病原学诊断（符合两项之一）
  - 心包组织培养出病原体或外科手术/针吸物培养出病原体
  - 血清抗体阳性（如流感嗜血杆菌、肺炎球菌）并排除其他部位感染

团结/奉献/求实/创新

血液系统感染

北京大学第三医院 Peking University Third Hospital

——败血症

- 临床诊断：发热,体温>38℃或低体温<36℃,可伴寒战并具下列情况之一
  - 有入侵门户或迁徙病灶
  - 有全身中毒症状而无明显感染灶
  - 有皮疹或出血点、肝脾大、中性粒细胞增多伴核左移且无其他原因可解释
  - 血压（BP）↓（收缩压<90 mmHg)或较原收缩压下降>40 mmHg
- 病原学诊断
  - 血培养分离出病原微生物或血液中检测到病原体的抗原物质
- 说明
  - 入院时经血培养证实的败血症，入院后培养又出现新的非污染菌或医院败血症过程中又出现新的非污染菌，均属另一次医院感染败血症
  - 若血培养分离出常见皮肤菌，如凝固酶阴性葡萄球菌、类白喉杆菌、肠杆菌等，须不同时间采血，连续2次或多次培养阳性

团结/奉献/求实/创新

血液系统感染

北京大学第三医院 Peking University Third Hospital

——输血相关感染

- 常见的有病毒性肝炎（乙、丙、丁、庚型肝炎等）、获得性免疫缺陷综合征（AIDS）、巨细胞病毒（CMV）感染、疟疾、弓形虫病等
- 临床诊断（须同时符合下述三种情况）
  - 从输血至发病或从输血至血液中出现病原免疫学标志物的时间超过该病原体感染的**平均潜伏期**
  - 受血者受血前从未有过该种感染，免疫学标志物阴性
  - 证实供血者血液存在感染性物质，如：血中查到病原体、免疫学标志物阳性、病原DNA或RNA阳性
- 病原学诊断（符合下述四项之一）
  - 血液中找到病原体
  - 血液特异性病原体抗原检测阳性，或其血清IgM抗体达诊断水平或双份血清IgG呈4倍升高
  - 组织或体液涂片找到包涵体
  - 病理活检证实

团结/奉献/求实/创新

北京大学第三医院 Peking University Third Hospital

腹部和消化系统感染

—— 感染性腹泻

- 临床诊断（符合下列三条之一）
  - 急性腹泻每天3次以上，连续2天，或1天水样腹泻5次以上
  - 急性腹泻，便常规镜检WBC≥10个 / 高倍视野
  - 急性腹泻伴有发热、恶心、呕吐、腹痛等
- 病原学诊断
  - 常规镜检、便培养、电镜检出肠道病原体
  - 从血液、粪便中检出病原体的抗原或抗体
- 说明
  - 急性腹泻次数应≥3次 / 24 h
  - 应排除慢性腹泻的急性发作及非感染性因素如心理紧张等因素所致的腹泻
  - 应排除诊断治疗原因如胃肠道手术或基础性疾病如尿毒症、糖尿病等所致的腹泻

团结/奉献/求实/创新

北京大学第三医院 Peking University Third Hospital

腹部和消化系统感染

—— 胃肠道感染

- 临床诊断
  - 发热（体温≥38℃）
  - 恶心、呕吐，或腹痛、腹泻，无其他原因可解释
- 病原学诊断
  - 引流液细菌培养阳性
  - 手术或内镜取组织标本检查显示感染的病理特征

团结/奉献/求实/创新

腹部和消化系统感染

—— 抗菌药物相关性腹泻

- 临床诊断
  - 发热（体温≥38℃）
  - 腹痛或腹部压痛、反跳痛
  - 外周血WBC升高
- 病原学诊断（符合下述三项之一）
  - 粪便涂片有菌群失调或培养发现有意义的优势菌群
  - 结肠镜见肠壁充血、水肿、出血或伪膜
  - 细菌毒素测定证实

腹部和消化系统感染

—— 病毒性肝炎、腹（盆）腔内组织感染

- 病毒性肝炎
  - 有输血或应用血制品史、不洁食物史、肝炎接触史，出现发热、厌食、恶心、呕吐、肝区疼痛、黄疸，无其他原因解释
  - 血清甲、乙、丙、丁、戊、庚等任何一种肝炎病毒活动性标志物阳性
  - 排除非感染性病因和胆道疾病引起的肝损害
- 腹（盆）腔内组织感染
  - 包括肝、胆系、脾、胰、腹膜、膈下、盆腔等组织或腔隙的急性感染，含腹膜透析继发性腹膜炎。患者出现发热、恶心呕吐、腹痛、腹部压痛或反跳痛或触及包块伴触痛、黄疸
  - 经手术切除、引流或穿刺液培养检出病原体或血培养阳性与局部感染菌相同或与临床相符
  - 注：原发性脏器穿孔所致的感染不属于医院感染

腹部和消化系统感染

北京大学第三医院 Peking University Third Hospital

—— 腹水感染

- 临床诊断
  - 腹水原为漏出液，出现下述两项之一
    - 腹水检查变为渗出液
    - 腹水不易消除，出现腹痛、腹部压痛或反跳痛，腹水WBC>$200X10^5$/L，中性粒细胞>25%
- 病原学诊断
  - 腹水细菌培养阳性

团结/奉献/求实/创新

中枢神经系统感染

北京大学第三医院 Peking University Third Hospital

—— 细菌性脑膜炎、脑室炎

- 临床诊断（符合下述三项之一）
  - 发热、高颅压症状、脑膜刺激征、脑脊液（CSF）炎性改变
  - 发热、高颅压症状、脑膜刺激征、CSF中WBC↑ 或经抗菌药物治疗后症状体征消失，CSF恢复正常
  - 在应用抗生素的过程中，出现发热、不典型高颅压症状及体征、CSF中WBC↑ 并具下列之一
    - CSF涂片找到细菌或特异性病原体抗体达诊断标准
    - 有颅脑侵袭性操作、颅脑外伤或腰椎穿刺史
    - 脑膜附近有感染灶或有CSF漏者
    - 新生儿血培养阳性
- 病原学诊断（符合下述三项之一）
  - CSF培养出病原菌
  - CSF病原微生物免疫学检测阳性
  - CSF涂片找到病原菌

团结/奉献/求实/创新

中枢神经系统感染

—— 颅内脓肿（脑脓肿、硬膜下和硬膜外脓肿）

- 临床诊断
  - 发热、高颅压症状、颅内占位体征并有影像学检查证据（CT、脑血管造影、MRI或核素扫描）
  - 外科手术证实
- 病原学诊断
  - 穿刺液或组织活检找到病原体或细菌培养阳性

泌尿系统感染

北京大学第三医院 Peking University Third Hospital

- 临床诊断
  - 尿路刺激症状，或有下腹触痛、肾区叩痛，伴或不伴发热
  - 尿WBC：男性≥5个 / 高倍视野，女性≥10个 / 高倍视野
- 病原学诊断（细菌标准因标本采集方法而异）

标本来源	革兰氏阳性（G+）球菌	革兰氏阴性（G-）杆菌
清洁中段尿或导尿留取（非留置导尿）	≥10^4CFU / ml	≥10^5CFU / ml
无症状菌尿症（一周内有内镜检查或插管史）	≥10^4CFU / ml	≥10^5CFU / ml
耻骨联合上膀胱穿刺	细菌数≥10^3CFU / ml	
新鲜尿液标本	离心后相差显微镜检查30个视野中有半数见到细菌	

- 注意
  - 女性患者尿液中细菌数≥10^5CFU / ml，先排除阴道炎，再考虑尿路感染
  - 尿培养真菌阳性，但无临床症状，不属于医院感染。但连续两次以上培养阳性应诊断；尿中培养出L型细菌，只算一次感染
  - 尿标本应及时送检，室温下放置>2 h，即使培养细菌超标亦不能诊断，应重新送检

团结/奉献/求实/创新

北京大学第三医院 Peking University Third Hospital

皮肤和软组织感染

—— 皮肤和软组织感染

- 临床诊断
  - 皮肤或软组织有脓性分泌物，局部红、肿、热、痛，无其他原因可解释
  - 软组织感染包括坏死性筋膜炎、感染性坏疽、坏死性蜂窝织炎、感染性肌炎、淋巴结炎及淋巴管炎
- 病原学诊断（符合下述两条之一）
  - 从感染部位的引流物或组织中培养出病原体
  - 血液或感染组织特异性病原体抗原检测阳性

北京大学第三医院 Peking University Third Hospital

皮肤和软组织感染

- **压疮感染（包括压疮浅表部和深部组织感染）**
  - 压疮局部红、压痛或压疮边缘肿胀，并有脓性分泌物
  - 分泌物培养阳性
- **烧伤感染**
  - 患者出现发热>38℃或低体温<36℃，合并低血压
  - 创面有脓性分泌物
  - 焦痂迅速分离，烧伤边缘水肿
  - 血培养阳性并除外有其他部位感染或烧伤组织活检显示微生物向邻近组织浸润
  - 说明
    - 单纯发热不能诊断为医院感染，因为可能是组织损伤的结果或患者在其他部位有感染
    - 移植的皮肤发生排斥反应并伴有感染临床表现（炎症或脓液），应视为医院感染
    - 供皮区感染，属烧伤感染

团结/奉献/求实/创新

皮肤和软组织感染

- **乳腺脓肿或乳腺炎**
  - 红、肿、热、痛等炎症表现或伴有发热，排除授乳妇女的乳汁淤积
  - 引流物或针吸物培养阳性
- **脐炎**
  - 新生儿脐部有红肿或有脓性渗出物
  - 引流物或针吸液培养阳性，或血培养阳性，并排除其他部位感染
  - 注意：与脐部插管有关的脐动静脉感染应归于心血管系统感染
- **婴儿脓疱病**
  - 皮肤出现脓疱
  - 分泌物培养阳性

生殖道感染

- **外阴切口感染**
  - 经阴道分娩后2周内，外阴切口有红、肿、热、痛或有脓性分泌物；细菌培养阳性
- **阴道穹隆部感染**
  - 子宫切除术后患者阴道残端有脓性分泌物或脓肿
  - 细菌培养阳性
- **急性盆腔炎**（限入院48 h后或有宫腔侵袭性操作者，自然分娩24 h后出院1周内发生者）
  - 患者有下腹痛或触痛、阴道分泌物增多呈脓性，可有发热、恶心或呕吐
  - 阴道分泌物培养可见病原菌
- **子宫内膜炎**（仅包括早孕流产、中孕引产、分娩后1周内）
  - 发热或寒战、下腹痛或压痛，不规则阴道流血或恶露有臭味
  - 刮宫内膜病理检查证实或分泌物细菌培养阳性

口腔感染

- 临床诊断
  - 口腔组织中有脓性分泌物
  - 手术或组织病理证实的口腔感染或有脓肿
  - 临床医生诊断的感染并采用口腔抗真菌治疗
- 病原学诊断
  - 口腔分泌物革兰氏染色检出病原微生物
  - 口腔分泌物抗原检测阳性
  - 氢氧化钾染色阳性
  - 黏膜刮屑显微镜检有多核巨细胞
  - 血清抗体达诊断水平
  - 注意：原发性单纯疱疹属于口腔感染

其他部位

- 涉及多个器官或系统，而又不适合归于某系统的感染
- 通常为病毒感染：如麻疹、风疹、传染性单核细胞增多症
- 病毒性皮疹也应列入此类，如单纯疱疹、水痘、带状疱疹等

医院感染监测定义和意义

定义

长期、系统、连续地收集、分析医院感染在一定人群中的发生、分布及其影响因素，并将监测结果报送和反馈给有关部门和科室，为医院感染的预防控制管理提供科学依据。

意义

- 为医院感控工作的部署和调整提供依据
- 上级检查、同行评比的依据
- 为卫生行政部门决策提供依据
- 暴发及聚集性等极端事件的预警

《医院感染监测规范》（WS/T 312—2009）

团结/奉献/求实/创新

监测的管理与要求

北京大学第三医院
Peking University Third Hospital

1. 医院应建立有效的医院感染监测与通报制度，及时诊断医院感染病例，分析发生医院感染的危险因素，采取针对性的预防与控制措施。并应将医院感染监测控制质量纳入医疗质量管理考核体系。
2. 医院应培养医院感染控制专职人员和临床医务人员识别医院感染暴发的意识与能力。发生暴发时应分析感染源、感染途径，采取有效的控制措施。
3. 医院应建立医院感染报告制度，发生医院感染暴发，医疗机构应报告所在地的县（区）级地方人民政府卫生行政部门。报告包括初次报告和订正报告，订正报告应在暴发终止后一周内完成。

《医院感染监测规范》（WS/T 312—2009）

团结/奉献/求实/创新

监测的管理与要求

4. 医院应制订切实可行的医院感染监测计划，如年计划、季度计划等。监测计划内容主要包括人员、方法、对象、时间等。

5. 医院应按以下要求开展医院感染监测：

（1）新建或未开展过医院感染监测的医院，应先开展全院综合性监测。监测时间应不少于2年。

（2）已经开展2年以上全院综合性监测的医院应开展目标性监测。目标性监测持续时间应连续6个月以上。

（3） 医院感染患病率调查应每年至少开展一次。

《医院感染监测规范》（WS/T 312—2009）

医院感染管理处　袁晓宁

第三课

医院感染管理学概论

团结　奉献　求实　创新

北京大学第三医院
Peking University Third Hospital

团结/奉献/求实/创新

医院感染管理学概论

医院感染管理处
袁晓宁
2023年3月8日

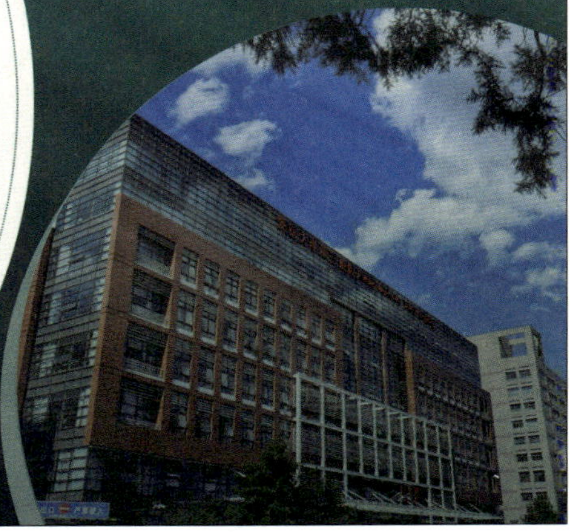

几个重要概念

北京大学第三医院
Peking University Third Hospital

- 医院感染管理是**各级卫生行政部门、医疗机构及医务人员**针对诊疗活动中存在的**医院感染、医源性感染及相关的危险因素**进行的**预防、诊断和控制**活动
- 医院感染：指住院患者在医院内获得的感染，包括在**住院期间发生**的感染和在**医院内获得出院后发生**的感染，但不包括入院前已开始或者入院时已处于潜伏期的感染。**医院工作人员**在医院内获得的感染也属医院感染
- 医源性感染：指在**医学服务**中，因病原体传播引起的感染
- 医院感染暴发：是指在医疗机构或其科室的患者中，**短时间**内发生**3例以上同种同源感染病例**的现象

《医院感染管理办法》（卫生部令[2016]第48号）

团结/奉献/求实/创新

北京大学第三医院 Peking University Third Hospital

专(兼)职人员工作范畴

（一）对有关预防和控制医院感染管理**规章制度的落实**情况进行检查和指导

（二）对医院感染及其相关**危险因素进行监测、分析和反馈，针对问题提出控制措施并指导实施**

（三）对医院感染发生**状况进行调查、统计分析**，并向医院感染管理委员会或者医疗机构负责人**报告**

（四）对医院的清洁、消毒灭菌与隔离、无菌操作技术、医疗废物管理等工作提供**指导**

（五）对**传染病的医院感染控制**工作提供**指导**

（六）对医务人员有关预防医院感染的职业卫生安全防护工作提供**指导**

（七）对医院**感染暴发**事件进行报告和调查分析，**提出控制措施并协调、组织有关部门进行处理**

（八）对医务人员进行预防和控制医院感染的**培训**工作

（九）**参与**抗菌药物临床应用的管理工作

（十）对消毒药械和一次性使用医疗器械、器具的相关证明进行**审核**

（十一）组织开展医院感染预防与控制方面的**科研**工作

（十二）完成医院感染管理委员会或者医疗机构负责人交办的**其他**工作

《医院感染管理办法》（卫生部令[2016]第48号）

团结/奉献/求实/创新

北京大学第三医院 Peking University Third Hospital

传染病防控

- 疾病监测
  - 2+27+11+？
  - 新型冠状病毒感染
  - 流行性感冒
  - 诺如病毒感染
  - ……
- 传染病症状监测
  - 发热、腹泻
  - 皮疹、黄疸、结膜红肿
  - 流感样病例：体温升高+咳嗽或咽痛
  - ……

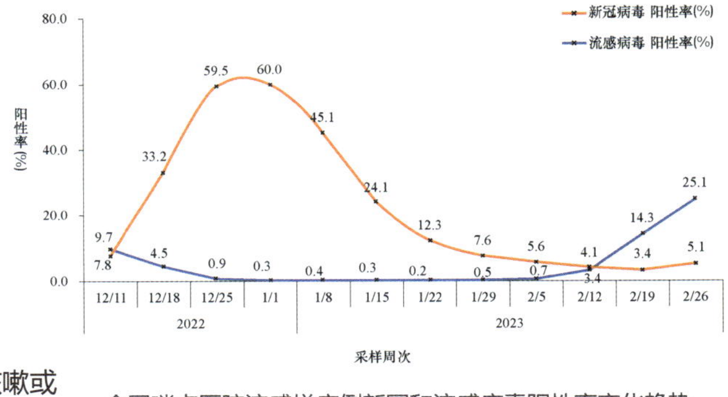

全国哨点医院流感样病例新冠和流感病毒阳性率变化趋势

https://www.chinacdc.cn/jkzt/crb/zl/szkb_11803/jszl_13141/202303/t20230304_264035.html

团结/奉献/求实/创新

组织机构

北京大学第三医院 Peking University Third Hospital

- 建立医院感染管理责任制：**第一/直接责任人？医院、科室、个人**
- **制定并落实**医院感染管理的规章制度和工作规范
- **严格执行**有关技术操作规范和工作标准
- **有效预防和控制**医院感染，**防止**病原微生物的传播
- 住院床位总数在**100张以上**的医院应当设立**医院感染管理委员会**和**独立的**医院感染管理部门
- 住院床位总数在**100张以下**的医院应当**指定分管医院感染管理工作的部门**
- 其他医疗机构应当有**医院感染管理专（兼）职人员**
- 医院感染管理委员会由医院感染管理部门、医务部门、护理部门、临床科室、消毒供应室、手术室、临床检验部门、药事管理部门、设备管理部门、后勤管理部门及其他有关部门的主要负责人组成，主任委员由**医院院长或者主管医疗**工作的副院长担任

《医院感染管理办法》（卫生部令[2016]第48号）

团结/奉献/求实/创新

人员要求

北京大学第三医院 Peking University Third Hospital

- 重视感控人员配备管理：**高度重视**感控工作，**全力支持**，**不得以任何理由**削减
- **合理**配备感控人员
  - 配备形式：专职、兼职
    - 专职：**全职**从事全院的感控日常管理和业务工作，**不承担**其他与感控无关的工作
    - 兼职：一般配备在不设病床的、规模较小的医疗机构或规模较大医疗机构的科室，**开展**本机构或科室的感控日常管理和业务工作
  - 配备**数量**（非新型冠状肺炎定点医院，实际使用病床）
    - 每150~200张配备1名**专职**感控人员
    - 100张以下配备2名**专职**感控人员；100~500张配备不少于4名**专职**感控人员
    - 500张以上，按照每增加150~200张增配1名**专职**感控人员
    - 病床数多于50张的科室，应当每50张床至少配备1名**兼职**感控人员
  - **优化**专业**结构**：医师≥30%，护士≤40%，其他人员≤30%

《关于进一步加强医疗机构感控人员配备管理相关工作的通知》（联防联控机制综发[2021]88号）

团结/奉献/求实/创新

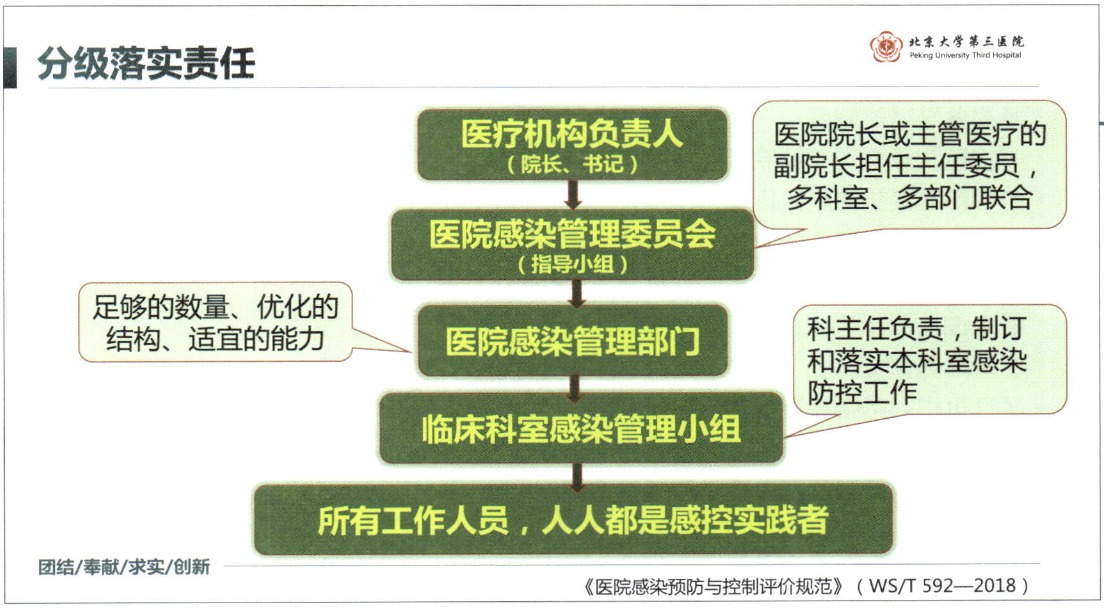
分级落实责任
北京大学第三医院
Peking University Third Hospital
医疗机构负责人
（院长、书记）
医院院长或主管医疗的副院长担任主任委员，多科室、多部门联合
医院感染管理委员会
（指导小组）
足够的数量、优化的结构、适宜的能力
医院感染管理部门
科主任负责，制订和落实本科室感染防控工作
临床科室感染管理小组
所有工作人员，人人都是感控实践者
团结/奉献/求实/创新
《医院感染预防与控制评价规范》（WS/T 592—2018）

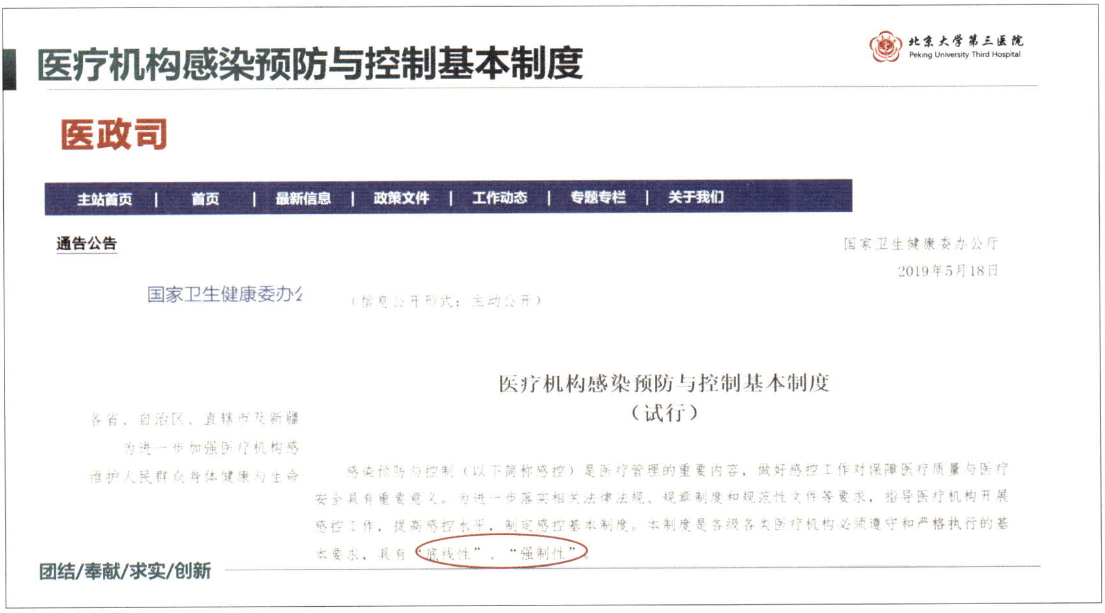
医疗机构感染预防与控制基本制度
北京大学第三医院
Peking University Third Hospital
医政司
主站首页 | 首页 | 最新信息 | 政策文件 | 工作动态 | 专题专栏 | 关于我们
通告公告
国家卫生健康委办公厅
2019年5月18日
国家卫生健康委办么
（信息公开形式：主动公开）
医疗机构感染预防与控制基本制度
（试行）
各省、自治区、直辖市及新疆
为进一步加强医疗机构感
维护人民群众身体健康与生命
感染预防与控制（以下简称感控）是医疗管理的重要内容，做好感控工作对保障医疗质量与医疗安全具有重要意义。为进一步落实相关法律法规、规章制度和规范性文件等要求，指导医疗机构开展感控工作，提高感控水平，制定感控基本制度。本制度是各级各类医疗机构必须遵守和严格执行的基本要求，具有“底线性”、“强制性”。
团结/奉献/求实/创新

基本制度目录

北京大学第三医院 Peking University Third Hospital

- 感控**分级管理**制度
- 感控**监测及报告**管理制度
- 感控**标准预防**措施执行管理制度
- 感控**风险评估**制度
- **多重耐药菌**感染预防与控制制度
- **侵入性**器械/操作相关感染防控制度
- 感控**培训教育**制度
- 医疗机构内**感染暴发**报告及处置制度
- 医务人员感染性病原体职业暴露**预防、处置及上报**制度
- 医疗机构内**传染病相关感染预防与控制**制度

包括
但不限于

团结/奉献/求实/创新

规章制度执行原则

北京大学第三医院 Peking University Third Hospital

- 依法、依规、**依需**
- 结合**属地**特点，可执行，能落实
- 尽量简单、**清单**式
- 关注来自一线的炮火：以**临床**为中心
- 民主、集中，统一、培训，指导监督**落实**
- 定期评价、**持续**改进

团结/奉献/求实/创新

三级医院评审标准

北京大学第三医院 Peking University Third Hospital

- 评审模式
  - 日常行为
  - 客观指标、定量评价
- 前置要求
  - 3节25条
  - 一票否决
- 监测数据（≥60%）
  - 80节154条
  - 重视日常质量管理和绩效，减少突击迎检冲动
- 现场检查（≤40%）
  - 24节185条

团结/奉献/求实/创新

三级医院评审标准：医院感染管理与持续改进

北京大学第三医院 Peking University Third Hospital

- 医院感染管理组织机构、规章制度
- 医院感染监测
- 重点环节、重点部门
- 清洁、消毒、灭菌和隔离
- 手卫生
- 多重耐药
- 三大管、手术部位
- 医疗废物

团结/奉献/求实/创新

核心指标

- 医院感染发病（例次）率
- 医院感染现患（例次）率
- 医院感染病例漏报率
- 多重耐药菌发现率
- 多重耐药菌检出率
- 医务人员手卫生依从率
- 抗菌药物治疗前病原学送检率
- SSI+CLABSI+CAUTI+VAP
- **某项医院感染防控措施符合率**
- 医院感染暴发零报告（100%）

CLABSI防控清单

1.评估留置导管重要性，非必要不留置
2.及时正确进行手卫生
3.最大化无菌屏障
4.每日评估留置必要性，尽早拔管
5.每日观察感染情况，及时留取适宜标本

《北京市医疗机构院感防控工作指引（试行第一版）》（京卫医[2022]12号）

常用知识与技能

- 风险评估与项目规划
- 医院感染诊断与监测
- 培训与教育
- 操作相关：侵入性操作
- 环境与流程
- 手卫生
- 消毒与隔离
- 防护与安全
- 持续质量改进

《北京市医疗机构院感防控工作指引（试行第一版）》（京卫医[2022]12号）

常用工具

- 医院感染日常监测
  - 全院综合监测
  - 医院感染现患率调查
- 医院感染目标监测
- 流调程序
- 清洁流程
- 风险评价
- 综合监督执法平台上报流程

Plan-Do-Check-Act，PDCA，戴明环；
Root Cause Analysis，RCA，根本原因分析；
Quality Control Circle，QCC，品管圈

《北京市医疗机构院感防控工作指引（试行第一版）》（京卫医[2022]12号）

团结/奉献/求实/创新

常用信息来源

北京大学第三医院 Peking University Third Hospital

- 国家级
  - 中华人民共和国国家卫生健康委员会：http://www.nhc.gov.cn/
  - 中国疾病预防控制中心： https://www.chinacdc.cn/
  - 中国政府网： https://www.gov.cn/
- 北京市
  - 北京市医院感染监控网：https://www.bnicc.com/
  - 北京市疾病预防控制中心：https://www.bjcdc.org/
- 国际
  - 世界卫生组织：https://www.who.int/
- ……

《北京市医疗机构院感防控工作指引（试行第一版）》（京卫医[2022]12号）

团结/奉献/求实/创新

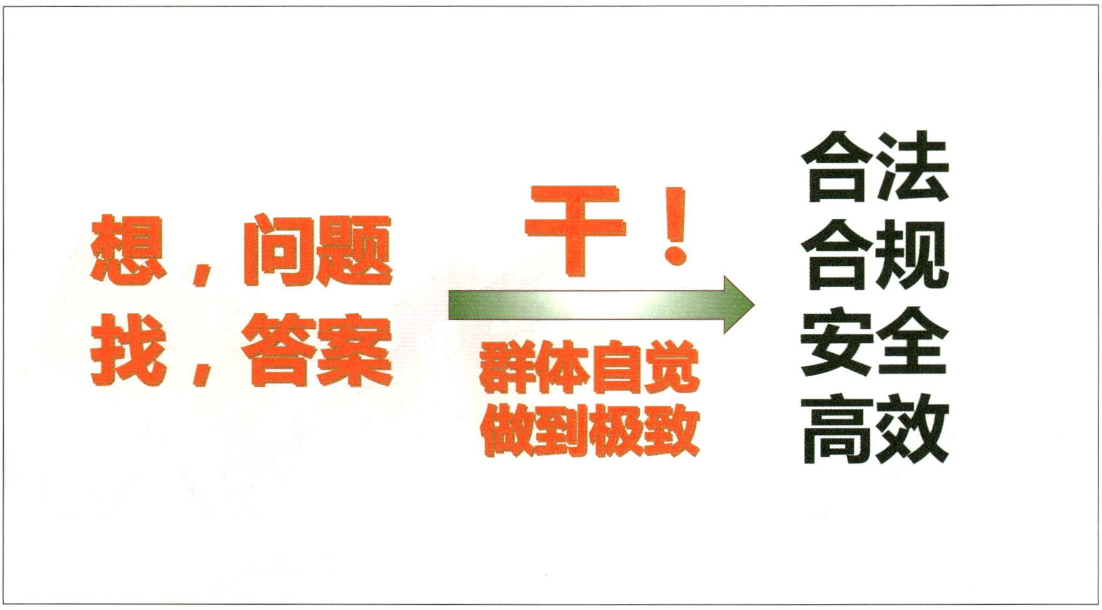
想，问题
找，答案
干！
群体自觉
做到极致
合法
合规
安全
高效

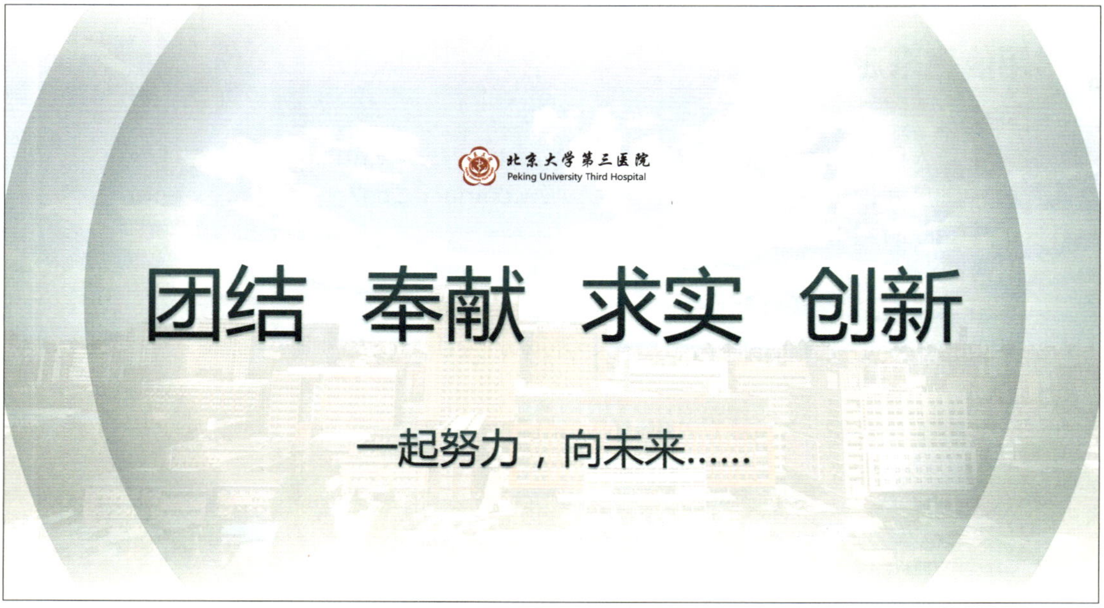
北京大学第三医院
Peking University Third Hospital
团结 奉献 求实 创新
一起努力，向未来……

医院感染管理处　张会芝

第四课

导管相关血流感染防控

团结　奉献　求实　创新

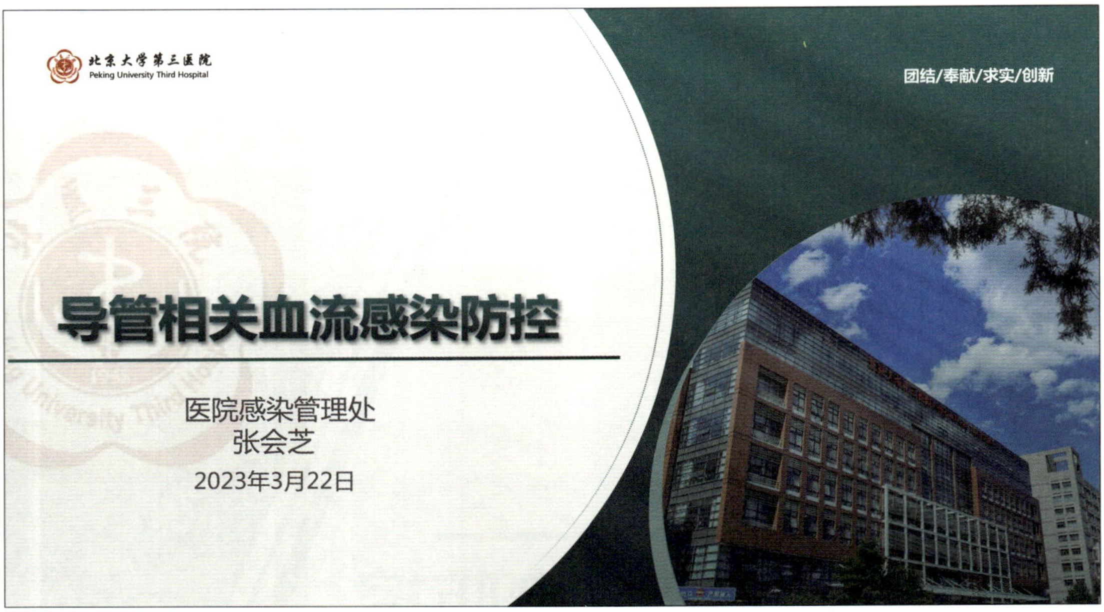
北京大学第三医院
Peking University Third Hospital
团结/奉献/求实/创新
导管相关血流感染防控
医院感染管理处
张会芝
2023年3月22日

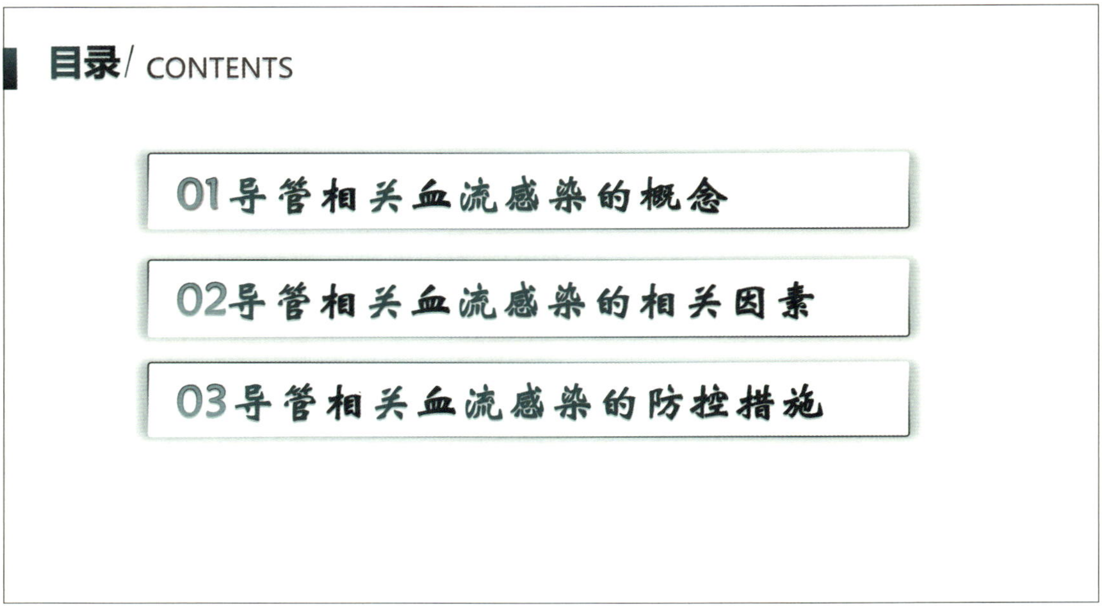
目录/ CONTENTS
01导管相关血流感染的概念
02导管相关血流感染的相关因素
03导管相关血流感染的防控措施

PART 01 ONE

导管相关血流感染的概念

血管导管相关感染（VCAI）定义

北京大学第三医院 Peking University Third Hospital

血管导管相关感染（vessel catheter associated infection，VCAI）

- 指留置血管导管期间及拔除血管导管后48 h内发生的原发性、且与其他部位感染无关的感染，包括血管导管相关局部感染和血流感染
- 局部感染：红、肿、热、痛、渗出等炎症表现
- 血流感染：发热（>38℃）、寒战或低血压等全身感染表现
- 血流感染实验室微生物学检查结果：外周静脉血培养细菌或真菌阳性/从导管尖端和外周血培养出相同种类、相同药敏结果的致病菌

《血管导管相关感染预防与控制指南（2021年版）》

团结/奉献/求实/创新

中心导管相关血流感染（CLABSI）的定义

北京大学第三医院 Peking University Third Hospital

中心导管相关血流感染（central line-associated bloodstream infection,CLABSI）

- 指患者在留置中央导管期间或拔除中央导管48 h内发生的原发性、且与其他部位存在的感染无关的血流感染
- 实验室微生物学检查显示：外周静脉血培养细菌或真菌阳性；或者从导管段和外周血培养出相同种类、相同药敏结果的致病菌
- CLABSI是由美国CDC提出的定义更为宽松的概念，主要用于监测。指一种原发性血流感染（BSI），患者在BSI发生前48 h内有一条中心静脉通路，且无继发于其他部位的血流感染
- 重症医学、医院感染管理、护理敏感质控指标

美国疾病控制与预防中心，美国医疗安全网络(NHSN)

团结/奉献/求实/创新

导管相关血流感染（CRBSI）定义

北京大学第三医院 Peking University Third Hospital

导管相关血流感染（catheter related blood stream infection,CRBSI）

- 带有血管内导管或者拔除血管内导管48 h出现菌血症或真菌血症并伴有发热（>38℃）、寒战或低血压等感染表现
- 除血管导管外没有其他明确的感染源
- 实验室微生物学检查显示
  - 外周静脉血培养细菌或真菌阳性
  - 或者从导管端和外周血培养出相同种类、相同药敏结果的致病菌

《血管导管相关感染预防与控制指南（2021年版）》

团结/奉献/求实/创新

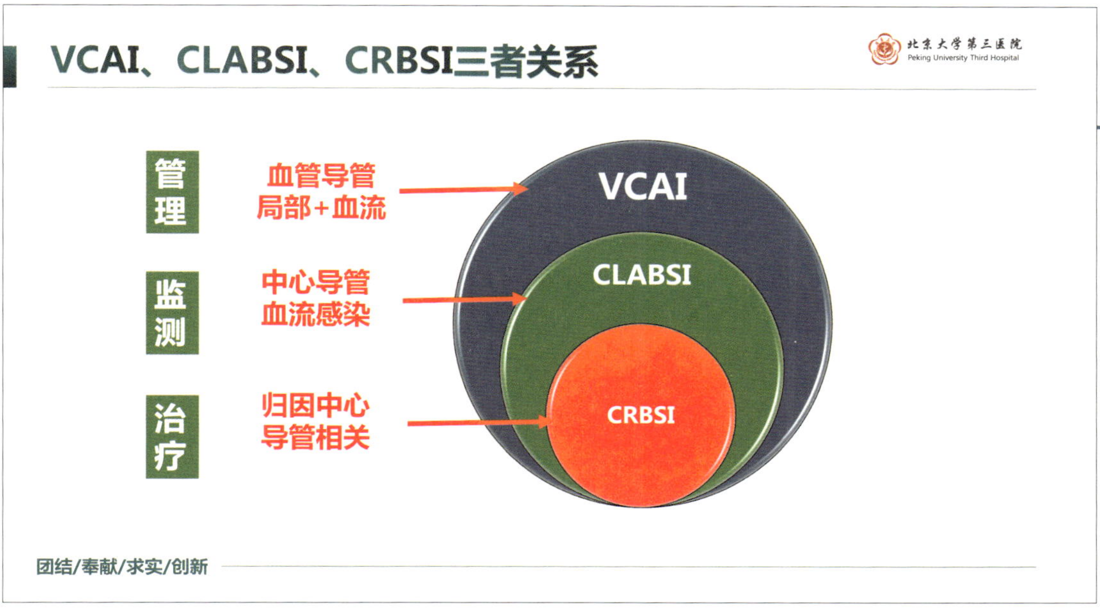
VCAI、CLABSI、CRBSI三者关系
北京大学第三医院
Peking University Third Hospital
管理
监测
治疗
血管导管
局部+血流
中心导管
血流感染
归因中心
导管相关
VCAI
CLABSI
CRBSI
团结/奉献/求实/创新

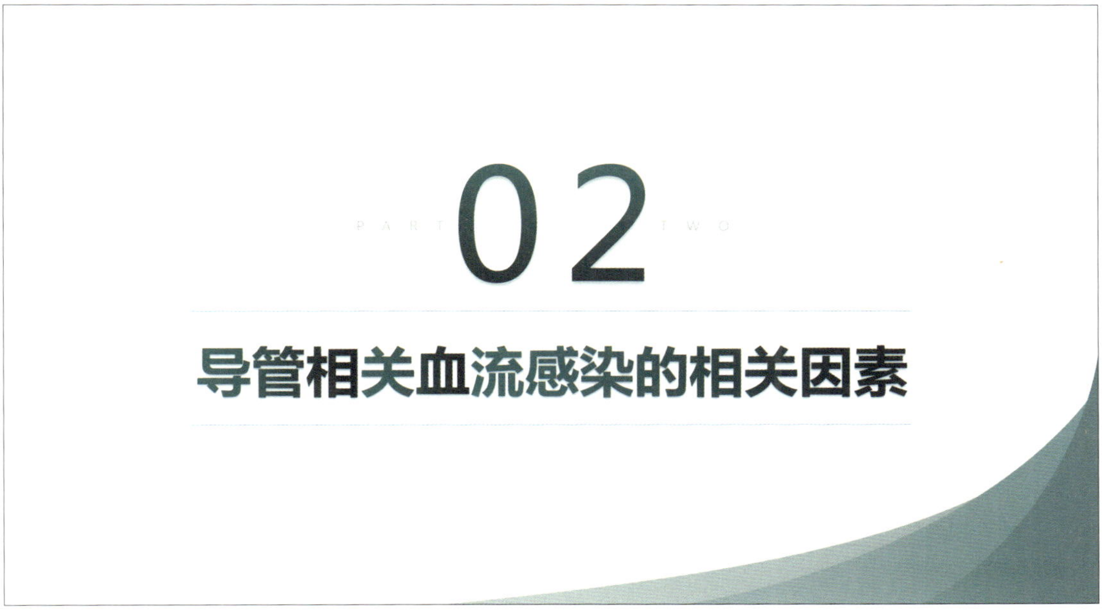
02
导管相关血流感染的相关因素

导管相关血流感染主要原因

北京大学第三医院 Peking University Third Hospital

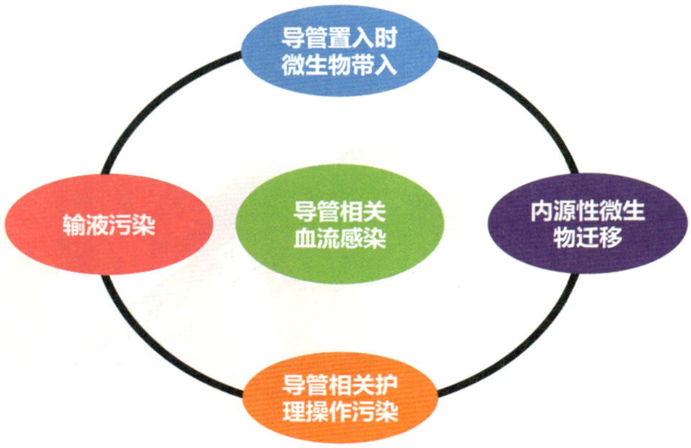

团结/奉献/求实/创新

可干预的危险因素

北京大学第三医院 Peking University Third Hospital

- 患者基础疾病情况
- **手的污染**
- **皮肤感染**
- 导管类型及材料因素
- 置管部位
- **导管连接部位维护技术**
  - 接头清洁消毒
  - 冲封管方法
- 导管留置时间
- 其他因素

可防可控 →

最佳护理实践

- **手卫生**
- **皮肤消毒**
- 导管的选择
- 穿刺部位的选择
- **规范的维护技术**
  - 接头清洁消毒
  - 冲封管
- 规范的教育与培训

团结/奉献/求实/创新

PART 03 THREE

导管相关血流感染的防控措施

防重于治

- 通过一系列预防措施，CLABSI在很大程度上是可以预防的
  - 导管置入和维护前的**手卫生**
  - 导管留置期间的微生物预防措施
  - 皮肤准备中使用2%的洗必泰醇溶液（含氯己定或乙醇）等措施
- “防重于治”是现阶段管理的主要思路

Guenezan J, Drugeon B, Marjanovic N, et al. Treatment of central line-associated bloodstream infections. Crit Care, 2018, 22(1):303.

多学科团队合作有效干预

多学科团队（MDT）组成

- 医疗专业人员
  - 决定置管和拔管的人员
  - 实施置管操作和导管维护的人员
- 负责感控的人员
- 医疗机构管理者
- 能配合导管维护的患者

MDT核心任务

- 使用无菌技术
- 选择适当的穿刺部位
- 尽早移除不必要的导管
- 质量控制
- 培训

《中心静脉血管通路装置安全管理专家共识（2019版）》

1. 置管前

北京大学第三医院 Peking University Third Hospital

- **评估指征，避免不必要的插管**
- 教育培训相关人员
  - 插管人员（植入bundles）
  - 维护人员（维护bundles）
  - 患者、家属（配合）
  - 操作规范、核查清单、穿刺包
- **选择适当的导管和接头**
- 患者准备：＞2月龄，每日葡萄糖酸氯己定（CHG）沐浴
- 环境准备：清洁、独立、减少人员流动

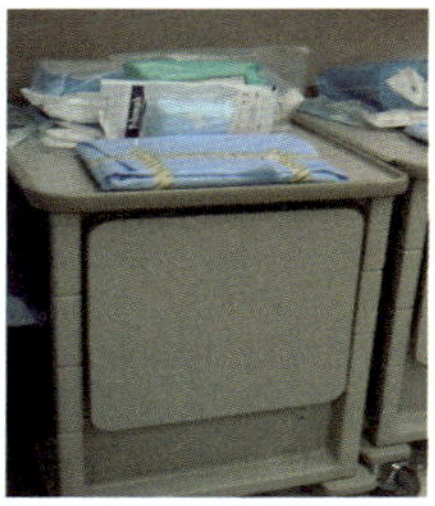

导管专用车

《血管导管相关感染预防与控制指南（2021版）》

团结/奉献/求实/创新

2. 置管中

北京大学第三医院 Peking University Third Hospital

- **手卫生**
- 置管部位选择
  - 锁骨下静脉
  - 颈内静脉：气管切开者避免
  - 股静脉：肥胖者尽量避免
- 插管车、穿刺包、**最大化无菌屏障**
- 无菌操作
- 皮肤消毒：2%洗必泰醇
- B超引导：熟练度
- 感控清单：旁观监督提醒

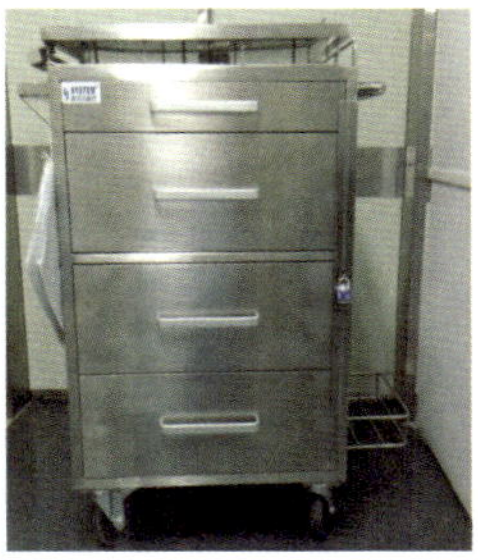

导管专用车

团结/奉献/求实/创新

手卫生

北京大学第三医院 Peking University Third Hospital

- 含乙醇的手消毒液或有抗菌功能的肥皂和水清洗
- 手卫生时机
  - 在与患者直接接触之前
  - **要置入中心血管导管时，在穿戴无菌手套之前**
  - 在置入外周静脉之前
  - 在与患者的完整或非完整的皮肤接触之后
  - 在接触患者的体液或排泄物、黏膜和伤口敷料之后
  - 与患者周围的静物（包括医疗装置）接触之后
  - 脱掉手套之后

团结/奉献/求实/创新

3、置管后

置管后预防措施

- 中心静脉导管及经外周静脉置入的中心静脉导管（PICC），尽量减少**三通**等附加装置的使用。保持导管连接端口的清洁，每次连接及注射药物前，按照消毒剂使用说明对端口周边进行消毒，待干后方可注射药物；如端口内有血迹等污染时，应当立即更换
- 输液1天或者停止输液后，应当及时更换输液管路。单独输注静脉内脂肪剂（IVFE）时，应每隔12 h更换输液装置。外周及中心静脉置管后，应当用**生理盐水**或肝素盐水进行常规冲封管
- 严格保证**输注液体的无菌**
- 若无感染征象时，血管导管不宜常规更换，不应当为预防感染而定期更换中心静脉导管、肺动脉导管和脐带血管导管

《血管导管相关感染预防与控制指南（2021版）》

敷料选择和接头维护

北京大学第三医院 Peking University Third Hospital

敷料选择和更换周期

- 无菌纱布、透明敷料
- 更换周期
  - 无菌纱布：2天
  - 透明敷料：7天
- 牢固、完整、清洁、干燥
- **使用说明书**

接头的维护和管理

- 根据接头的特点和**产品说明书**
- 接头和导管接口的消毒：用力擦拭15 s或按照产品说明书
- 尽量减少旁路操作和不必要的附加装置
- 尽量避免直接从导管抽血，有血迹及时更换

团结/奉献/求实/创新

冲管及封管

- 输注药物前宜通过回抽血液来确定导管在静脉
- 使用10 ml及以上注射器或一次性专用冲洗装置
- 给药前后宜用生理盐水**脉冲式冲洗导管**
- 输液完毕**正压封管,封管顺序遵循产品说明书**
- PICC在治疗间歇期间应至少每周维护一次

输液(血)器及输液附加装置的更换

- 输液器应每24 h更换1次，如怀疑被污染或完整性受到破坏时，应立即更换
- 输注血液或血液制品的输血器宜4 h更换一次
- 输液附加装置应和输液装置一并更换
  - 在不使用时应保持密闭状态
  - 任何一部分的完整性受损时都应及时更换
- 外周静脉留置针附加的肝素帽或**无针接头**随外周静脉留置针一起更换
- PICC、中心静脉导管（CVC）、输液港（PORT）附加的肝素帽或**无针接头**
  - 至少每7天更换1次
  - 有血液残留、完整性受损或取下后，应立即更换

《静脉治疗护理技术操作标准》（WS/T 433—2023）

小结

CLABSI防控清单

- 评估留置导管的重要性，非必要不留置
- 及时正确进行手卫生
- 最大化无菌屏障
- 每日评估留置必要性，尽早拔管
- 每日观察感染情况，及时、正确留取适宜标本

Infection Prevention & Control Cloud Training

感染防控云培训

医院感染管理处 马茹

第五课

呼吸机相关事件防控

团结 奉献 求实 创新

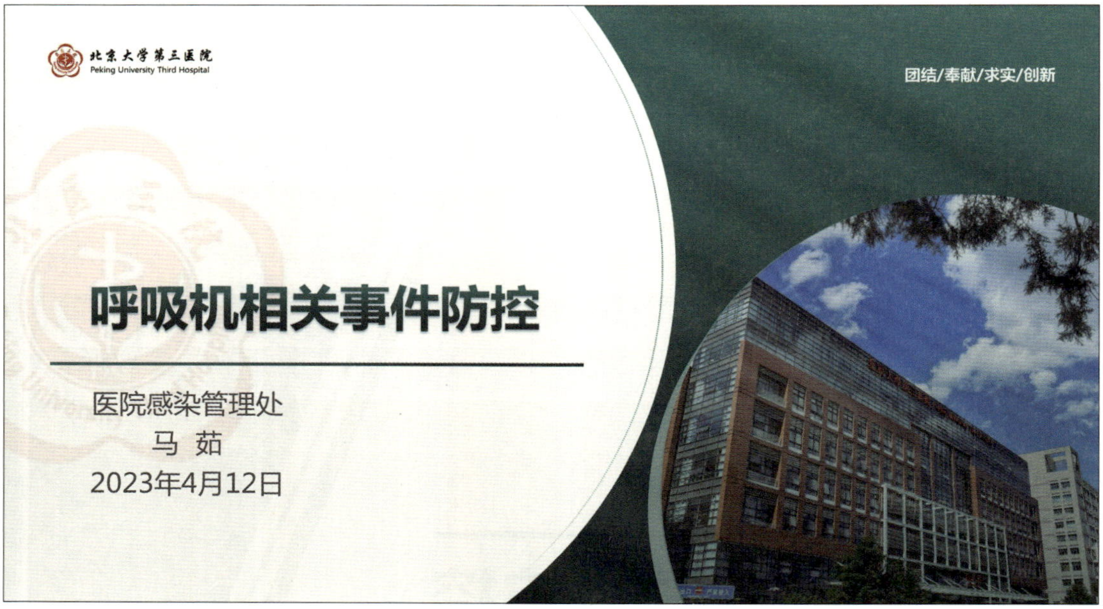
北京大学第三医院
Peking University Third Hospital
团结/奉献/求实/创新
呼吸机相关事件防控
医院感染管理处
马 茹
2023年4月12日

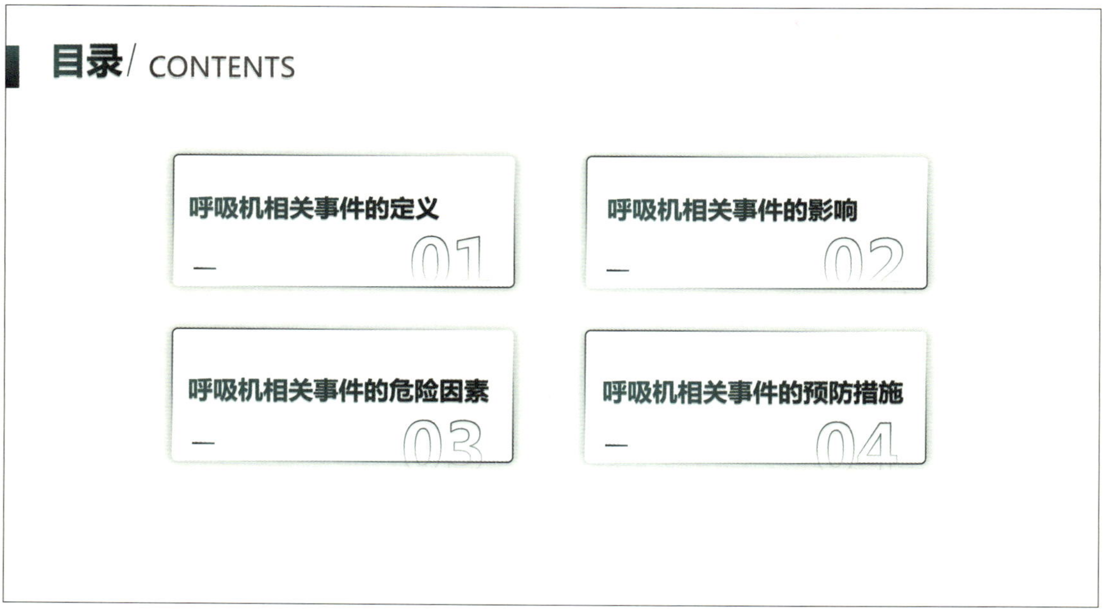
目录/ CONTENTS
呼吸机相关事件的定义
01
呼吸机相关事件的影响
02
呼吸机相关事件的危险因素
03
呼吸机相关事件的预防措施
04

PART 01 ONE

呼吸机相关事件的定义

呼吸机相关事件

呼吸机相关事件（ventilator-associated event，VAE）：综合使用客观标准来确定的监测标准，包括呼吸机稳定或改善一段时间后呼吸状态恶化，感染或炎症的证据，以及呼吸道感染的实验室证据。监测概念

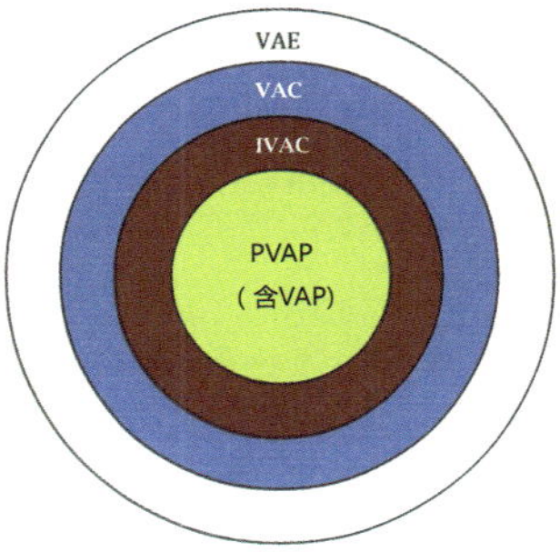

呼吸机相关事件（VAE）

呼吸机相关并发症（VAC）

↓

呼吸机相关感染并发症（IVAC）

↓

疑诊呼吸机相关肺炎 (PVAP)

呼吸机相关事件

呼吸机相关并发症 (ventilator-associated condition, VAC)

患者有呼吸机稳定或改善的基线期，定义为每日最低吸入氧浓度（FiO_2）或呼气末正压（PEEP）稳定或降低≥2个日历日(每日最低值指的是在一个日历日内保持最低的FiO_2或PEEP>1 h)

↓

在呼吸机稳定或改善一段时间后，患者出现以下氧合恶化指标之一：

1)每日最低FiO_2值比基线期每日最低FiO_2增加≥0.20(20%)，持续≥2个日历日

2)与基线期相比，每日最低PEEP增加≥3 cmH_2O，持续≥2个日历日

（0~5 cmH_2O的每日最低PEEP被认为是用于VAE监测的等效值）

呼吸机相关事件

北京大学第三医院 Peking University Third Hospital

呼吸机相关感染并发症
(infection-related ventilator-associated complication, IVAC)

在机械通气第3天或之后，以及氧合恶化开始之前或之后的2个日历日内，患者同时满足以下两个标准：

1)体温>38°C或<36°C，或白细胞计数≥12×10^9/L或≤4×10^9/L

2)开始使用新的抗菌药物，并持续使用≥4个符合条件的抗菌日(QAD)

团结/奉献/求实/创新

呼吸机相关事件

北京大学第三医院 Peking University Third Hospital

疑诊呼吸机相关肺炎 (possible ventilator-associated pneumonia, PVAP)

在机械通气的第3天或之后，以及氧合恶化开始之前或之后的2个日历日内，满足以下标准之一：

标准1:非脓性呼吸道分泌物标本培养阳性

- 气管内抽吸物，≥10^5 CFU/ml或相应的半定量结果
- 支气管肺泡灌洗，≥10^4 CFU/ml或相应的半定量结果
- 肺组织，≥10^4 CFU/g或相应的半定量结果
- 受保护标本刷，≥10^3 CFU/ml或相应的半定量结果

标准2:化脓性呼吸道分泌物(定义为肺、支气管或气管的分泌物，每低倍镜视野(放大100倍)含有≥25个中性粒细胞和≤10个鳞状上皮细胞及从以下标本之一中鉴定出的生物体(包括定性培养，定量/半定量培养)

- 痰 •气管内抽吸物 •支气管肺泡灌洗液 •肺组织 •受保护的标本刷

标准3:下列阳性测试之一:

- 从胸膜液中鉴定出的生物体
- 肺组织病理学，定义为:1)脓肿形成或实变灶，细支气管和肺泡内中性粒细胞密集积聚
  2)真菌(菌丝、假菌丝或酵母形式)侵袭肺实质的证据
  3)根据肺组织免疫组化、细胞学或显微镜检查结果，发现以下所列病毒病原体感染的证据
- 军团菌种类诊断测试
- 对呼吸道分泌物进行流感病毒、呼吸道合胞病毒、腺病毒、副流感病毒、鼻病毒、人偏肺病毒、冠状病毒的诊断测试

团结/奉献/求实/创新

呼吸机相关事件

北京大学第三医院 Peking University Third Hospital

呼吸机相关肺炎(ventilator associated pneumonia，VAP)

建立人工气道(气管插管和气管切开)并接受机械通气时所发生的肺炎，包括发生肺炎48 h内曾经使用人工气道进行机械通气者，机械通气撤机、拔管后48 h内出现的肺炎也属于VAP的范畴。

■ **VAP的诊断：目前无诊断的"金标准"**

临床诊断标准：

影像学(胸部X线、CT检查等)

临床表现(发热，体温>38℃；脓性分泌物；外周白细胞计数>10×10^9/L或< 4×10^9/L)

病原学诊断标准：

合格的下呼吸道分泌物、经支气管镜防污染毛刷、支气管肺泡灌洗液、肺组织及无菌体液培养出病原菌，与临床相符；肺组织标本、细胞病理学或镜检出真菌并有组织损害相关证据；非典型病原体及病毒血清抗体证据

■ **常用于机械通气患者肺部并发症的监测指标**

■ **不足之处：诊断过程复杂耗时；有一定的主观性；归因死亡率低**(研究显示VAP的可归因死亡率估计为10%，但因基础疾病的类型和严重程度而异)

中华医学会呼吸病学分会感染学组. 中国成人医院获得性肺炎与呼吸机相关性肺炎诊断和治疗指南(2018年版). 中华结核和呼吸杂志,2018,41(4):255-280.

团结/奉献/求实/创新

呼吸机相关事件

北京大学第三医院 Peking University Third Hospital

与VAP相比较，VAE具备：

- 对通气患者的呼吸系统危害进行分层
- 更为准确、客观的定义
- 包含VAP在内更为广泛的呼吸系统损害（除肺炎外，接受机械通气的患者还面临各种严重并发症的风险，如急性呼吸窘迫综合征、液体超负荷、肺不张、气胸、气压伤和肺栓塞）
- 捕捉到通气患者呼吸功能损害的其他非感染性原因

Spalding MC, Cripps MW, Minshall CT.Ventilator-Associated Pneumonia: New Definitions.Crit Care Clin, 2017, 33(2):277-292.

团结/奉献/求实/创新

VAP与VAE的一致性

北京大学第三医院 Peking University Third Hospital

研究发现VAE与VAP一致性存在差异

VAC 相对于目标性监测 VAP 的评价

VAC	VAP		合计
	阳性	阴性	
阳性	24（52.2）	22（47.8）	46
阴性	41（27.2）	110（72.8）	151
合计	65	132	197

注：括号外数据为例数，括号内数据为构成比（%）

VAE 对于传统 VAP 的辨识情况

VAC	传统 VAP		合计
	是	否	
是	10	20	30
否	76	322	398
合计	86	342	428

注：括号外数据为例数，括号内数据为构成比（%）

VAE不是VAP的代名词。只有25%~33%的VAE是由肺炎引起的，许多轻度肺炎不符合VAE标准。

Klompas M, Branson R, Cawcutt K, et al. Strategies to prevent ventilator-associated pneumonia, ventilator-associated events, and nonventilator hospital-acquired pneumonia in acute-care hospitals: 2022 Update. Infect Control Hosp Epidemiol, 2022, 43(6):687-713.

团结/奉献/求实/创新

P A R T 02 T W O

呼吸机相关事件的影响

呼吸机相关事件的影响

北京大学第三医院 Peking University Third Hospital

呼吸机相关事件的现况——VAP

- 在我国46所医院的17358例ICU住院患者中，VAP的发病率为8.9/1000机械通气日（2015年）
- 国内研究显示机械通气患者中VAP发病率为9.7%~48.4%，或为（1.3~28.9）/1000机械通气日，病死率为21.2%~43.2%
- 国外大规模研究显示，ICU中VAP 的发病率为2.5%~40.0%，或为（1.3~20.2）/1000机械通气日，病死率为13.0%~25.2%

呼吸机相关事件的现况——VAE

- 机械通气患者 VAE的发生率为 5%~10%
- 国内研究显示ICU机械通气患者的研究结果显示，VAC发生率为16.7/1000机械通气日，IVAC发生率为6.4/1000机械通气日， PVAP事件发生率为1.64/1000机械通气日。在至少连续使用4天的患者中，VAC发生率为28.5%、IVAC和PVAP发生率分别为11.4%和2.9%

He Q, Wang W, Zhu S, et al. The epidemiology and clinical outcomes of ventilator-associated events among 20,769 mechanically ventilated patients at intensive care units: an observational study. Crit Care, 2021, 25(1):44.
中华医学会呼吸病学分会感染学组. 中国成人医院获得性肺炎与呼吸机相关性肺炎诊断和治疗指南(2018年版). 中华结核和呼吸杂志,2018,41(4):255-280.

团结/奉献/求实/创新

呼吸机相关事件的影响

呼吸机相关事件的对患者结局事件的影响

- VAP和VAE延长有创机械通气的持续时间，延长ICU滞留和住院时间，并增加死亡风险
- VAP和VAE与抗菌药物的更多使用和更高的成本有关
- 与VAP患者相比，VAE患者的死亡可能性高出约50%

Klompas M, Branson R, Cawcutt K, et al. Strategies to prevent ventilator-associated pneumonia, ventilator-associated events, and nonventilator hospital-acquired pneumonia in acute-care hospitals: 2022 Update. Infect Control Hosp Epidemiol, 2022, 43(6):687-713.

P A R T 03 T H R E E

呼吸机相关事件的危险因素

呼吸机相关事件的危险因素

北京大学第三医院 Peking University Third Hospital

呼吸机相关性肺炎（VAP）的危险因素

■ **自身因素**

高龄、误吸、基础疾病、免疫功能受损、意识障碍及精神状态失常、颅脑严重创伤、电解质紊乱、贫血、营养不良或低蛋白血症、长期卧床、肥胖、吸烟、酗酒等

■ **医疗环境因素**

ICU滞留时间、有创机械通气时间；侵袭性操作；应用提高胃液pH的药物；应用镇静剂、麻醉药物；头颈部、胸部或上腹部手术；留置胃管；平卧位；呼吸器械及手部交叉污染

呼吸机相关性事件（VAE）的危险因素

- 苯二氮䓬类或丙泊酚镇静
- 容量超负荷
- 高潮气量通气
- 高吸气驱动压力
- 氯己定口腔护理
- 输血
- 应激性溃疡预防
- 患者转运
- 再插管
- 神经肌肉阻滞

中华医学会呼吸病学分会感染学组. 中国成人医院获得性肺炎与呼吸机相关性肺炎诊断和治疗指南(2018年版). 中华结核和呼吸杂志,2018,41(4):255-280.
Klompas M. Ventilator-Associated Events: What They Are and What They Are Not. Respir Care, 2019, 64(8):953-961.

团结/奉献/求实/创新

PART 04 FOUR

呼吸机相关事件预防措施

呼吸机相关事件预防措施

预防VAP、VAE的总体策略

■ 预防或减少误吸	■ 减少病原微生物定植	■ 减少使用有创机械通气	■ 综合采取组合式干预措施

呼吸机管路的管理

- 对于预期机械通气时间超过48 h或72 h的患者使用带有声门下分泌物吸引的气管导管
- 气管导管气囊的充盈压应保持不低于25 cmH_2O
- 加强呼吸机内外管路的清洁消毒，定期更换呼吸机管路
- 在进行与气道相关的操作时应严格遵守无菌技术操作规程
- 呼吸机湿化罐使用无菌蒸馏水或注射用水每24 h更换，湿化罐及滤纸定期更换，呼吸机湿化罐使用时保持一定水位
- 及时倾倒呼吸机管道内积水，清除集水杯中冷凝水，集水杯放垂直向下置于呼吸机管路最低点，防止冷凝水倒流

——《呼吸机临床应用》（WS 392—2012）

中华医学会呼吸病学分会感染学组. 中国成人医院获得性肺炎与呼吸机相关性肺炎诊断和治疗指南(2018年版). 中华结核和呼吸杂志,2018,41(4):255-280.

团结/奉献/求实/创新

呼吸机相关事件预防措施

核心干预措施（集束化措施）

- 在安全和可行的情况下，酌情使用高流量鼻氧或无创正压通气
- 每天评估有创机械通气必要性，尽早脱机或拔管
- 避免不必要的深度镇静，确定需要镇静者应定期唤醒并进行自主呼吸训练，每天评估镇静药物使用必要性，尽早停用
- 无禁忌证患者床头抬高30°~45°，并协助患者翻身拍背及震动排痰
- 加强机械通气患者口腔护理、保持气管切开部位的清洁干燥
- 鼓励并协助机械通气患者早期活动，尽早开展康复训练
- 肉眼可见污渍及故障情况及时更换呼吸机管路
- 早期的肠内营养

中华医学会呼吸病学分会感染学组. 中国成人医院获得性肺炎与呼吸机相关性肺炎诊断和治疗指南(2018年版). 中华结核和呼吸杂志,2018,41(4):255-280.

团结/奉献/求实/创新

呼吸机相关事件预防措施

北京大学第三医院 Peking University Third Hospital

美国医疗保健流行病学学会—预防呼吸机相关肺炎、呼吸机相关事件和非呼吸机医院获得性肺炎的策略：2022年更新

不推荐常规开展措施

- 使用氯己定（洗必泰）进行口腔护理（VAE的危险因素）
- 益生菌
- 超薄聚氨酯材质的气囊
- 锥形气囊
- 自动控制气管内气囊压力
- 频繁监测气管内气囊压力
- 镀银气管插管
- 动力学床疗法（连续横向旋转疗法和振荡疗法）
- 俯卧位
- 氯己定洗浴

不建议开展措施

- 应激性溃疡预防
- 监测残余胃容量
- 早期肠外营养

Klompas M, Branson R, Cawcutt K, et al. Strategies to prevent ventilator-associated pneumonia, ventilator-associated events, and nonventilator hospital-acquired pneumonia in acute-care hospitals: 2022 Update. Infect Control Hosp Epidemiol, 2022, 43(6):687-713.

团结/奉献/求实/创新

医院感染管理处 王少利

Infection Prevention & Control Cloud Training

感染防控云培训

第六课

导尿管相关尿路感染防控

团结 奉献 求实 创新

北京大学第三医院
Peking University Third Hospital

团结/奉献/求实/创新

导尿管相关尿路感染防控

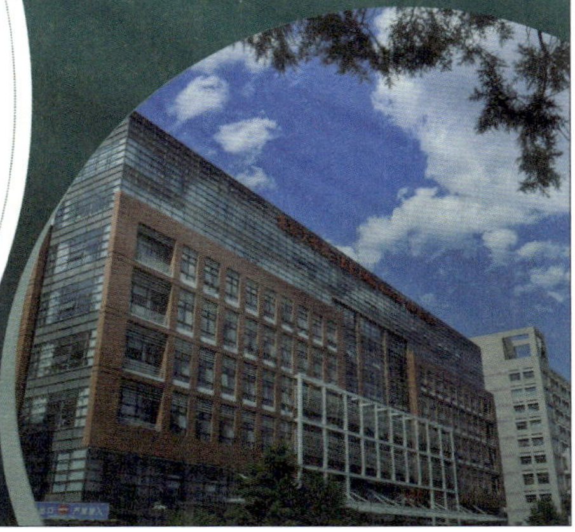

医院感染管理处
王少利
2023年4月26日

主要内容

北京大学第三医院
Peking University Third Hospital

- 医院感染监测的定义
- 导尿管相关尿路感染的监测
  - 监测定义
  - 监测时效
  - 监测内容
  - 结局指标
  - 过程监测
  - 过程评价及干预措施的效果评价
- 信息化在病例监测中的作用

团结/奉献/求实/创新

医院感染监测（nosocomial infection surveillance）的定义

北京大学第三医院 Peking University Third Hospital

长期、系统、连续地收集、分析医院感染在一定人群中的发生、分布及其影响因素，并将监测结果报送和反馈给有关部门和科室，为医院感染的预防控制管理提供科学依据。

《医院感染监测规范》（WS/T 312—2009）

团结/奉献/求实/创新

为什么要做医院感染监测？

北京大学第三医院 Peking University Third Hospital

- 结局的严重性: 致死、伤、残，花费增加，住院延长……
- 任务的严肃性: 法规的要求
- 行动的必要性：盲人摸象？牵象？

监测是医院感染防控的眼睛

团结/奉献/求实/创新

医院感染监测范围

北京大学第三医院 Peking University Third Hospital

- **全面综合性监测**

  对医院内所有患者和工作人员及有关因素进行全面综合、系统的监测。内容包括患者基本资料、医院感染诊断、感染高危因素、病原体检查、手术情况、抗菌药物使用情况等

- **目标性监测**

  为研究某种正在发生的医院感染而进行的有关数据的收集、制表、分析和分发，以达到感染控制的目的

  ICU三大管感染监测 ：VAP（呼吸机相关肺炎）、CLABSI（中心血管导管相关血流感染）、CAUTI（导尿管相关尿路感染）

团结/奉献/求实/创新

CAUTI监测定义

北京大学第三医院 Peking University Third Hospital

- CAUTI：catheter-associated urinary tract infections，导尿管相关尿路感染
- 导尿管相关尿路感染主要是指患者留置导尿管后，或者拔除导尿管48 h内发生的泌尿系统感染

《导尿管相关尿路感染预防与控制技术指南（试行）》（卫办医政发[2010]187号）

团结/奉献/求实/创新

泌尿系统感染诊断

- 临床诊断
  - 尿路刺激症状，或有下腹触痛、肾区叩痛，伴或不伴发热
  - 尿WBC：男性≥5个/高倍镜视野，女性≥10个/高倍镜视野
- 病原学诊断（细菌标准因标本采集方法而异）

标本来源	革兰氏阳性（G+）球菌	革兰氏阴性（G-）杆菌
清洁中段尿或导尿留取（非留置导尿）	≥10^4CFU/ml	≥10^5CFU/ml
无症状菌尿症（一周内有内镜检查或插管史）	≥10^4CFU/ml	≥10^5CFU/ml
耻骨联合上膀胱穿刺	细菌数≥10^3CFU/ml	
新鲜尿液标本	离心后相差显微镜检查30个视野中有半数见到细菌	

- 注意
  - 女性患者尿液中细菌数≥10^5CFU/ml，先排除阴道炎，再考虑尿路感染
  - 尿培养真菌阳性，但无临床症状，不算医院感染。但连续两次以上培养阳性应诊断；细菌超标亦不能诊断，应重新送检。尿中培养出L型细菌，只算一次感染。尿标本应及时送检，室温下放置>2 h，即使培养细菌超标亦不能诊断，应重新送检

《医院感染诊断标准(试行)》(卫医发[2001]2号)

监测时效

- 尿路插管开始时间
- 尿路插管结束时间及其后48 h
- 入、出ICU时间
- 尿路感染发生时间
- 重要干预措施开始时间
- 重要干预措施结束时间

监测内容

北京大学第三医院 Peking University Third Hospital

- **基本资料** 监测月份、住院号、科室、床号、姓名、性别、年龄、疾病诊断、疾病转归（治愈、好转、未愈、死亡、其他）
- **医院感染情况** 感染日期、感染诊断、感染与尿路插管的相关性、医院感染培养标本名称、送检日期、检出病原体名称、药物敏感结果
- **患者日志** 每日记录新住进患者数、在住患者数、尿路插管人数等

团结/奉献/求实/创新

病例报告卡填写路径（1）

北京大学第三医院 Peking University Third Hospital

- 点击医师工作站，选中需要报卡的患者
- 在“辅助功能”菜单，选择其中“上报卡管理”
- 按“新建上报卡”按钮，弹出“上报卡类型”的窗口，选择“留置导尿病例报告卡”

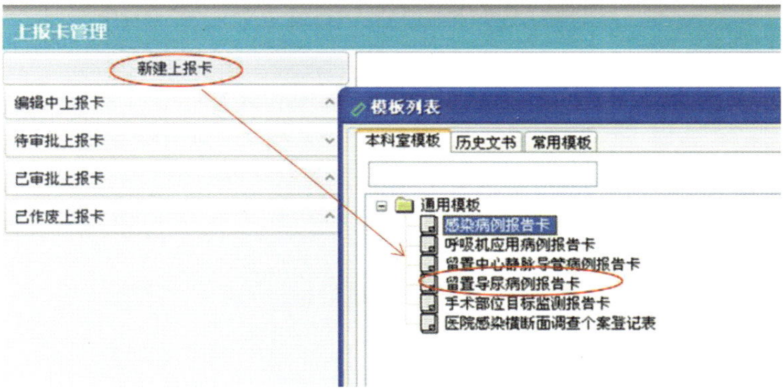

团结/奉献/求实/创新

感染防控云培训

团结 奉献 求实 创新

病例处理中的报告路径（2）

北京大学第三医院 Peking University Third Hospital

- （病历书写中）右侧工具栏 - 上报卡管理 - 新上报 - “留置导尿病例报告卡” - 填写- 保存并上报

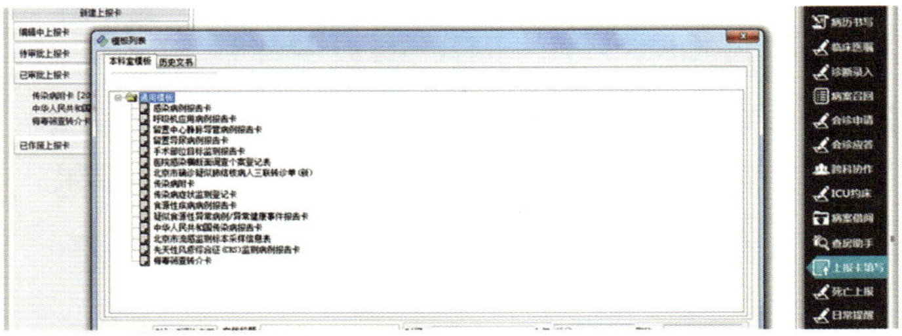

团结/奉献/求实/创新

结局指标

北京大学第三医院 Peking University Third Hospital

- 病例感染发病率和患者日感染发病率

$$\text{病例（例次）感染发病率} = \frac{\text{感染患者（例次）数}}{\text{处在危险中的患者数}} \times 100\%$$

$$\text{患者（例次）日感染发病率} = \frac{\text{感染患者（例次）数}}{\text{患者总住院日数}} \times 1000‰$$

- 器械使用率

$$\text{尿路插管使用率} = \frac{\text{尿路插管患者日数}}{\text{患者总住院日数}} \times 100\%$$

- 器械相关感染发病率

$$\text{CA-UTI发病率} = \frac{\text{尿路插管患者中尿路感染人数}}{\text{患者尿路插管总日数}} \times 1000‰$$

- 病原体及细菌耐药情况

团结/奉献/求实/创新

留置导尿过程监测

北京大学第三医院 Peking University Third Hospital

置管前 → 置管时 → 置管后

过程的监测才是预防CAUTI发生的关键！

团结/奉献/求实/创新

置管前

北京大学第三医院 Peking University Third Hospital

- 留置导尿适应证
- 无菌导尿包正确使用
- 选择合适的导尿管
- 密闭式引流装置

《导尿管相关尿路感染预防与控制技术指南（试行）》（卫办医政发[2010]187号）

团结/奉献/求实/创新

置管时

- 认真洗手，无菌手套
- 无菌操作技术
- 保持最大无菌屏障
- 充分消毒尿道口
- 合适的消毒剂
- 消毒顺序（男性，女性）
- 导尿管插入深度适宜

《导尿管相关尿路感染预防与控制技术指南（试行）》（卫办医政发[2010]187号）

置管后

北京大学第三医院 Peking University Third Hospital

- 尿袋高度
- 防止尿液逆流
- 无菌操作原则
- 每日清洁或冲洗尿道口
- 无菌性和密闭性
- 缩短留置导尿管时间
- 膀胱功能训练
- 手卫生

《导尿管相关尿路感染预防与控制技术指南（试行）》（卫办医政发[2010]187号）

团结/奉献/求实/创新

过程评价及干预措施的效果评价

北京大学第三医院 Peking University Third Hospital

- 干预措施的实施情况
  - 每日尿道口清洁/冲洗率
  - 抗反流尿袋的使用
  - 无菌操作依从性
  - 手卫生依从率
  - ……
- 干预措施实施前后的结局评价
  - 发病密度变化
- 干预措施的效果评价
  - OR（比值比）
  - RR（相对危险度）

团结/奉献/求实/创新

信息化在病例监测中的作用

北京大学第三医院 Peking University Third Hospital

- 计算机
- 网络
- 多中心
- 准确性
- 依从率
- 工作效率

团结/奉献/求实/创新

小结

CAUTI防控要点

1. 评估留置导尿管的必要性，非必要不留置
2. 使用合适导尿管，密闭式引流
3. 及时正确进行手卫生
4. 严格执行无菌操作
5. 每日评估留管必要性，尽早拔除

医院感染管理处 谭红菊

第七课

手术部位感染防控

团结 奉献 求实 创新

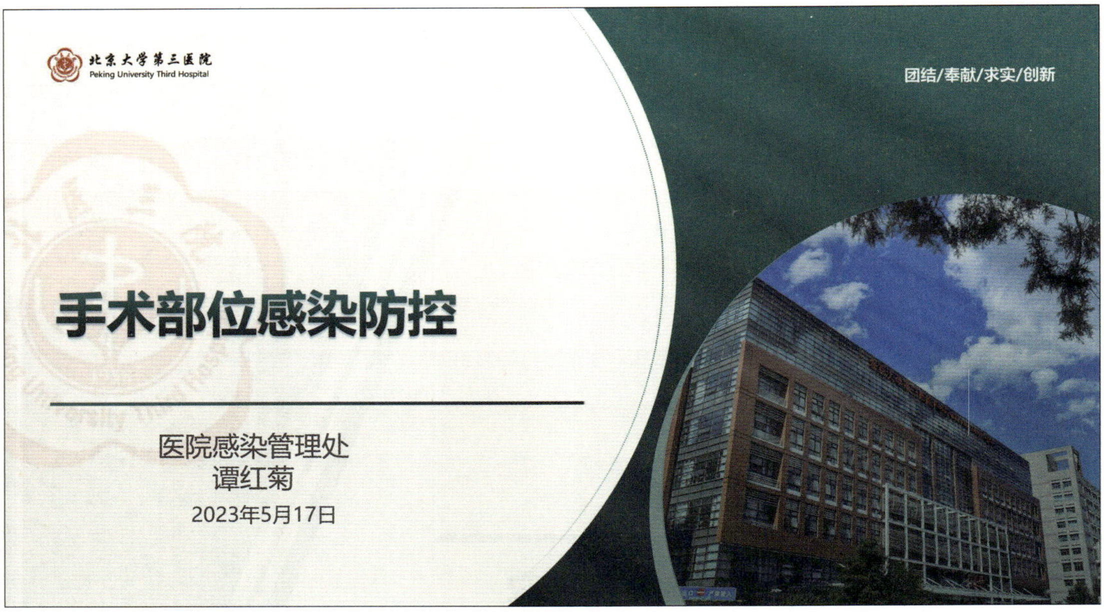
北京大学第三医院
Peking University Third Hospital
团结/奉献/求实/创新
手术部位感染防控
医院感染管理处
谭红菊
2023年5月17日

目录/ CONTENTS

PART 01 ONE

SSI的相关概念

手术部位感染

北京大学第三医院 Peking University Third Hospital

- 手术部位感染（surgical site infection, SSI）是指继发于手术操作形成的伤口中的感染。包括切口感染和手术涉及的器官或腔隙的感染。如果没有植入物，感染发生在术后30天内，如果有植入物，感染发生在术后1年内
- 手术部位感染发生率为0.5%~3%
- 是最普遍的卫生保健获得性感染之一
- 美国每年因手术部位感染造成的医疗费用约为35亿~100亿美元
- 住院延长7~11天

《外科手术部位感染预防与控制技术指南（试行）》（卫办医政发[2010]187号）
Gantz O, Zagadailov P, Merchant AM. The Cost of Surgical Site Infections after Colorectal Surgery in the United States from 2001 to 2012: A Longitudinal Analysis. Am Surg, 2019, 85(2):142-149.
Karlsen ØE, Borgen P, Bragnes B, et al. Rifampin combination therapy in staphylococcal prosthetic joint infections: a randomized controlled trial. J Orthop Surg Res, 2020, 15(1):365.

团结/奉献/求实/创新

PART 02 TWO

SSI的危险因素

SSI的危险因素分析

北京大学第三医院
Peking University Third Hospital

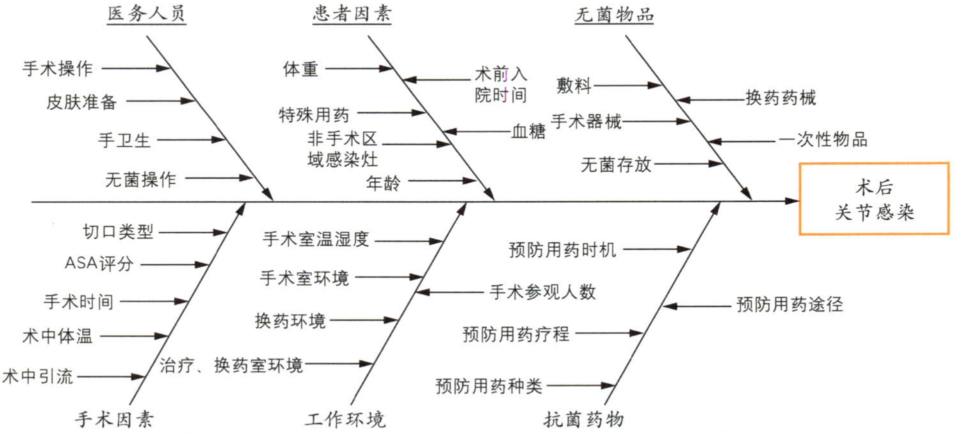

团结/奉献/求实/创新

SSI的危险因素——手术切口分类及相关性

北京大学第三医院 Peking University Third Hospital

切口类型	标准	SSI发生的危险度
清洁切口	手术未进入感染炎症区，未进入呼吸、消化及泌尿生殖道，以及闭合性创伤手术符合上述条件者	1.5%~4.2%
清洁-污染切口	手术进入呼吸、消化或泌尿生殖道但无明显污染，例如：无感染且顺利完成的胆道、胃肠道、阴道、口咽部手术	＜10%
污染切口	新鲜开放性创伤手术；手术进入急性感染炎症但未化脓区域；胃肠道内容物有明显溢出污染；术中无菌技术有明显污染（如开胸心脏按压）者	10%~20%
污染-感染切口	有失活组织的陈旧创伤手术；已有临床感染或脏器穿孔的手术	20%~40%

团结/奉献/求实/创新

PART 03 THREE

SSI的预防策略

引起SSI细菌从何而来？

- SSI细菌来自患者皮肤占50%
- 来自手术人员口、鼻、手占35%
- 手术器械（植入物）占10%
- 来自空气只有5%

明确减少切口污染可以降低SSI的风险

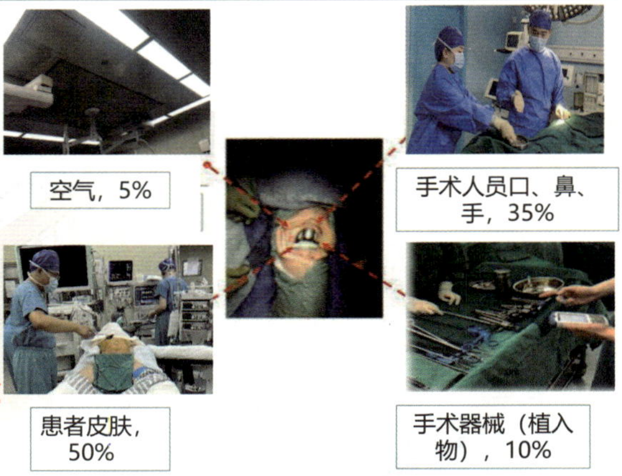

Savage JW, Anderson PA. An update on modifiable factors to reduce the risk of surgical site infections. Spine J, 2013, 13(9):1017-1029.

团结/奉献/求实/创新

核心策略

北京大学第三医院 Peking University Third Hospital

- 正确备皮方式Clippers
- 正确的抗菌药物使用Antibiotics
- 患者保温控制Temperature
- 血糖Sugar
- 皮肤消毒
- 非手术部位感染灶的治疗
- 外科手消毒
- 人员管理
- 伤口护理
- ……

团结/奉献/求实/创新

防控措施——手术前

北京大学第三医院 Peking University Third Hospital

患者皮肤准备

- 指南推荐
  - 接受手术的患者，不应常规去除手术部位的毛发
  - 如果有明确需要，只能使用剪刀去毛
  - 任何情况下，强烈反对使用剃刀去除毛发
  - 去毛务必在手术当天进行
  - **术前沐浴**

手术部位备皮方法与切口感染率的关系

		发生感染率
备皮方法	剃毛备皮	5.6%
	脱毛或不去毛	0.6%
备皮时间	术前24 h前	>20%
	术前24 h内	7.1%
	术前即刻	3.1%
方法/时间	术前即刻剪毛	1.8%
	前1晚剪/剃毛	4.0%

术前即刻备皮，脱毛/不去毛，SSI率最低

Grober ED, Domes T, Fanipour M, et al. Preoperative hair removal on the male genitalia: clippers vs. razors. J Sex Med, 2013, 10(2):589-594.

团结/奉献/求实/创新

术前沐浴

北京大学第三医院 Peking University Third Hospital

- 手术部位的皮肤应先清洁，对于器官移植手术和处于重度免疫抑制状态的患者，术前可用抗菌或抑菌皂液或葡萄糖氯己定擦拭洗净全身皮肤——最新的证据表明普通皂液与抑菌皂没有明显差异
- 手术前用鼻内抗菌剂：使用抗链球菌剂（例如，莫匹罗星软膏或聚维酮碘）行鼻内治疗
- 皮肤去定植：消除或暂时减少金黄色葡萄球菌的定植，应用抗链球菌皮肤消毒剂（例如，氯己定葡萄糖酸盐溶液或擦拭巾）。对于高风险的外科手术，如心胸外科手术和人工关节置换，支持这一建议的证据是最强有力的

2018 WHO全球指南：手术部位感染的预防（第2版）

团结/奉献/求实/创新

抗菌药物使用时机

- 预防用药时：手术患者皮肤切开前30 min~1 h内或麻醉诱导期
- 万古霉素和氟喹诺酮类药物应在手术切口前2 h内使用
- 需要做肠道准备的，还需术前一天分次、足剂量给予非吸收性口服抗菌药物
- 手术时间超过3 h，失血量＞1500 ml的，术中应当追加抗菌药物

随着抗菌药物耐药的发生：噬菌体、生物治疗

手术中——消毒剂选择

北京大学第三医院 Peking University Third Hospital

皮肤消毒不同消毒剂之间的比较

消毒剂	作用速度	持续时间
乙醇	快	无
CHG（氯己定）	中等	长
碘	中等	短
CHG+乙醇	快	长

推荐氯己定醇是术前皮肤消毒的最佳选择

Darouiche RO, Wall MJ Jr, Itani KM, et al. Chlorhexidine-Alcohol versus Povidone-Iodine for Surgical-Site Antisepsis. N Engl J Med, 2010, 362(1):18-26.

团结/奉献/求实/创新

如何在手术切口周围创造无菌表面?

北京大学第三医院 Peking University Third Hospital

- 良好的皮肤消毒习惯
- 有良好的黏性的手术薄膜
- 推荐：腹部清洁污染切口（Ⅱ类）、污染切口（Ⅲ类）和感染切口（Ⅳ类）（CDC切口等级），可考虑使用切口保护套

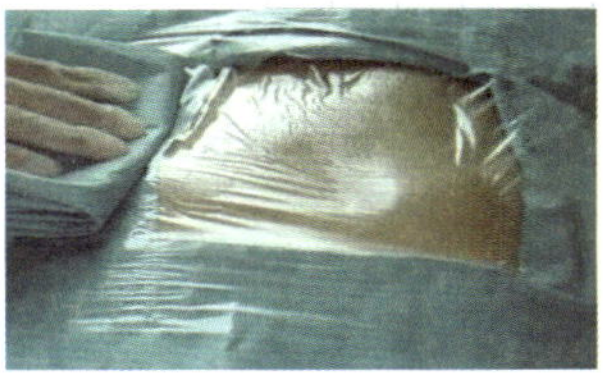

胃肠道、胆道手术使用防水保护膜

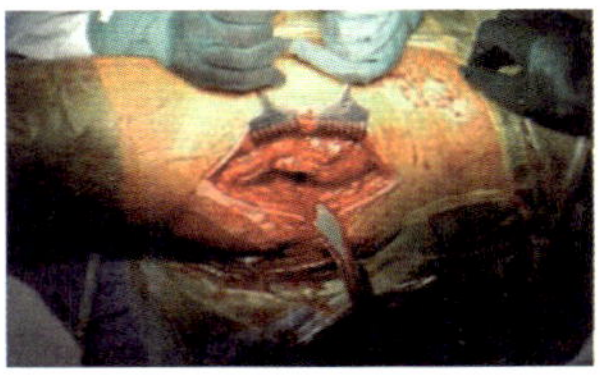

薄膜卷边增加感染率

无菌技术是降低SSI重要措施之一

Alexander JW. Development of a safe and effective one-minute preoperative skin preparation. Arch Surg, 1986, 121(5):615-616.

团结/奉献/求实/创新

术中保温

北京大学第三医院 Peking University Third Hospital

- 推荐采取综合性措施，维持患者围手术期核心体温36.5~37.5℃
- 应配备维持围手术期患者体温的基本设备与物品：循环水床垫、变温毯、输液加温等
- 使用保温措施，手术部位感染率降低4.7%

基于目前研究，无法对目标体温数值、维持体温方式和持续时间形成推荐意见

Kurz A, Sessler DI, Lenhardt R. Perioperative normothermia to reduce the incidence of surgical-wound infection and shorten hospitalization. Study of Wound Infection and Temperature Group. N Engl J Med, 1996, 334(19):1209-1215.

团结/奉献/求实/创新

防控措施——手术后——血糖控制

- 建议术前糖化血红蛋白（HbA1C）水平应小于8%
- 将糖尿病手术患者的血糖维持在140~200 mg/dl（7.8~11.1 mmol/L）之间
- 在很难控制糖尿病的情况下，建议采用以团队为导向的治疗方法，团队中应包括外科医生和内科医师

Kao LS, Phatak UR. Glycemic control and prevention of surgical site infection. Surg Infect (Larchmt), 2013, 14(5):437-444.

防控措施——手术后

- 伤口冲洗
  - 不应以预防SSI为目的，在关闭切口前使用抗菌药物溶液冲洗
  - 与生理盐水相比，不同浓度的聚维酮碘水溶液有利于降低SSI
- 抗菌缝线
  - 在各类手术中推荐使用含抗菌剂缝线，以降低SSI
  - 具有抗菌性能的缝线可减少缝线材料上细菌定植
- 切口敷料
  - 在一期缝合切口上，没有任何一种新型敷料优于目前标准切口敷料

Dumville JC, Gray TA, Walter CJ, et al. Dressings for the prevention of surgical site infection. Cochrane Database Syst Rev, 2016, 12(12):CD003091.

降低SSI措施

- 集束化管理：清单
- 现场督导：对规范（指南）的依从性
- 监督感染病例为导向的流程处理：个性化？聚集性？
- 系统性解决问题

举例：约翰霍普金斯医院：中心静脉置管感染比例从11%下降到0%

- 用消毒皂液洗手消毒
- 消毒患者皮肤
- 给患者整个身体盖上无菌手术单
- 戴上医用帽、口罩、无菌手套并穿上手术服
- 待导管插入后在插入点贴上消毒纱布

“关键点”比“大而全”更重要

阿图·葛文德. 清单革命. 王佳艺, 译. 杭州：浙江人民出版社, 2012.

团结/奉献/求实/创新

医院感染管理处　张会芝

Infection Prevention & Control Cloud Training

感染防控云培训

第八课

病房常见多重耐药菌感染防控

团结　奉献　求实　创新

北京大学第三医院
Peking University Third Hospital

团结/奉献/求实/创新

病房常见多重耐药菌感染防控

医院感染管理处
张会芝
2023年5月31日

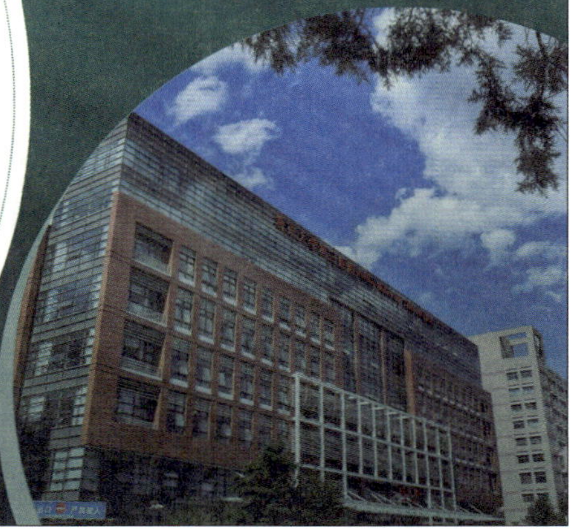

目录/ CONTENTS

北京大学第三医院
Peking University Third Hospital

团结/奉献/求实/创新

P A R T **01** O N E

MDRO带来的挑战

重要概念

北京大学第三医院 Peking University Third Hospital

- **医院感染**(hospital infection)：住院患者在医院内获得的感染，包括在住院期间发生的感染和在医院内获得出院后发生的感染，但不包括入院前已开始或者入院时已处于潜伏期的感染。医院工作人员在医院内获得的感染也属医院感染
- **医院感染暴发**（nosocomial infection outbreak)：在医疗机构或其科室的患者中，短时间内发生3例以上同种同源感染病例的现象
- **多重耐药菌**（multidrug-resistant organism，**MDRO**）：对临床使用的三类或三类以上抗菌药物同时呈现耐药的细菌

《医院感染管理办法》（卫生部令[2006]第48号）
《多重耐药菌医院感染预防与控制技术指南（试行）》（卫生部，2011年）

团结/奉献/求实/创新

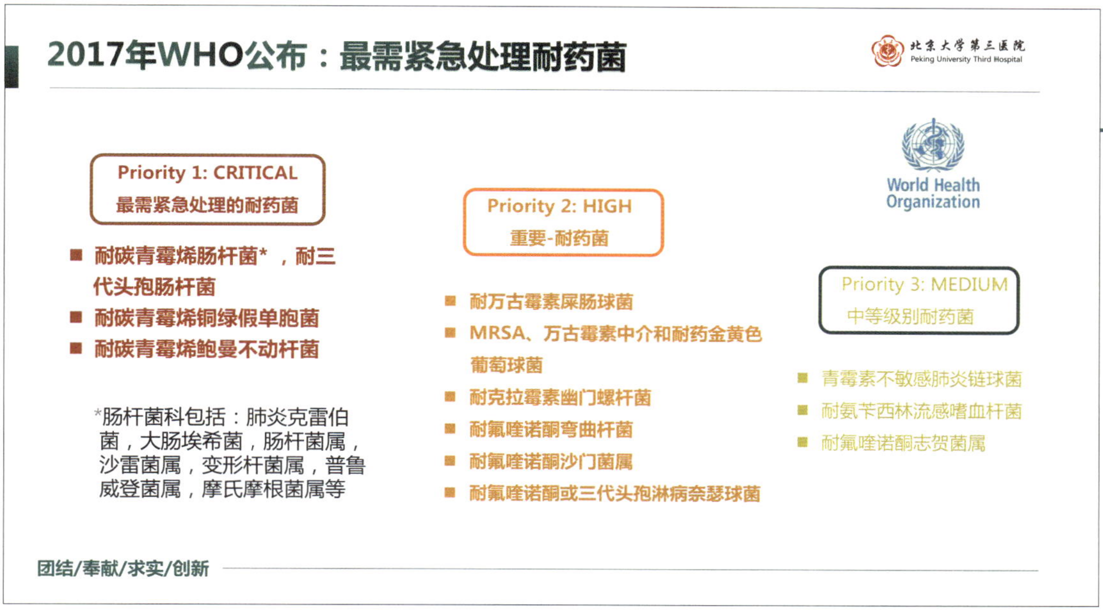
2017年WHO公布：最需紧急处理耐药菌
北京大学第三医院
Peking University Third Hospital
World Health Organization
Priority 1: CRITICAL
最需紧急处理的耐药菌
耐碳青霉烯肠杆菌*，耐三代头孢肠杆菌
耐碳青霉烯铜绿假单胞菌
耐碳青霉烯鲍曼不动杆菌
*肠杆菌科包括：肺炎克雷伯菌，大肠埃希菌，肠杆菌属，沙雷菌属，变形杆菌属，普鲁威登菌属，摩氏摩根菌属等
Priority 2: HIGH
重要-耐药菌
耐万古霉素屎肠球菌
MRSA、万古霉素中介和耐药金黄色葡萄球菌
耐克拉霉素幽门螺杆菌
耐氟喹诺酮弯曲杆菌
耐氟喹诺酮沙门菌属
耐氟喹诺酮或三代头孢淋病奈瑟球菌
Priority 3: MEDIUM
中等级别耐药菌
青霉素不敏感肺炎链球菌
耐氨苄西林流感嗜血杆菌
耐氟喹诺酮志贺菌属
团结/奉献/求实/创新

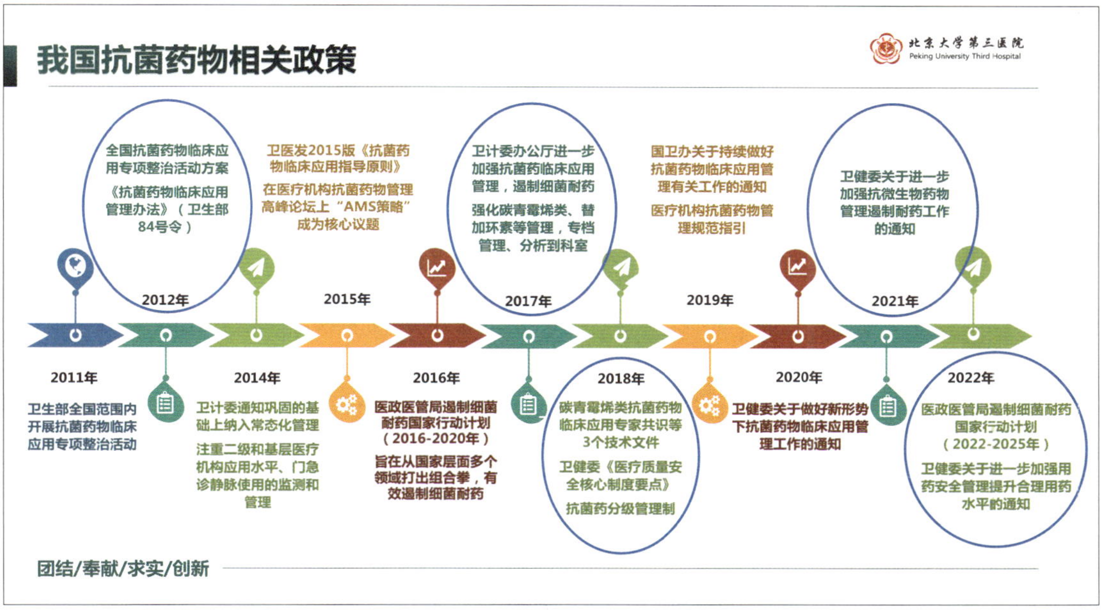
我国抗菌药物相关政策
北京大学第三医院
Peking University Third Hospital
2011年
卫生部全国范围内开展抗菌药物临床应用专项整治活动
2012年
全国抗菌药物临床应用专项整治活动方案
《抗菌药物临床应用管理办法》（卫生部84号令）
2014年
卫计委通知巩固的基础上纳入常态化管理
注重二级和基层医疗机构应用水平、门急诊静脉使用的监测和管理
2015年
卫医发2015版《抗菌药物临床应用指导原则》
在医疗机构抗菌药物管理高峰论坛上"AMS策略"成为核心议题
2016年
医政医管局遏制细菌耐药国家行动计划（2016-2020年）
旨在从国家层面多个领域打出组合拳，有效遏制细菌耐药
2017年
卫计委办公厅进一步加强抗菌药临床应用管理，遏制细菌耐药
强化碳青霉烯类、替加环素等管理，专档管理、分析到科室
2018年
碳青霉烯类抗菌药物临床应用专家共识等3个技术文件
卫健委《医疗质量安全核心制度要点》
抗菌药分级管理制
2019年
国卫办关于持续做好抗菌药物临床应用管理有关工作的通知
医疗机构抗菌药物管理规范指引
2020年
卫健委关于做好新形势下抗菌药物临床应用管理工作的通知
2021年
卫健委关于进一步加强抗微生物药物管理遏制耐药工作的通知
2022年
医政医管局遏制细菌耐药国家行动计划（2022-2025年）
卫健委关于进一步加强用药安全管理提升合理用药水平的通知
团结/奉献/求实/创新

遏制微生物耐药国家行动计划（2022-2025年）

北京大学第三医院 Peking University Third Hospital

2022-2025年，主要达成以下指标：
（一）**医疗机构内耐药菌感染及社区获得性耐药菌感染发生率持续下降。**
（二）人类和动物源主要病原微生物的耐药率持续降低或耐药增长率下降。
（三）城乡居民对微生物耐药问题的知晓率和感染预防、抗微生物药物合理应用知识的正确率均达到80%，使用行为的正确率达到60%；全国中小学生微生物耐药、感染预防和抗微生物药物合理应用的健康教育达到全覆盖。
（四）全国医务人员、规模养殖场执业兽医抗微生物药物合理应用的培训实现全覆盖，知识掌握正确率达到80%以上。
（五）全国二级以上医疗机构门诊抗菌药物处方和住院抗菌药物医嘱的适宜率均达到75%以上。
（六）药品零售企业凭处方销售抗微生物处方药物的比例达到100%；兽药经营企业凭兽医处方销售兽用抗微生物药物的比例达到80%。
（七）人类、动物抗微生物药物应用和耐药监测网络覆盖率持续提高；抗微生物药物应用和耐药评价体系更加健全。
（八）研发上市全新抗微生物药物1~3个；研发新型微生物诊断仪器设备和试剂5~10项。
（九）初步建立适合我国实际的临床抗微生物药物敏感性折点标准体系。

《关于印发遏制微生物耐药国家行动计划（2022-2025年）的通知》(国卫医函[2022]185号)

团结/奉献/求实/创新

北京市11大部门联合发布

北京大学第三医院 Peking University Third Hospital

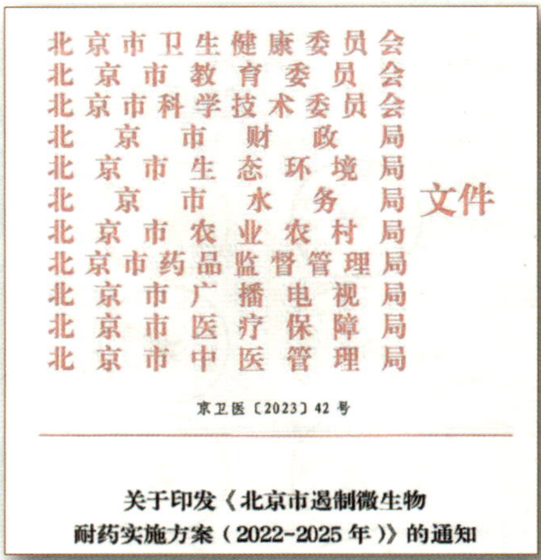
北京市卫生健康委员会
北京市教育委员会
北京市科学技术委员会
北京市财政局
北京市生态环境局
北京市水务局
北京市农业农村局
北京市药品监督管理局
北京市广播电视局
北京市医疗保障局
北京市中医管理局
文件

京卫医〔2023〕42号

关于印发《北京市遏制微生物耐药实施方案（2022-2025年）》的通知

需要多科室合作：医务处、护理部、药剂科、检验科、信息中心、医保办、总务处等相关科室……

相关指标：

- 耐药菌感染发生率持续下降
- 门诊抗菌药物处方和住院抗菌药物医嘱的合格率均达到75%以上
- 二级以上医疗机构抗微生物使用监测网月度上报率达到80%
- 二级以上医疗机构细菌耐药监测网上报率达到80%，数据合格率达75%
- 主要病原菌对重要抗菌药物耐药增长率低于全国平均水平
- 加强病原微生物耐药机制研究，研发新型微生物诊断仪器设备和试剂1~2项

团结/奉献/求实/创新

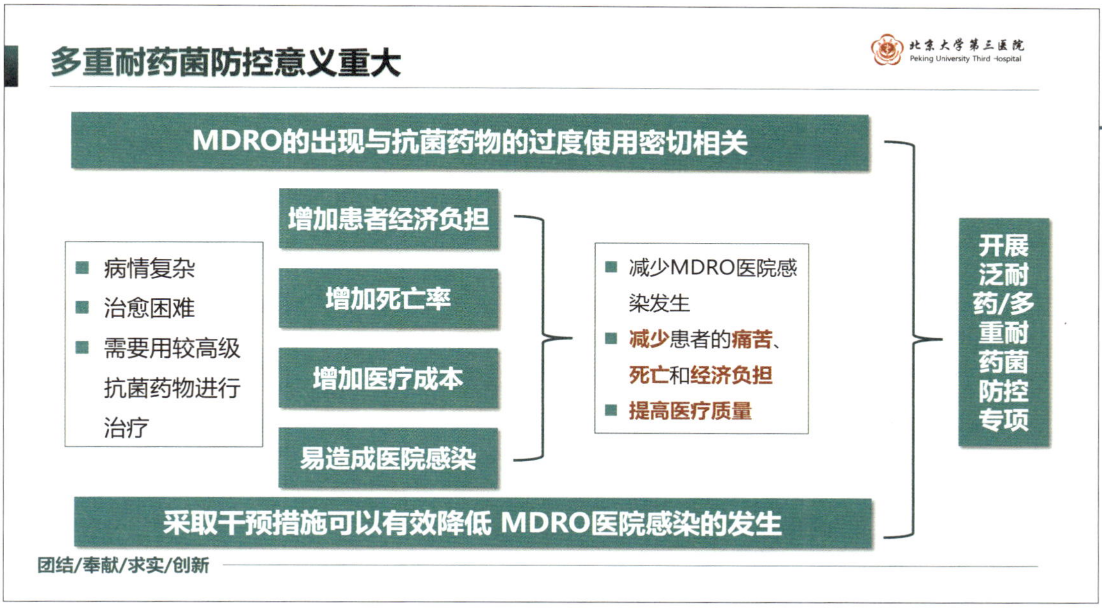
多重耐药菌防控意义重大
北京大学第三医院
Peking University Third Hospital
MDRO的出现与抗菌药物的过度使用密切相关
病情复杂
治愈困难
需要用较高级抗菌药物进行治疗
增加患者经济负担
增加死亡率
增加医疗成本
易造成医院感染
减少MDRO医院感染发生
减少患者的痛苦、死亡和经济负担
提高医疗质量
开展泛耐药/多重耐药菌防控专项
采取干预措施可以有效降低 MDRO医院感染的发生
团结/奉献/求实/创新

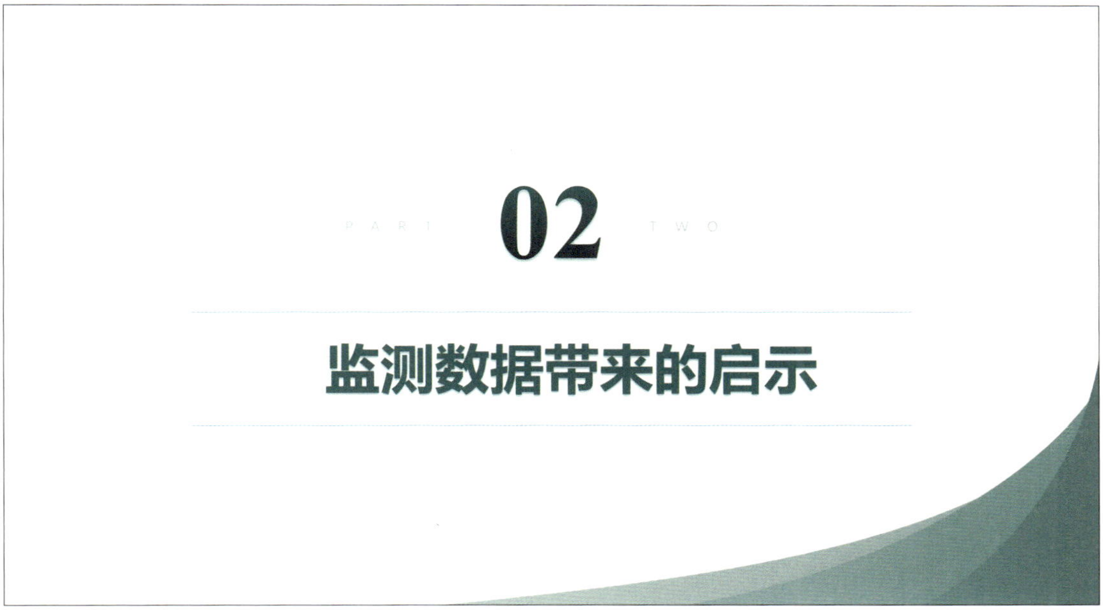
PART 02 TWO
监测数据带来的启示

2022年全国细菌耐药监测数据启示

北京大学第三医院 Peking University Third Hospital

细菌对抗菌药物的耐药形势仍较严重

- 耐碳青霉烯革兰氏阴性杆菌的检出率仍保持高位
- 近年处于平稳或下降趋势
- MRSA的检出率继续呈下降趋势：首次低于＜30%（为28.7%）

细菌耐药监测，还有很多工作需要开展，监测赋能是未来的发展方向

- 加大主动监测力度，开展耐药菌流行病学调查及新机制研究
- 自动化药敏系统应紧密结合监测和临床需求，加快更新频率，提升结果准确率

团结/奉献/求实/创新 11

PART 03 THREE

MDRO感染防控措施

常见的多重耐药菌

北京大学第三医院 Peking University Third Hospital

- 耐碳青霉烯革兰氏阴性杆菌（CRO）
- 耐甲氧西林金黄色葡萄球菌（MRSA）
- 耐万古霉素肠球菌（VRE）
- 产超广谱β-内酰胺酶（ESBLs）细菌
- 多重耐药/泛耐药铜绿假单胞菌（MDR/PDR-PA)
- 多重耐药结核分枝杆菌等

CRO菌群构成：

- 耐碳青霉烯肠杆菌（carbapenem-resisitant *Enterobacteriaceae*， CRE）
- 耐碳青霉烯鲍曼不动杆菌（carbapenem-resisitant *Acinetobacter baumannii*，CRAB）
- 耐碳青霉烯铜绿假单胞菌（carbapenem-resisitant *Pseudomonas aeruginosa*，CRPA）

- 耐碳青霉烯革兰氏阴性杆菌（carbapenem-resisitant Organism，CRO）近年来感染防控形势严峻，受到WHO广泛关注；特别是耐碳青霉烯肺炎克雷伯菌检出率逐年增加

团结/奉献/求实/创新　《多重耐药菌医院感染预防与控制技术指南（试行）》

医院感染传播链

北京大学第三医院 Peking University Third Hospital

- 感染源　识别、隔离感染源
- 传播途径　切断传播途径！简单、有效、经济
- 易感人群　提高自身免疫力

团结/奉献/求实/创新

MDRO菌群的传播特性

- 传播途径：多种形式，接触(包括媒介)传播是最重要的传播途径
  - 直接接触：最常见、最重要的传播方式还是通过医护人员手或其他人员手传播
  - 间接接触：传播是通过包括人和无生命的物体的中间媒介实现的飞沫传播如咳嗽、吸痰等产生气溶胶的操作
- 空调出风口污染等空气传播也增加传播风险
- MDRO定植或未控制感染MDRO患者转回普通病房的潜在风险

防控措施

- 单一的措施并不足以阻断CRO在诊疗实践过程中的传播，需采取集束化(bundles) 措施来阻断耐药菌在诊疗实践过程中的传播
- 严格管控抗菌药物的使用、进行有针对性的主动筛查
- 为保障集束化措施得到正确、有效实施，医疗机构应建立多部门协作机制，保障防控资源投入，加强防控能力建设，制定、实施切实有效的监控策略，及时掌握本机构内CRO流行动态，开展干预措施执行依从性的监测，并定期反馈监测数据

《中国碳青霉烯耐药革兰氏阴性菌（CRO）感染预防与控制技术指引》

防控措施——集束化措施

集束化措施主要包括：

- 正确的手卫生
- 正确使用个人防护用品
- 限制患者的转运
- 器械设备专人专用
- 清洁和消毒患者病室
- 减少侵入性装置使用等

接触隔离与手卫生

在**标准预防**基础上的**接触隔离**

- 设立房间标识（隔离标志）
- 适当地安置患者
- 使用手套和隔离衣等个人防护用品
- 使用一次性或专用的患者护理设备
- 限制患者转运
- 对病房进行清洁和消毒

手卫生设施

- 流动水洗手池
- 非手触式水龙头
- 洗手液
- 干手设施（干手纸巾）
- 含醇类速干手消毒剂
- 洗手图

多重耐药菌防控措施

北京大学第三医院 Peking University Third Hospital

多重耐药菌接触隔离措施

1. 加强对疑似感染患者及易感者的病原学送检，注重多重耐药菌的检测。

2. 确诊为医院感染的应在24 h内在医生工作站填报感染病例报告卡。

3. 无论定植还是感染均应开具“接触隔离”医嘱，接触隔离患者病室门口或床头标识处张贴接触隔离卡片及所感染的耐药菌标识。优先考虑将患者安置于单间，如条件受限，可将感染或定植相同病原菌的患者安置在同一间病房。转运患者应提前告知所到科室。

4. 加强标准防护，对可能接触多重耐药菌感染或者定植患者的伤口、溃烂面、黏膜、血液和体液、引流液、分泌物、痰液、粪便时，应戴手套，可能污染工作服时应穿隔离衣。

5. 严格执行手卫生。清洁或无菌操作前、接触患者前、接触患者后、接触患者体液血液后、接触患者周围环境后、穿脱隔离衣前后、摘手套后应洗手或手消毒。

6. 护理用具如体温计、听诊器等专人专用，保持清洁，每日擦拭或浸泡消毒，不能专用的一用一消毒。

团结/奉献/求实/创新

多重耐药菌防控措施

北京大学第三医院 Peking University Third Hospital

多重耐药菌接触隔离措施

7. 隔离房间的所有废弃物均按医疗废物处理，重复使用的布草等使用双黄袋密封/专用包装袋送洗、明确标识运出病房 。

8. 提高消毒频次，至少每班次常规擦拭病室高频接触的物体表面，一物一巾，顺序由洁到污，有污染随时清洁消毒，患者转出或出院后做好终末消毒。

9. 加强抗菌药物合理使用管理。遵守无菌技术操作规程。

10. 出现疑似流行或暴发，进行现场流行病学调查，如传播与环境来源相关时，对环境如物品表面、公用设备进行物表采样培养，必要时进行目标菌株鉴定。

11. 严格实施消毒隔离措施，临床症状好转或治愈，连续2次至少＞24h培养阴性，方可解除隔离。

12．科室需加强培训宣教。

团结/奉献/求实/创新

小 结

北京大学第三医院 Peking University Third Hospital

- MDRO感染院内防控任重道远
- 树立人人都是感染防控实践者的理念
- 建立多学科协作机制，共同遏制细菌耐药

团结/奉献/求实/创新

医院感染管理处 杜俊

Infection Prevention & Control Cloud Training
感染防控云培训

第九课

医务人员职业暴露管理

团结 奉献 求实 创新

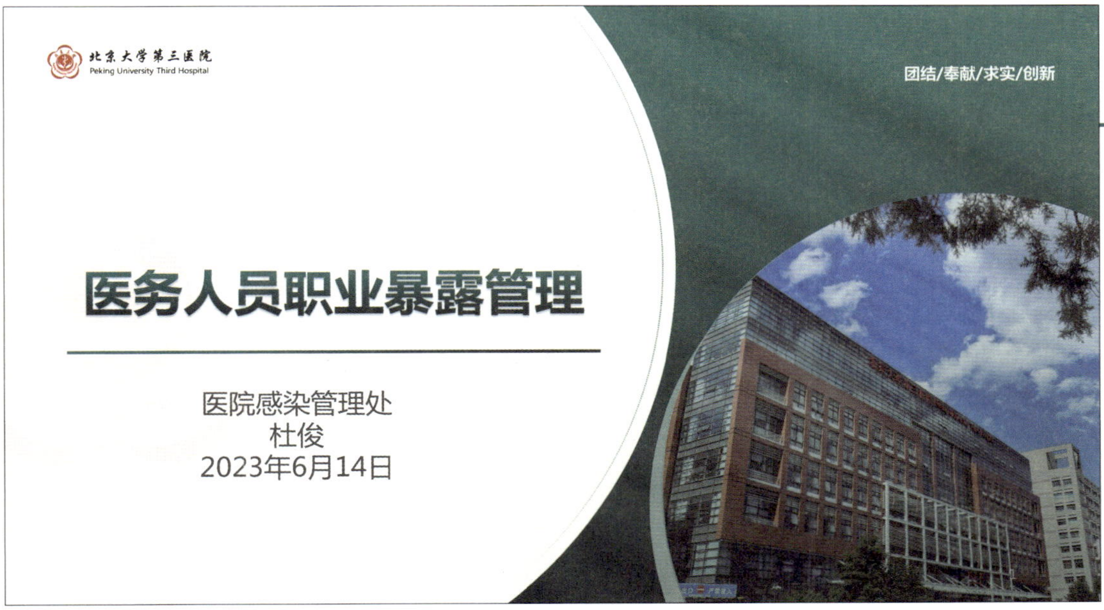
北京大学第三医院
Peking University Third Hospital
团结/奉献/求实/创新
医务人员职业暴露管理
医院感染管理处
杜俊
2023年6月14日

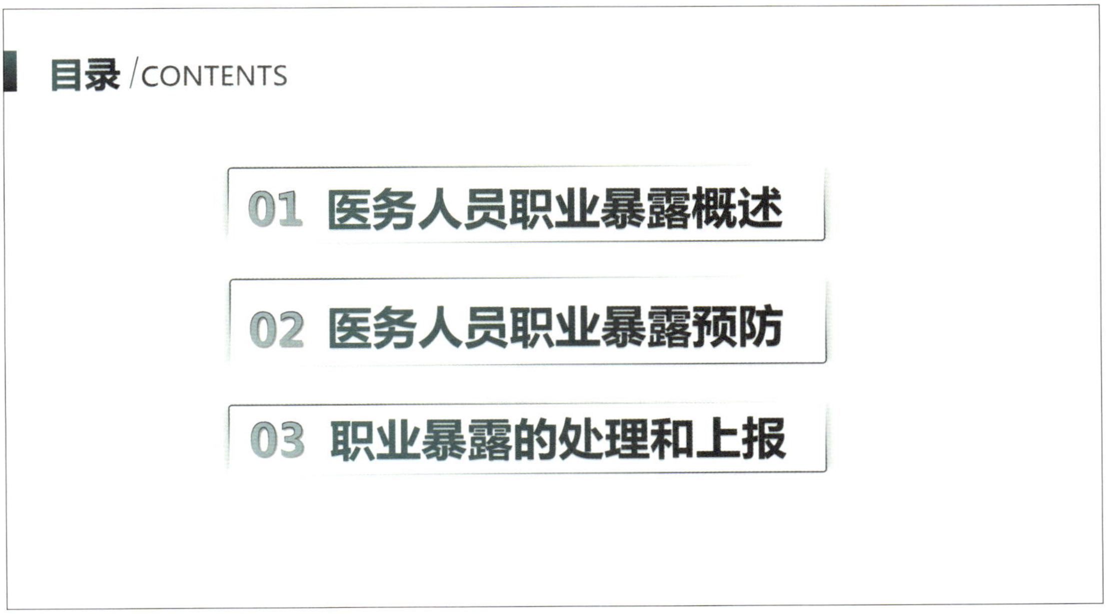
目录 /CONTENTS
01 医务人员职业暴露概述
02 医务人员职业暴露预防
03 职业暴露的处理和上报

01

医务人员职业暴露概述

相关概念

北京大学第三医院 Peking University Third Hospital

- **医务人员职业暴露定义**

  是指医务人员及有关工作人员在从事诊疗、护理活动过程中接触有毒、有害物质或传染病病原体，从而损害健康或危及生命的一类职业暴露

- **医务人员职业暴露分类**
  - 感染性职业暴露
    - 医疗锐器伤：在诊疗、护理操作过程中经常接触刀、剪、各种针头等锐器，极易受到锐器伤害，各种血源性传播疾病都可经污染锐器传播给医务人员
    - 血液、体液的皮肤黏膜暴露：医务人员的皮肤黏膜经常暴露于患者的血液或体液中
    - 呼吸道暴露
  - 放射性职业暴露：射线、光波、紫外线
  - 化学性职业暴露：细胞毒性药物、麻醉药物、化学消毒剂
  - 其他

HBV
HCV
HIV
梅毒
……

团结/奉献/求实/创新

职业暴露现状

北京大学第三医院 Peking University Third Hospital

我国护理人员、实习生、医生锐器伤发生率较高

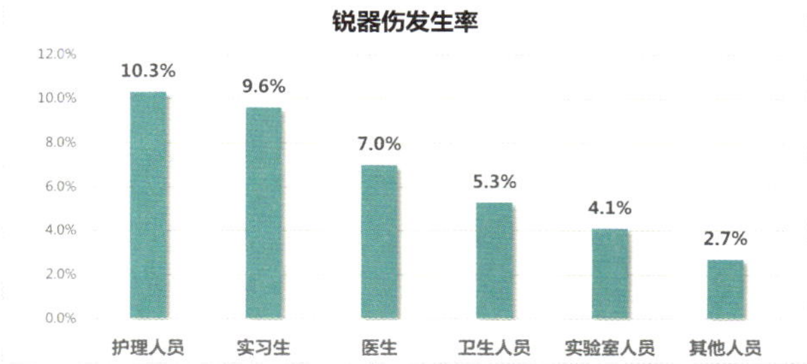

2017年我国一项横断面研究发表于*BMJ*，纳入全国360家医院，223,149名医护人员，调查我国医护人员锐器伤发生情况。

结果显示：我国护理人员锐器伤发生率为10.3%、实习生为9.6%、医生为7.0%

Huang SL, Lu Q, Fan SH, et al. Sharp instrument injuries among hospital healthcare workers in mainland China: a cross-sectional study. BMJ Open, 2017, 7(9):e017761.

团结/奉献/求实/创新

02

医务人员职业暴露预防

教育培训

- 医务人员掌握职业暴露相关知识，采取积极态度可有效预防相关事件
- 2019年国家卫健委公布了《医疗机构感染预防与控制基本制度（试行）》要求对医务人员开展职业暴露培训、演练

措施

- 所有员工培训：新入职、周期性、根据需要随时
- 所有可能暴露于血液和污染液体的医务人员每年接受1次血源性传播疾病的相关培训
- 培训内容包括：安全设备的使用、针刺伤的危险环节以及发生针刺伤的上报流程
- 科室针对自身特点开展培训和演练

标准预防（standard precaution）

北京大学第三医院 Peking University Third Hospital

定义

基于患者的体液（血液、组织液等）、分泌物（不包括汗液）、排泄物、黏膜和非完整皮肤均可能含有病原体的原因，针对医院患者和医务人员采取的一组预防感染措施

注：包括手卫生，根据预期可能的暴露穿戴手套、隔离衣、口罩、帽子、护目镜或防护罩等个人防护用品，安全注射，以及穿戴合适的防护用品处理污染的物品与医疗器械等

三个基本概念

一视同仁 视所有患者的血液、体液、排泄物都有传染性
双向防护 医务人员和患者
三种隔离 根据传播途径建立接触隔离、飞沫隔离、空气隔离的管理措施

《医院隔离技术标准》（WS/T 311—2023）

团结/奉献/求实/创新

根据预期暴露选择防护

北京大学第三医院 Peking University Third Hospital

措施

- 进行有可能接触患者血液、体液的诊疗、护理和实验操作时应戴手套
- 脱去手套立即洗手或卫生手消毒
- 在诊疗、护理操作过程中，有可能发生血液、体液飞溅到面部时，应佩戴医用外科口罩、护目镜或防护面屏
  - 普通眼镜防护作用有限，不能替代防护镜和防护面屏
- 预计可能出现大出血时，应穿袖口、袖子防水，内衬具有防渗透功能的手术衣和防渗透鞋

《血源性病原体职业接触防护导则》（GBZ/T 213—2008）

团结/奉献/求实/创新

安全注射

北京大学第三医院 Peking University Third Hospital

措施

- 侵入性治疗、护理操作，保证充足的光线
- 推荐使用无针连接系统
- 尽可能使用安全型器具（针头可回缩、插入鞘或变钝）
- 减少不必要的注射
- 禁止手持锐器随意走动
- 禁止将针等锐器随手传递
- 避免回套针帽，禁止双手回套，如必须回套请使用单手法
- 去除针头必须靠近锐器容器进行，针头必须立即丢弃
- 切勿徒手拆卸暴露、使用过的针头
- 执行高度危险操作应戴双层手套
- 手术中在缝合筋膜和肌肉时，推荐使用钝针
- 手术期间推荐通过中立区传递锐器，术中应将锐器置于金属托盘中进行传递

武迎宏，蒋荣猛. 临床医务人员职业安全防护指导手册. 北京：人民卫生出版社，2020.

团结/奉献/求实/创新

安全注射

北京大学第三医院
Peking University Third Hospital

使用安全型器具

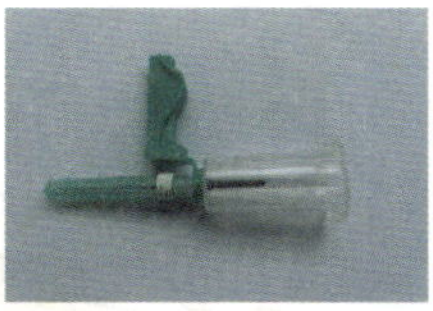
安全型取血器，添加保护套

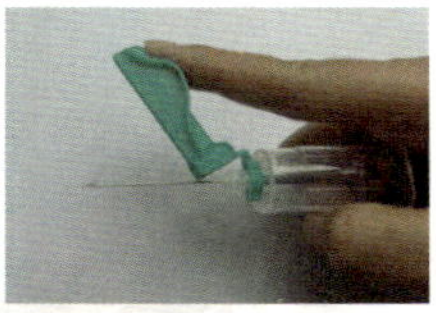
使用后，推上保护套

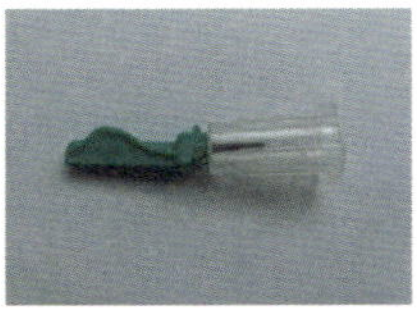
不露针状态，弃入锐器盒

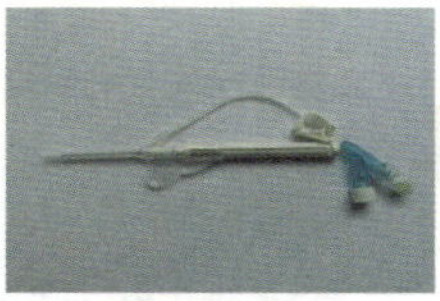
安全型套管针

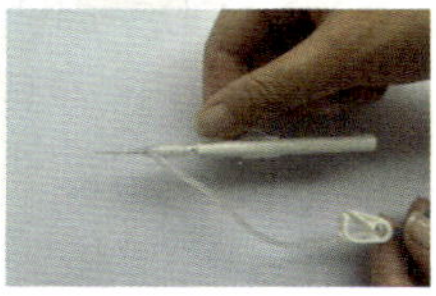
使用后，将针芯向后撤回

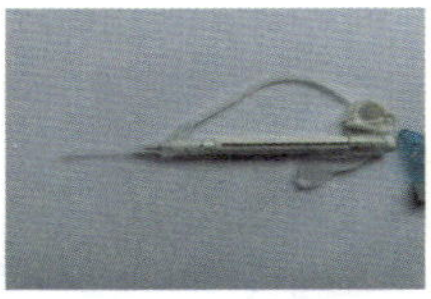
不露针状态，弃入锐器盒

团结/奉献/求实/创新

规范管理医疗废物

北京大学第三医院
Peking University Third Hospital

- 医疗废物与生活垃圾严格分开
- 分类：损伤性、感染性、化学性、病理性、药物性
- 收集：标识规范的专用包装袋、盒、箱
- 满3/4密闭包装、贴出处条、签名、签交接单
- 合理暂存：标识规范、专人负责、合理防护、定期消毒

措施

- 使用密封、防穿刺和防漏的锐器容器
- 将锐器容器放在触手可及的地方（最好是一个安全区域），方便锐器处理
- 当锐器已有3/4装满时，将其密封并更换
- 严禁将使用过的锐器随意丢弃

《医疗废物管理条例》（中华人民共和国国务院令第380号）

团结/奉献/求实/创新

提高乙型肝炎疫苗接种率

北京大学第三医院 Peking University Third Hospital

- 国内多项调查显示
  - 血源性职业暴露以乙型肝炎病毒暴露为主
  - 应加强对高危人群乙型肝炎的疫苗接种
- 定期健康体检，监测乙肝表面抗体定量
- 乙肝表面抗体定量：<10 IU/L，应进行乙肝疫苗注射

团结/奉献/求实/创新

03

职业暴露的处理和上报

职业暴露后处理的要点

- 局部应急处理
- 报告
  - 院内网报告表见证人签字，和患者有关记录患者信息
  - 工作时间：医院感染管理处
  - 夜班、周末、节假日
    - 急诊科就诊，全自费交付，工作日补办手续、报销
- 感染风险的评估
  - 暴露的类型和严重程度
  - 所接触患者的感染状态
- 适当的治疗、随访和咨询服务

应急处理

医疗锐器伤应急处理

- 保持镇静
- 迅速、敏捷地按常规**脱**去手套
- 肥皂、流动的净水**冲**洗
- 碘酊、酒精**消**毒受伤部位
- 必要时**包**扎或外科处理

血液、体液的皮肤黏膜暴露应急处理

- 皮肤
  - 流动水+皂液、肥皂洗手
  - 应急喷淋
- 黏膜
  - 洗眼器

报告

报告路径

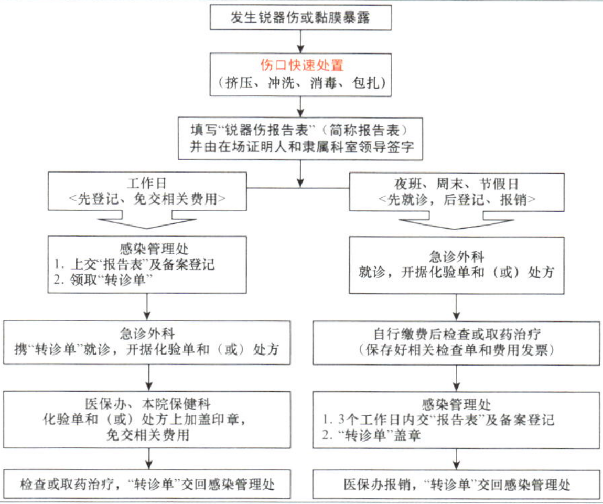

诊治流程

- **评估暴露情况**
  - 暴露类别：锐器伤，血液暴露/体液暴露
  - 可能暴露的病原体：HBV、HCV、梅毒、HIV、不详
  - 可能暴露的病原体传染性大小
  - 乙肝、丙肝暴露时有条件可追踪HBV-DNA、HCV-RNA结果
- **暴露病原体不详者**
  - 受伤的医务人员化验术前免疫八项，按照乙肝暴露处理
  - 第1、3、6、12个月随访复查术前免疫八项
  - 如患者有吸毒史要争取识别暴露源

诊治流程

- **HIV暴露**
  - 暴露后预防(post-exposure prophylaxis, PEP)
  - 对于具有潜在HIV感染风险的人员应在暴露后尽快（2 h内）开始预防性用药，最好不要超过24 h，但即使超过24 h，也建议实施预防性用药。推荐服药疗程为4周（28天）
  - 预防用药具体方案由专科医生制订，应含3种或以上抗逆转录病毒药物
  - 随访监测：
    - HIV抗体检测时间：暴露后立即、4周、8周、12周、6个月分别进行HIV检测（免疫功能差或同时暴露于HCV的暴露者，随访可延至1年）
    - 药物毒性监测和处理

医院感染管理处　赵心田

第十课

血液透析感染管理

团结　奉献　求实　创新

北京大学第三医院
Peking University Third Hospital

团结/奉献/求实/创新

血液透析感染管理

医院感染管理处
赵心田
2023年6月28日

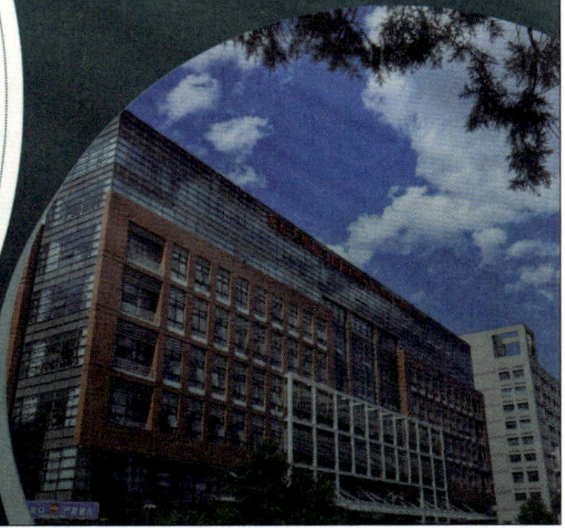

目录 / CONTENTS

血液净化

北京大学第三医院 Peking University Third Hospital

- 血液净化是一种广泛使用的治疗方式，其主要目的是清除血液中的废物和毒素，维持体内正常的电解质和酸碱平衡
- 根据所使用的设备和技术，血液净化可以分为不同的方式，例如血液透析（hemodialysis，HD）、血液透析滤过（hemodialysis filtration，HDF）和血液灌流（hemoperfusion，HP）等
- HD 是通过弥散的方式清除体内的小分子毒素，如血肌酐（serum creatinine，Scr）、尿素氮

ELSAYED H, SAYED KS. GHARIB MS. Effect of dialyzer geometry on coagulation activation in the extracorporeal circuit in maintenance hemodialysis patients：prospective randomized trial. Therapeutic apheresis and dialysis,2023,27(4):629-635.
TOBIAS B, MARIANNE R, THOMAS A, et al. Glucose variability in maintenance hemodialysis patients with type 2 diabetes：Comparison of dialysis and nondialysis days.Hemodialysis international．International Symposium on Home Hemodialysis,2023,51(7):608-616.
贺芳,梁茂红,黄晓灵等.不同血液净化方式对维持性血液透析患者蛋白质能量消耗的影响.深圳中西医结合杂志,2023,33(19):80-83.

团结/奉献/求实/创新

血液透析概况

北京大学第三医院 Peking University Third Hospital

- 全球慢性肾病的患病率居高不下，达10%~15%
- 截止到2017年，进行终末期肾脏替代治疗的患者已经超过530万
- 根据全国血液净化病例信息登记系统公布数据，截至2020年底，中国接受血液净化的患者总人数已经突破80万，其中85%以上的患者接受着维持性血液透析治疗
- 感染是维持性血液透析治疗患者最主要的三大死亡原因之一，致死率仅次于心脑血管疾病

GBD Chronic Kidney Disease Collaboration. Global, regional, and national burden of chronic kidney disease, 1990-2017: a systematic analysis for the Global Burden of Disease Study 2017. Lancet,2020,395(10225):709-733.
ZHANG L X,ZUO L.Current burden of end-stage kidney disease and its future trend in China.Clin Nephrol,2016,86(13):27-28.
钱春梅,王秦,李军辉等.维持性血液透析患者死亡原因的临床分析.中国中西医结合肾病杂志,2015,16(02):116-120.

团结/奉献/求实/创新

血液透析感染现状

- 欧美发达国家感染的发生率为2.1%~4.6%
- 发展中国家感染发生率更高，最高可高达13%以上
- 血透患者是感染高危人群，HBsAg阳性感染率可高达14.6%
- HCV感染率总体都很高，尤其是发展中国家感染率更高
- 透析人群HCV阳转率在法国、荷兰等较发达国家感染率相对较低，但在日本（2.59%）、希腊(6.2%)等国家较高

血液透析患者易感因素

- 透析患者是特殊易感人群
- 免疫力低下，营养不良
- 长期在医院存在持续感染机会
- 频繁接受穿刺留置导管
- 体外循环开放式侵袭性操作
- 血源性传染病在血液透析模式是“天然”传播途径
- 经常输血造成血液污染机会多(有研究表明：每输1单位血，丙型肝炎感染的风险增加1.8%，透析次数每增加100次，感染丙型肝炎的风险增加6.1%)

hepatitis c cluster in the renal ward of singapore general hospital,the independent review committee report,2015.12.5

血液透析医院感染危险因素

- **医疗护理操作繁多**：如建立血管通路、建立体外循环、引血、回血、药物注射等
- **设备使用过频，清洁消毒不到位、护士工作量大**
- **患者自身因素**：如存在免疫缺陷、营养不良、使用血制品、血管通路、频繁的血液暴露等
- **建筑布局不合理**：如各功能室（区）混用或交叉、三区划分不合理、诊疗面积不足等
- **感染管理制度不健全**：无标准操作流程和工作流程、质量控制体系不健全、文件资料管理混乱、感染监测不到位、监督不力、执行力差等
- **医源性因素**：包括感染防控意识差，知识欠缺，手卫生依从性差，未严格无菌操作，传染病患者未专区专机，乙肝、丙肝患者透析器复用等
- **环境及透析因素**：包括透析液和/（或）透析用水污染、透析机污染、透析器未规范复用、透析机及管路未严格进行清洁消毒、使用中消毒液不合格、透析室内人员较强的聚集性和流动性等

建筑布局与设备设施管理

- 布局合理、分区明确、标识清楚，血透室运行中要加强人员管理，人员物品流动要由清洁区到污染区，不能产生逆向，符合功能流程和洁污区域分开的基本要求
- 治疗室和透析治疗区域应通风良好，通风不良时应安装辅助通风设备，必要时配备空气净化和消毒设备
- 应配备便捷、有效的手卫生设施；设置有洗手设备、干手物品或设备；每个透析单元应配备方便取用的速干手消毒液
- 水处理间需设置在清洁区，面积应为水处理设备占地面积的1.5倍，应保持干燥合适的室温，有良好的通风条件，应配备水槽
- 污物处理区设置在治疗区域下游，有良好的上下水设施，医疗废物与普通废物应分开存放，标识清楚

传染病相关预防与控制

- 隔离透析室是目前预防与控制传染病的有效手段
- 设置隔离透析区域（需物理隔断）
  - 乙型肝炎患者
  - 丙型肝炎患者
  - 呼吸道传染病患者
- 隔离治疗患者使用的设备和物品应有标识，不得与普通透析患者混用，如治疗车、病历、血压计、听诊器等

透析机消毒

北京大学第三医院
Peking University Third Hospital

- **透析机器外部消毒：**每次透析结束后，应当对透析单元内透析机等设备设施表面、物品表面进行擦拭消毒
- **透析机器内部(水路)消毒：**每次透析结束后，应当对透析机进行有效的水路消毒；透析时如发生破膜、传感器渗漏，应在透析结束时对机器立即消毒后方可再次使用
- **透析单元清洁消毒：**
  - 地面有血液、体液及分泌物污染时及时使用消毒液擦拭，并关注透析单元清洁消毒效果，尤其对保洁工人清洁消毒执行情况加强监管
  - 潮湿的保洁物品会增加环境污染机会，建议清洁用具集中清洗消毒，干燥备用
  - 对高频接触点建议使用一次性消毒湿巾，提高消毒效果

团结/奉献/求实/创新

北京大学第三医院 Peking University Third Hospital

透析仪器设备的感染风险点

- 压力传感器接口
  - 一般情况下不会发生接口污染，但如果测压组件连接不严或破损漏气时，接口消毒不到位，下一次血液透析透析管路压力增高，静脉壶血平面升高，接触测压接口，血液被污染，引起感染
  - 感染预防：使用传感器保护帽，每人更换；护士勤观察、及时处理压力升高的异常情况，透析后对压力接口进行清洁消毒
- 透析液吸液手柄
  - 透析液吸液手柄应每班清洁擦拭
  - 每日消毒
  - 受到污染时随时清洁消毒
- 血液透析机透析液快速接头
  - 结构复杂，彻底清洁消毒难度大，快速接头表面透析液干涸形成透析液盐渍，在此基础上容易形成生物膜。快速接头的清洁消毒常被忽略，快速接头容易成为不同患者交叉的节点，应高度重视此环节的感控风险及强化清洁消毒措施落实

团结/奉献/求实/创新

北京大学第三医院 Peking University Third Hospital

水处理系统管理

- 定期采用化学消毒或热消毒方式对水处理系统进行消毒处理
- 透析用水的水质监测
  - 每天检测反渗水电导度、软水硬度及游离氯浓度
  - 每月采集反渗水检测细菌总数
  - 至少3个月进行1次反渗水内毒素检测
  - 每年至少检测1次化学污染物浓度

——《血液净化标准操作规程（2021 版）》

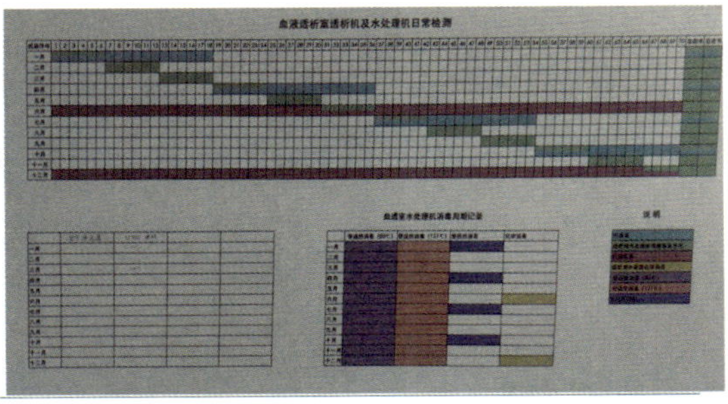

团结/奉献/求实/创新

留取标本保存及培养方法

北京大学第三医院 Peking University Third Hospital

- 采样方法：样本取样口应保持开启并放水至少60 s后，对样本取样口进行消毒，可使用75%乙醇消毒擦拭出水口外表面3次，待乙醇完全挥发后方可采样，不能使用其他消毒剂
- 培养方法
  - 对透析液和碳酸氢盐浓缩液进行细菌培养，培养基宜选用胰化蛋白胨葡萄糖培养基（TGEA）、R2A营养琼脂培养基（R2A），辅以4%碳酸氢钠，或其他确认能提供相同结果的培养基，不能使用血琼脂培养基和巧克力琼脂培养基
  - 细菌培养温度17~23℃，培养时间7天
  - 每一种培养皿在孵化过程中应储存再密封的塑料袋中，以避免琼脂干燥
- 注意事项
  - 根据透析用水处理设备使用说明书要求确定消毒周期
  - 透析用水细菌数＞50 CFU/ml，或内毒素0.125 EU/ml 时，应进行主动性干预处理。处理方法根据设备的不同分为热消毒和化学消毒，按照产品说明书选择

团结/奉献/求实/创新

治疗区环境及物品清洁消毒

北京大学第三医院 Peking University Third Hospital

- 每班次透析结束后，患者使用的床单、被套、枕套等物品应当一人一用一更换
- 每次透析结束后，应参照《医疗机构环境表面清洁与消毒管理规范》（WS/T 512-2016）对透析单元内所有的物品表面（如透析机外部、透析床/椅、小桌板等）及地面进行清洁消毒。对有血液、体液及分泌物污染的区域（地面、墙面），按要求使用消毒液擦拭
  - 血液透析室（中心）环境物体表面清洁与消毒，应遵循先清洁再消毒的原则，根据环境、物体表面及其污染程度选择有效的清洁剂或消毒剂
  - 采用500 mg/L 的含氯消毒剂或其他有效消毒剂对透析机外部等物品表面擦拭消毒
  - 如果有血液污染，应立即用2000 mg/L 浓度的含氯消毒剂的一次性使用布巾擦拭或者使用可吸附的材料清除血迹后，再用500 mg/L 浓度的含氯消毒剂擦拭消毒
- 护士站桌面、电话按键、电脑键盘、鼠标等应保持清洁，必要时使用消毒剂擦拭消毒
- 清洁用具应分区使用，不同区域使用的清洁工具应明确标识，并分别清洗、消毒，分开干燥存放

团结/奉献/求实/创新

导管相关感染防控

北京大学第三医院 Peking University Third Hospital

- 透析通路作为维持性血透患者的“生命线”，包括自体动静脉内瘘、移植物动静脉内瘘、中心静脉导管（central venous catheter，CVC）三种方式
- 随着中心静脉导管的使用率上升，与之相关的血管导管相关感染（vessel catheter associated infection，VCAI）也逐渐增加
- 2021 年国家卫健委将“降低血管内导管相关性血流感染发生率”列为国家医疗质量安全十大改进目标之一，明确指出要降低血管内导管相关性血流感染的发生率，重点改善中心静脉导管及经外周静脉置入中心静脉导管的相关血流感染问题
- 2022 年中国医院协会新发布的患者十大安全目标也将“预防和减少医院相关性感染”以及“提升导管安全”列为其中两大安全目标
- 《血管导管相关感染预防与控制指南（2021 年版）》，也重新明确了血管导管相关感染的定义及预防要点，提出了各类血管导管相关感染的特别预防措施，并要求医疗机构应当建立血管导管相关感染的主动监测和报告体系，开展血管导管相关感染的监测，定期进行分析反馈，持续质量改进，预防感染，有效降低感染率

ZHANG H, LI L, JIA H, et al. Surveillance of Dialysis Events: one-year experience at 33 outpatient hemodialysis centers in China. Sci Rep, 2017, 7(1): 249.

团结/奉献/求实/创新

置管时

北京大学第三医院 Peking University Third Hospital

- 相对独立的手术间
- 最大无菌屏障
- B超引导下
- 扩大皮肤消毒范围

团结/奉献/求实/创新

透析时

- 上下机时导管口消毒方法及消毒剂选择 ：擦拭/揉搓，碘伏/氯己定
- 外口护理 ：抗菌软膏应用、敷料
- 调整导管注意事项：缩短导管口空气暴露时间、调整完毕消毒管口
- 下机后封管液的使用
  - 肝素：建议小于5000 U/ml的肝素盐水
  - 中低浓度枸橼酸（4%~40%)
  - 高渗盐水

集束化管理措施

- 环境消毒：地面、空气，减少人员流动
- 上下机时
  - 工作人员手卫生、戴口罩、清洁手套、防护面屏或护目镜
  - 患者颈部置管者戴口罩
  - 导管口严格消毒，减少空气暴露时间
- 外口：日常清洁消毒、换药
- 患者：日常注意清洁卫生，导管妥善固定，避免牵拉

职业安全教育和培训

- 血液透析室必须建立健全隔离管理制度，规范感染职业暴露的防范措施，加大免疫防护力度
- 护士在工作时，若被利器损伤，必须严格遵循感染职业暴露的防范措施，以防一些交叉感染
- 对锐器的使用情况进行说明，透析前检查患者有无携带病毒
- 健全透析室护士档案，定期进行体检
- 将容易出现护士执业危害的情况进行总结，同时提出针对性解决措施

生物性因素防护措施

北京大学第三医院 Peking University Third Hospital

- 在对患者进行血液透析治疗前，首先需了解其病史，了解其有无携带病菌或传染源（HBV、HCV、HIV）
- 在进行透析时，护士需要佩戴口罩、帽子、手套等必须物品，这样利于减少细菌或传染源病菌与护士直接接触
- 当患者透析结束后，护士必须更换手套，这样有利于降低刺伤时患者血液进入护士体内的概率
- 容易出现患者血液、体液溅到护士眼、鼻、口腔等环节时，护士必须佩戴护目镜或面罩
- 对透析过程中使用的血管钳等物品必须进行浸泡等常规处理后方可消毒，一次性物品必须进行回收并焚烧

团结/奉献/求实/创新

小结

- 血透室内部感染控制与管理要做到全过程、全环节的管理
- 加强制度建设，要根据自身特点，制订血透室感控管理制度并严格实施
- 强化人员感控知识的培训
- 定期监督检查，召开内部质控会议，提出质量改进措施
- 了解血透室的风险点，做好重点环节管理，真正实现精准感控

Infection Prevention & Control Cloud Training
感染防控云培训

第十一课

院感相关抗菌药物监测

医院感染管理处　赵心懋

团结　奉献　求实　创新

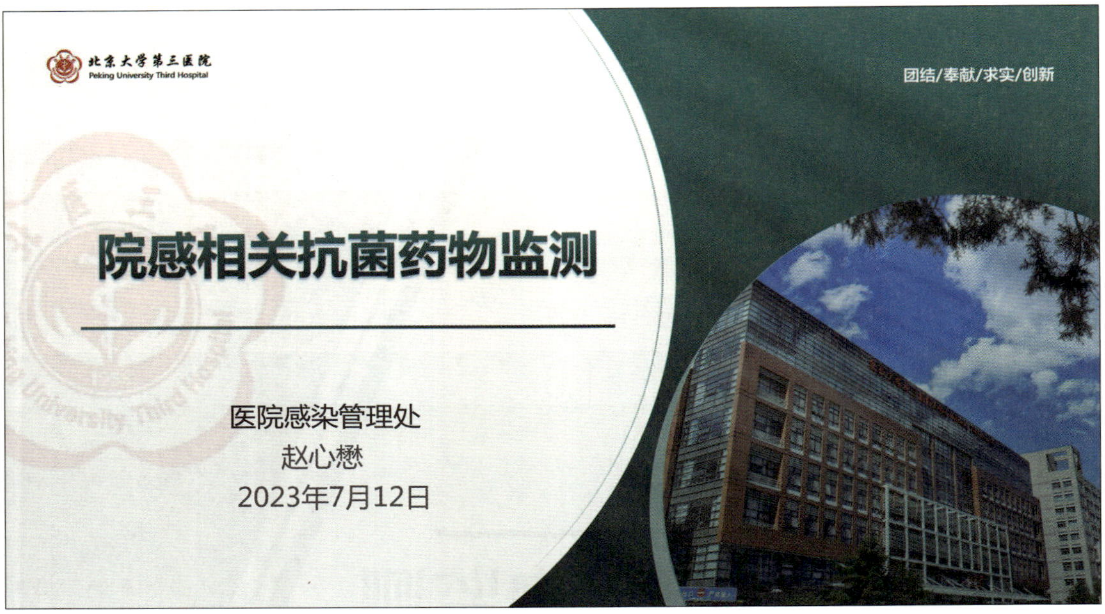
北京大学第三医院
Peking University Third Hospital
团结/奉献/求实/创新
院感相关抗菌药物监测
医院感染管理处
赵心懋
2023年7月12日

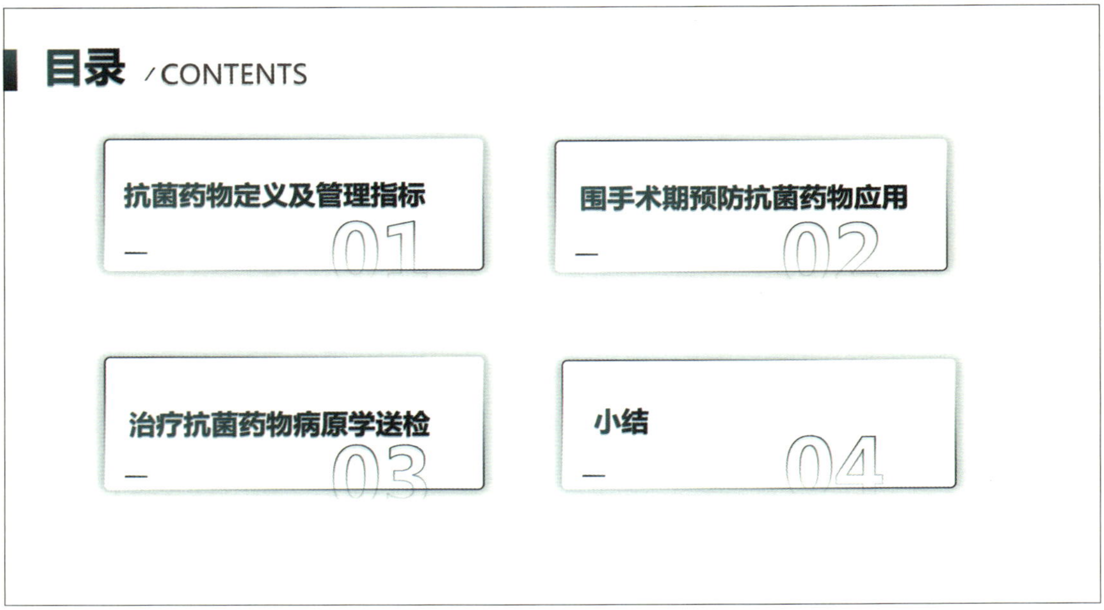
目录 / CONTENTS
抗菌药物定义及管理指标
01
围手术期预防抗菌药物应用
02
治疗抗菌药物病原学送检
03
小结
04

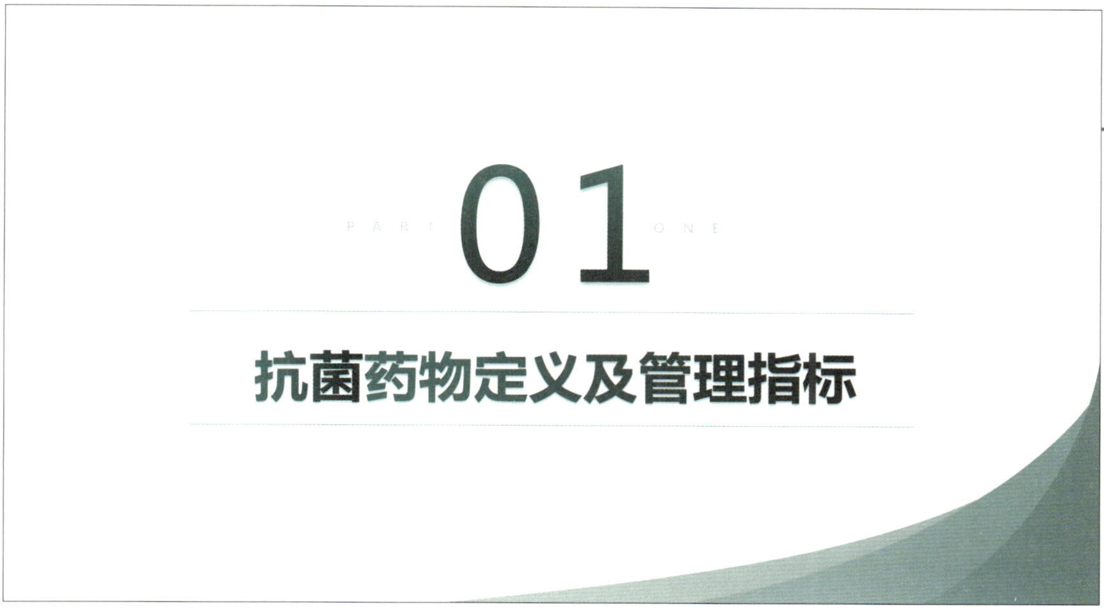
PART 01 ONE
抗菌药物定义及管理指标

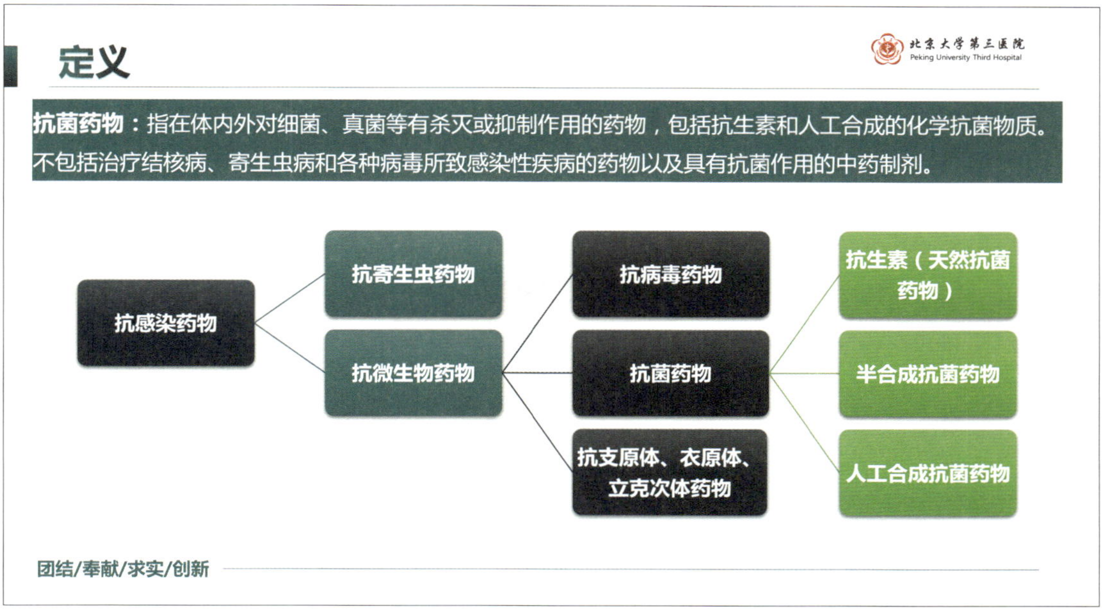
定义
北京大学第三医院
Peking University Third Hospital
抗菌药物：指在体内外对细菌、真菌等有杀灭或抑制作用的药物，包括抗生素和人工合成的化学抗菌物质。不包括治疗结核病、寄生虫病和各种病毒所致感染性疾病的药物以及具有抗菌作用的中药制剂。
抗感染药物
抗寄生虫药物
抗微生物药物
抗病毒药物
抗菌药物
抗支原体、衣原体、立克次体药物
抗生素（天然抗菌药物）
半合成抗菌药物
人工合成抗菌药物
团结/奉献/求实/创新

北京大学第三医院
Peking University Third Hospital

近三年强化抗菌药物管理工作

2020年
《关于做好新形势下抗菌药物临床应用管理工作的通知》《关于加强儿童抗菌药物临床应用监测和细菌耐药监测工作的通知》

→

2021年
《中华人民共和国生物安全法》正式实施

→

2021年
《关于进一步加强抗微生物药物管理遏制耐药工作的通知》《关于开展临床抗微生物药物敏感性折点研究和折点标准制定工作的通知》

→

2022年
《关于印发遏制微生物耐药国家行动计划（2022-2025年）的通知》

→

2023年
《北京市遏制微生物耐药实施方案（2022-2025年）》

团结/奉献/求实/创新

北京大学第三医院
Peking University Third Hospital

国家抗菌药物管理指标

管理指标

抗菌药物品种数50种

抗菌药物使用强度
DDDs≤40

抗菌药物使用率
住院<60%，门诊<20%

治疗用药送检
住院患者 ≥30%；
限制≥ 50%；特殊 ≥ 80%

清洁手术
抗菌药物预防使用率≤30%
切皮前0.5~2 h ≥ 90%
疗程<24 h ≥ 90%

抗菌药物分级管理

《抗菌药物临床应用管理办法》（卫生部令[2012]84号）
《2013年北京市抗菌药物临床应用专项整治活动方案》（2013）
《抗菌药物临床应用指导原则（2015年版）》

团结/奉献/求实/创新

PART 02 two

围手术期预防抗菌药物应用

围手术期预防用药目的

北京大学第三医院
Peking University Third Hospital

- 围手术期预防应用抗菌药物是预防SSI的一项重要措施
- 不能代替严格的消毒、灭菌技术和精细的无菌操作，也不能代替术中保温和血糖控制、人员管理等其他预防措施

预防用药目的——预防SSI

- 包括：表浅手术切口感染、深部手术切口感染和手术涉及的器官（或腔隙）感染
- **不包括：**与手术无直接关系的、术后可能发生的其他部位感染

团结/奉献/求实/创新

围手术期预防用抗菌药物原则

北京大学第三医院 Peking University Third Hospital

Ⅰ类切口通常不需预防用抗菌药物

- 手术野为人体无菌部位，局部无炎症、无损伤，也不涉及呼吸道、消化道、泌尿生殖道等人体与外界相通的器官，手术野无污染

Ⅰ类切口可以考虑预防用抗菌药物

- **手术范围大、时间长、**细菌污染的机会和程度大
- **涉及重要脏器**，一旦发生感染将造成严重后果者，如头颅手术、心脏手术等
- **异物植入手术**，如人工心瓣膜植入、永久性心脏起搏器放置、人工关节置换等
- **感染高危人群**，高龄或免疫缺陷者等

《抗菌药物临床应用指导原则（2015年版）》

团结/奉献/求实/创新

抗菌药物品种选择

北京大学第三医院 Peking University Third Hospital

能够覆盖可能的病原菌

- 需依据切口类别、手术部位可能的污染菌种类选用
- 对抗菌药物的敏感程度
- 抗菌药物能够达到手术部位

针对性强、循证医学证据支持

- 安全、有效、使用方便、经济

应尽量选择单一抗菌药物预防用药

- 避免不必要的联合使用

《抗菌药物临床应用指导原则（2015年版）》

团结/奉献/求实/创新

抗菌药物品种选择

北京大学第三医院 Peking University Third Hospital

头孢菌素过敏

- 针对革兰氏阳性菌
- 针对革兰氏阴性菌

手术部位感染会引起严重后果/MRSA定植或发生率高

- 万古霉素、去加万古霉素，严格控制用药持续时间

不应随意选用广谱抗菌药物

- 应严格控制氟喹诺酮类药物

侵入性诊疗操作患者的抗菌药物的预防应用

- 部分特殊诊疗操作有建议，多数操作用药亟待规范

《抗菌药物临床应用指导原则（2015年版）》

团结/奉献/求实/创新

抗菌药物给药方式及时机

北京大学第三医院 Peking University Third Hospital

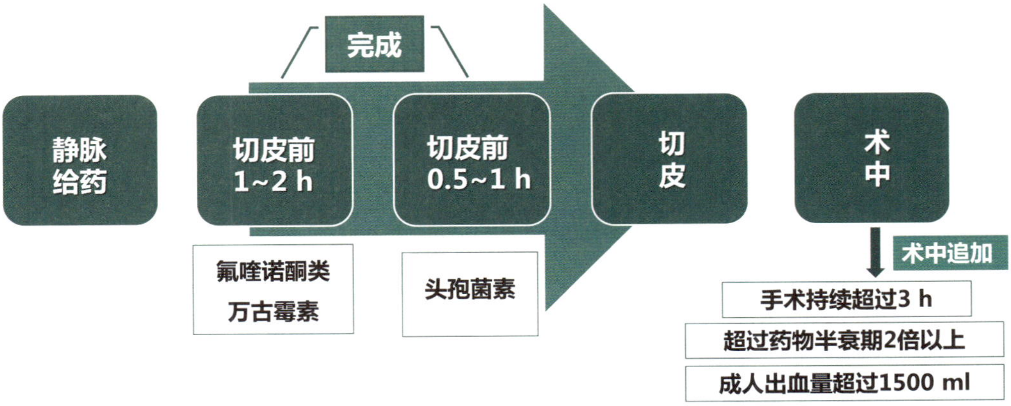

《抗菌药物临床应用指导原则（2015年版）》

团结/奉献/求实/创新

抗菌药物给药疗程

北京大学第三医院 Peking University Third Hospital

过度延长用药时间**并不能**进一步提高预防效果，且预防用药时间＞48 h，耐药菌感染机会增加

手术切口类型	疗程≤24 h	疗程≤48 h
Ⅰ类切口	√	心脏手术√
Ⅱ类切口	√	
Ⅲ类切口	√	必要时√

《抗菌药物临床应用指导原则（2015年版）》

团结/奉献/求实/创新

PART 03 three

治疗抗菌药物病原学送检

临床标本送检不规范的危害

北京大学第三医院 Peking University Third Hospital

临床标本采集和运送不规范 → 1. 致病菌发现难 2. 耐药菌检出多 3.定植菌误判感染致病菌 → 抗菌药物不合理应用 → 多耐药菌检出逐年上升

- 不同标本来源的细菌药敏存在差异
- 检出主要来自于痰标本，可能导致细菌耐药性的虚高
- 痰标本中检出的可能是口腔污染菌，不能很好地区分定植和感染菌株

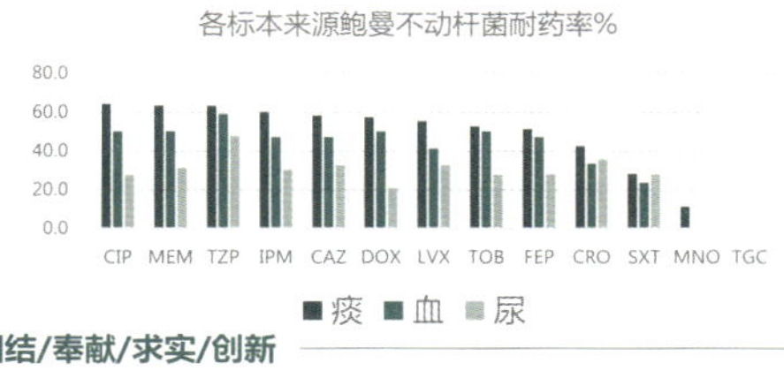

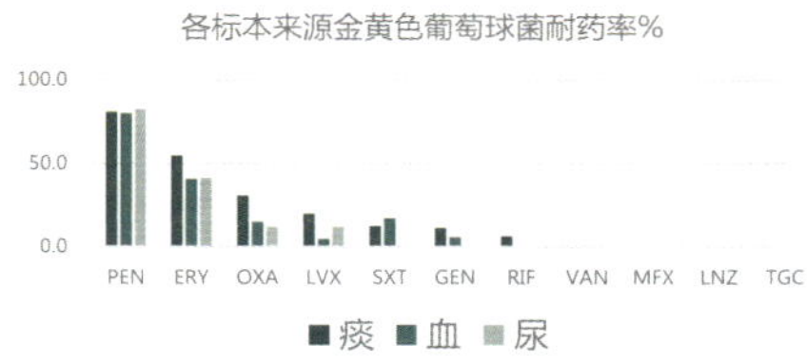

团结/奉献/求实/创新

抗菌药分级管理

北京大学第三医院 Peking University Third Hospital

抗菌药物分级原则

- 根据安全性、疗效、细菌耐药性、价格

抗菌药物分级

- 非限制使用级：安全、有效、对病原菌耐药性影响较小，价格相对较低
- 限制使用级：对病原菌耐药性影响较大，价格相对较高
- 特殊使用级：明显或者严重不良反应，抗菌谱广，易引起耐药，价格昂贵

处方权限与临床应用

- 非限制使用级：所有临床医师
- 限制使用级：主治及以上级别医师
- 特殊使用级：副主任及以上级别医师。
- 急诊或特殊情况下可以越级使用高于权限的抗菌药物，但仅限于1天用量，并应有相应的病程记录

团结/奉献/求实/创新

《抗菌药物临床应用指导原则（2015年版）》

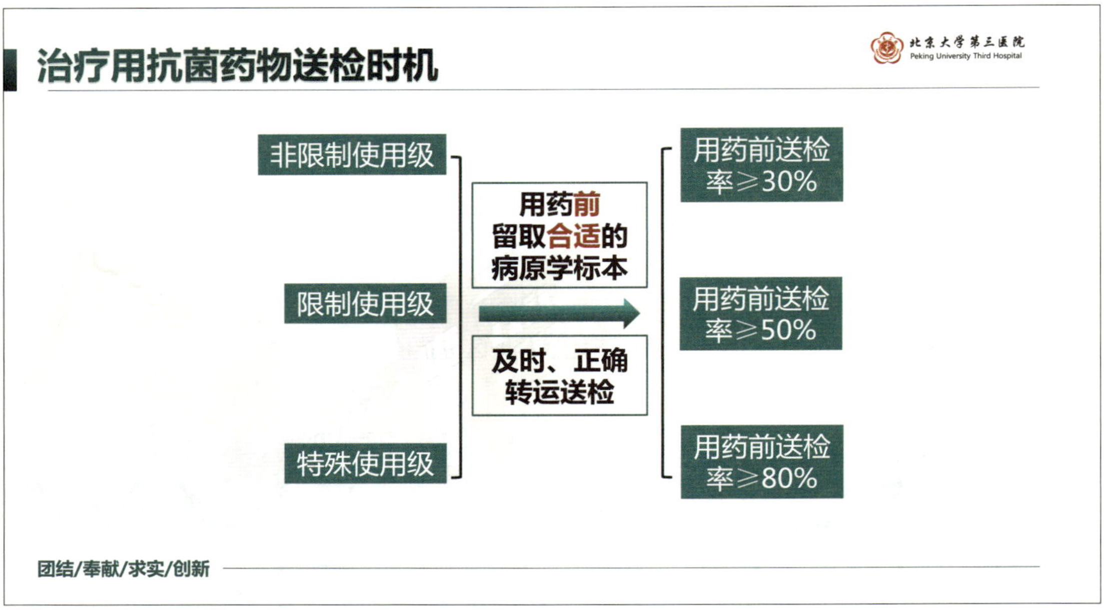
治疗用抗菌药物送检时机
北京大学第三医院
Peking University Third Hospital
非限制使用级
限制使用级
特殊使用级
用药前
留取合适的
病原学标本
及时、正确
转运送检
用药前送检
率≥30%
用药前送检
率≥50%
用药前送检
率≥80%
团结/奉献/求实/创新

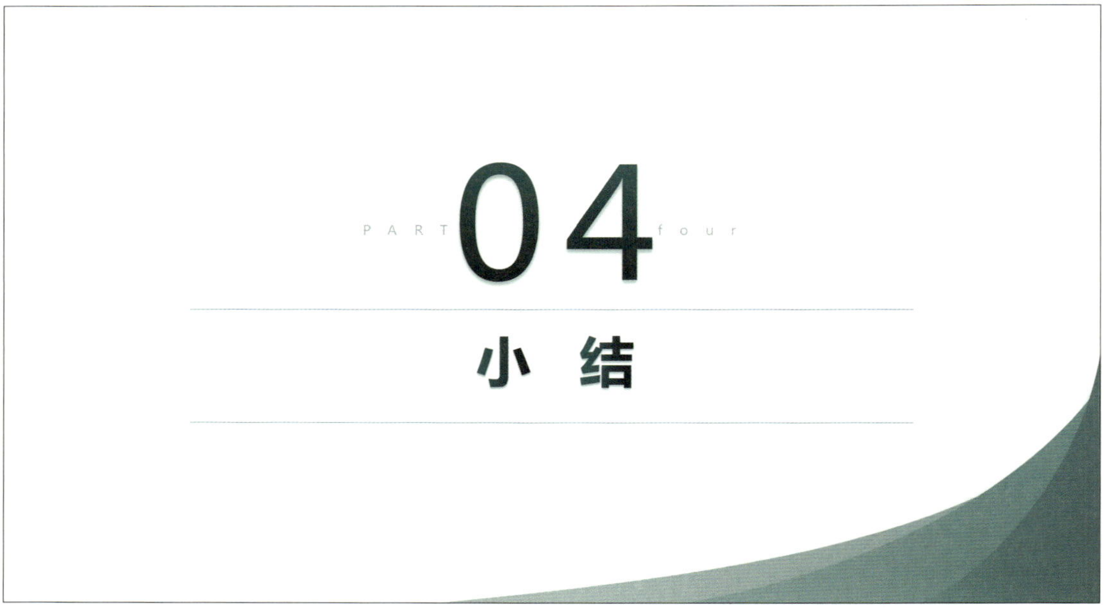
PART 04 four
小 结

数据来源--信息系统

北京大学第三医院 Peking University Third Hospital

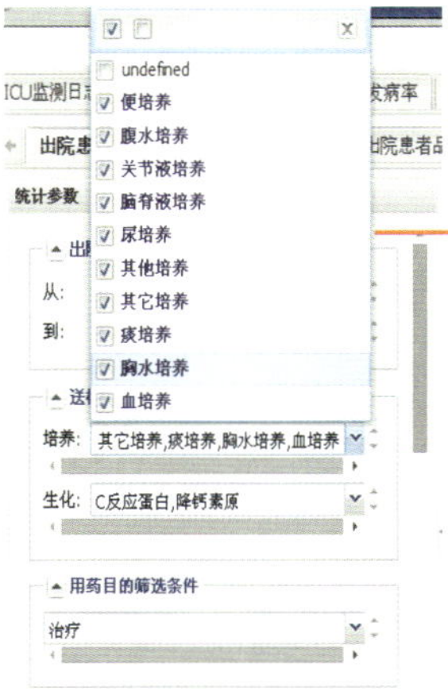

病原学送检项目

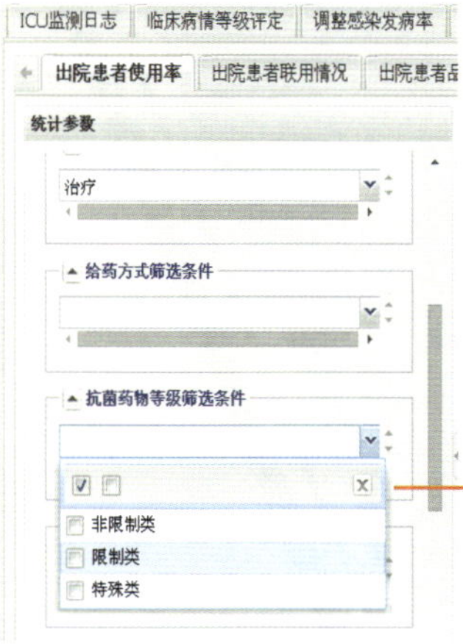

抗菌药物等级选择

团结/奉献/求实/创新

抗菌药物应用待改进问题

北京大学第三医院 Peking University Third Hospital

围手期预防用药主要问题

- 术前：预防用药率高；给药时机错误：早/迟
- 术中：术中未追加
- 术后：
  1. 无理由更换高级别抗菌药物
  2. 用药目的为"治疗"，无感染诊断，未送检感染部位标本
  3. 用药疗程过长

治疗用药送检主要问题

1. 经验性用药率高
2. 送检时机不当
3. 更换抗菌药物未送检
4. 未送检感染部位标本
5. 采集及运送不规范

团结/奉献/求实/创新

医院感染管理处 赵心田

Infection Prevention & Control Cloud Training

感染防控云培训

第十二课

防护用品正确佩戴与常见误区

团结 奉献 求实 创新

北京大学第三医院
Peking University Third Hospital

团结/奉献/求实/创新

防护用品正确佩戴与常见误区

医院感染管理处
赵心田
2023年7月26日

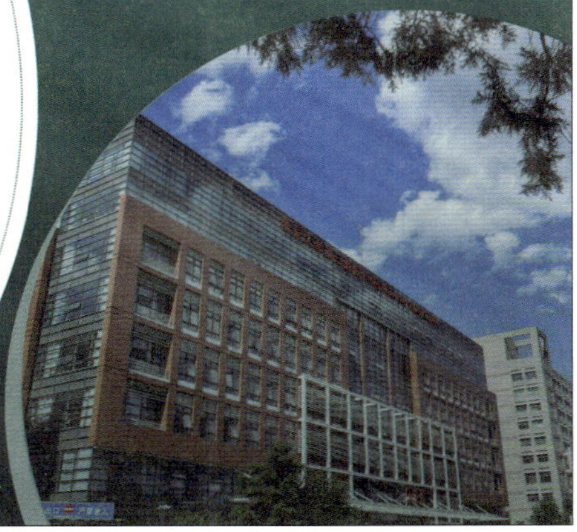

基本概念

北京大学第三医院
Peking University Third Hospital

- **标准预防**（standard precaution）是指认为患者的血液，体液，分泌物，排泄物均**具有传染性**，需进行隔离，不论是否有明显的血迹、污染，是否接触非完整的皮肤与黏膜，接触上述物质者，必须采取预防措施，最早于1996年由美国疾病控制与预防中心（CDC）在普遍预防的基础上提出。
- **一视同仁**：所有患者的血液、体液、分泌物、排泄物都视为有传染性。
- **双向防护**：医护人员和患者之间，需要双向防护

3.4 标准预防 **standard precaution**

针对医院所有患者和医务人员采取的一组预防感染措施。包括手卫生，根据预期可能的暴露选用手套、隔离衣、口罩、护目镜或防护面屏，以及安全注射。也包括穿戴合适的防护用品处理患者环境中污染的物品与医疗器械。

标准预防基于患者的血液、体液、分泌物(不包括汗液)、非完整皮肤和黏膜均可能含有感染性因子的原则。

《医院隔离技术规范》（WS/T 311—2009）

团结/奉献/求实/创新

防护用品选择原则

北京大学第三医院 Peking University Third Hospital

防护级别	使用情况	防护用品									
		外科口罩	医用防护口罩	防护面屏或护目镜	手卫生	乳胶手套	工作服	隔离衣	防护服	工作帽	鞋套
一般防护	普通门（急）诊、普通病房医务人员	+	—	—	+	±	+	—	—	—	—
一级防护	发热门诊与感染疾病科工作人员	+	—	—	+	+	+	+	—	+	—
二级防护	进入疑似或确诊经空气传播疾病患者安置地或为患者提供一般诊疗操作	—	+	±	+	+	+	±★	±★	+	+
三级防护	为疑似或确诊患者进行产生气溶胶操作时	—	+	+	+	+	+	—	+	+	+

注：“+”应穿戴的防护用品，“—”不需穿戴的防护用品，“±”根据工作需要穿戴的防护用品，“±★”为二级防护级别中，根据医疗机构的实际条件，选择穿隔离衣或防护服

《经空气传播疾病医院感染预防与控制规范》（WS/T511—2016）

团结/奉献/求实/创新

常见传染病传播途径及隔离预防

北京大学第三医院 Peking University Third Hospital

疾病名称		传播途径				隔离预防						
		空气	飞沫	接触	生物媒介	防护口罩	帽子	手套	防护镜	隔离衣	医用一次性防护服	鞋套
病毒性肝炎	甲型、戊型			+		±	±	+		+		
	乙型、丙型、丁型			•				±		±		
麻疹		±	++	+		+	+	+		+		
水痘		±	++	+		+	+	+		+		
流行性腮腺炎			+			+	+			±		
脊髓灰质炎			+	++		+	+	+		+		
流行性出血热		++		+		+	+	+	±	±		
狂犬病				+		+	±	+	±	+		
伤寒、副伤寒				+		±	±	+		+		
细菌性痢疾				+			±	+		+		
霍乱				+		±	±	+		+	±	+
猩红热			++	+		+	+	+		+		
白喉			++	+		+	+	+		+		
百日咳			+			+	+	±		±		
流行性脑脊髓膜炎			++	+		+	+	+	±	+		

团结/奉献/求实/创新

朱元元,冯卫忠,李健等.标准预防措施与传染病隔离常规的特点比较.中华医院感染学杂志,2014,24(20):5160-5162.

常见传染病传播途径及隔离预防

北京大学第三医院 Peking University Third Hospital

疾病名称		传播途径				隔离预防						
		空气	飞沫	接触	生物媒介	防护口罩	帽子	手套	防护镜	隔离衣	医用一次性防护服	鞋套
鼠疫	肺鼠疫		++	+	鼠蚤	+	+	+	±	+	±	
	腺鼠疫			+	鼠蚤	±	±	+	±	+		
炭疽			+	+		+	+	+	±	+	±	
流行性感冒			+	+		+	+	+				
肺结核		++				+	+	+	±	±	±	+
SARS			++	+		+	+	+	±	+	±	+
HIV				•				+		±		
手足口病			+	++		+	+	+	±	+		
梅毒				•				+		±		
人感染高致病性禽流感			+	+		+	+	+	±	+	±	+
猴痘			+	+		+		+	+	+		

注1:在传播途径一列中，“+”：其中传播途径之一；“++”：主要传播途径
注2:在隔离预防一列中，“+”：应采取的防护措施；“±”：工作需要可采取的防护措施；“•”：为性接触或接触患者的体液(血液、组织液等)而传播

团结/奉献/求实/创新

根据感染的风险采取相应防护措施

北京大学第三医院 Peking University Third Hospital

- 接触患者的血液、体液、分泌物、排泄物、呕吐物及污染物品时应当戴清洁手套，脱手套后洗手
- 可能受到患者血液、体液、分泌物等物质喷溅时，应当戴外科口罩或医用防护口罩、医用乳胶手套、护目镜，穿隔离衣
- 对疑似、临床诊断或确诊患者进行气管插管等有创操作时，应当戴外科口罩或医用防护口罩、医用乳胶手套、护目镜、防护面屏、穿防渗隔离衣
- 外科口罩、医用防护口罩、护目镜、隔离衣等防护用品被血液、体液、分泌物等污染时应当及时更换
- 正确穿戴和脱摘防护用品，脱去手套或隔离衣后立即洗手或手消毒

团结/奉献/求实/创新

特殊场景防护用品选择——消毒供应中心

北京大学第三医院 Peking University Third Hospital

区域	操作	防护用品					
		工作帽	口罩	防护服/防水围裙	专用鞋	手套	护目镜/面屏
诊疗场所	污染物品回收	+	±			+	
去污区	污染器械分类、核对、机械清洗装载	+	+	+	+	+	±#
	手工清洗器械和用具	+	+	+	+	+	+
检查、包装及灭菌区	器械检查、包装	+	±		+	±	
	灭菌物品装载	+			+		
	灭菌物品卸载	+			+	±#	
无菌物品存放区	无菌物品发放	+			+		
注："+"表示应使用，"±"表示可使用，"#"表示具有防烫伤功能的手套							

刘春霞. 消毒供应中心职业暴露原因分析与防护策略//上海市护理学会. 第五届上海国际护理大会论文摘要汇编（上）. 复旦大学附属儿科医院；2022：1.

团结/奉献/求实/创新

特殊场景防护用品选择——血透室

北京大学第三医院 Peking University Third Hospital

- **血透室工作人员（包括实习规培人员）**：穿工作服，穿便于清洗消毒鞋面无孔的轻便鞋。操作时戴口罩、帽子，护目镜或面屏，根据患者感染病原体、暴露风险选择穿隔离衣、面屏、手套，根据手卫生时机进行手卫生
- **职能科室督导检查人员会诊人员**：穿工作服，戴口罩，根据患者感染病原体、是否近距离接触患者等暴露风险选择穿隔离衣、帽子、手卫生
- **保洁人员**：穿清洁工作服，工作时戴手套，戴口罩，根据手卫生时机进行手卫生，清洁流程从洁到污

团结/奉献/求实/创新

特殊场景防护用品选择——ICU

北京大学第三医院 Peking University Third Hospital

- **ICU科室工作人员（包括实习、进修人员）**：穿工作服、工作鞋，根据感染病原体暴露风险及操作要求选择穿隔离衣或无菌手术衣，戴口罩、帽子、防护眼镜或防护面屏，手卫生
- **会诊人员、职能科室督查人员**：一般情况下，不换衣服，不换鞋，直接穿工作服即可进入，如果鞋子脏，需要套鞋套或换专用鞋。特殊情况下，根据会诊患者感染病原体，是否近距离接触患者，是否要进行操作，选择穿隔离衣或无菌手术衣、戴口罩帽子、护目镜或防护面屏
- **医技科室人员**：穿工作服，戴口罩帽子，根据患者感染病原体选择是否穿隔离衣
- **探视家属**：穿隔离衣，戴帽子口罩

团结/奉献/求实/创新

一次性医用口罩

北京大学第三医院 Peking University Third Hospital

- **执行标准：YY/T 0969—2013**
- 要求细菌过滤效率(BFE)不小于95%
- 对防渗透性及颗粒过滤效率(PFE)无要求
- 仅适用于一般诊疗操作时，不适用于侵入性操作时

注：细菌过滤效率(BFE)：在规定流量下，口罩材料对含菌悬浮粒子滤除的百分数，实验细菌气溶胶平均直径(3.0±0.3)μm

颗粒物过滤效率(PFE)：悬浮在空气中的固态、液态或固态与液态的颗粒状物质，如粉尘、烟、雾和微生物，实验颗粒物直径(0.24±0.06)μm

团结/奉献/求实/创新

医用外科口罩

北京大学第三医院 Peking University Third Hospital

- 执行标准：YY 0469—2011
- 三层防护结构，外层防水阻隔、中层过滤、内层吸湿
- 对非油性颗粒物过滤效率(PFE≥30%)、细菌过滤效率(BFE≥95%)、**防血液渗透(最高120 mmHg)**等均有明确要求
- 适用于飞沫隔离、实施侵入性操作等

医疗环境使用口罩的过程中，细菌一旦附着在口罩外表面非常容易随潮湿的口罩直接渗透进入口罩内部，所以，防渗透非常重要！

团结/奉献/求实/创新

医用防护口罩

北京大学第三医院 Peking University Third Hospital

- 执行标准：GB 19083—2010
- 对过滤效率、防血液渗透性、表面抗湿性、吸气阻力等有具体要求，并明确规定**不应有呼气阀**
- 可适用于空气隔离的防护、实施产生气溶胶的操作等

"N95"是美国国家职业安全健康研究所(NIOSH)认证的一类口罩标准。这类口罩在指定气流量(85 L/min)条件下，能够过滤掉超过95%的非油性颗粒物，由此得名N95
如果能够过滤超过99%的颗粒物，就可称为N99口罩

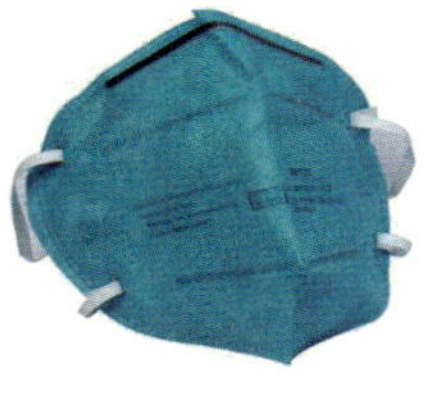

团结/奉献/求实/创新

口罩适合性检测

北京大学第三医院 Peking University Third Hospital

- 通过N95口罩的定量适合性检验仪器，帮助医务人员不同类型、品牌、型号及尺寸呼吸防护器适合性
- 提高医务人员使用呼吸防护器的安全性
- 帮助佩戴者调整和检验佩戴过程中呼吸防护器的实时适合性变化情况，改善培训质量

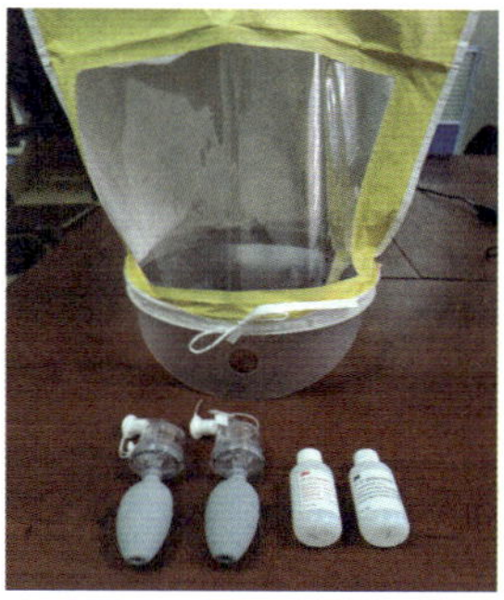

定性检测

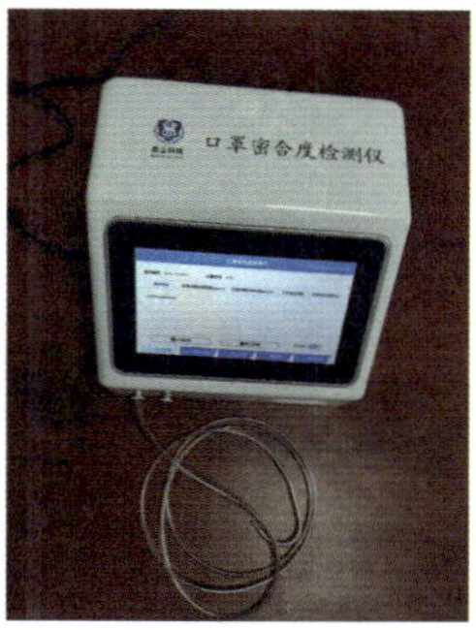

定量检测

团结/奉献/求实/创新

口罩佩戴的注意事项

北京大学第三医院 Peking University Third Hospital

- 一般手术中，口罩57.0%的部位可被喷溅的血液污染，而剖宫产手术时有62.5%的医生的口罩会有明显的血液喷溅
- 根据可能的暴露风险选择合适的口罩类型并规范佩戴
- 佩戴前检查口罩的完整性及系带或松紧带的质量，有异常及时更换
- 选择适合自己脸型的医用防护口罩型号，如型号不充足，应调整系带以确保密闭性
- 正确佩戴医用防护口罩，每次佩戴后完成密闭性检查，如有漏气应及时调整或更换口罩
- 管住自己的双手，防止“手-眼” “手-鼻”和“手-口”途径的接触感染

团结/奉献/求实/创新

北京大学第三医院 Peking University Third Hospital

隔离衣/防护服

- 隔离衣：适用于接触经接触传播的感染性疾病患者（如传染病患者、多重耐药菌感染患者），
  实施保护性隔离时（如护理大面积烧伤患者、骨髓移植患者），
  可能受到患者血液、体液、分泌物、排泄物喷溅时。
- 医用防护服：要符合GB 19082—2009医用一次性防护服技术要求
  - 适用于接触甲类传染病或按甲类传染病管理的传染病患者时，接触空气传播或飞沫传播的传染病患者时
  - 为接触具有潜在感染性的患者血液、体液、分泌物、空气中的颗粒物等提供阻隔
  - 经“三拒一抗”（拒水、拒血液、拒酒精，抗静电）功能性后整理制作成含有连帽上衣和裤子的医用防护服。可分为连身式结构和分身式结构
  - 要求干燥、清洁、无霉斑，表面不允许有粘连、裂缝、孔洞等缺陷
  - 装有拉链的防护服拉链不能外露，拉头应能自锁。且穿戴完毕须能遮蔽所有线头
  - 应具有良好的防水、抗血液穿透性，国标对液体阻隔功能、过滤性能、微生物指标、环氧乙烷残留量、服用性能和舒适性能等均有严格的规定

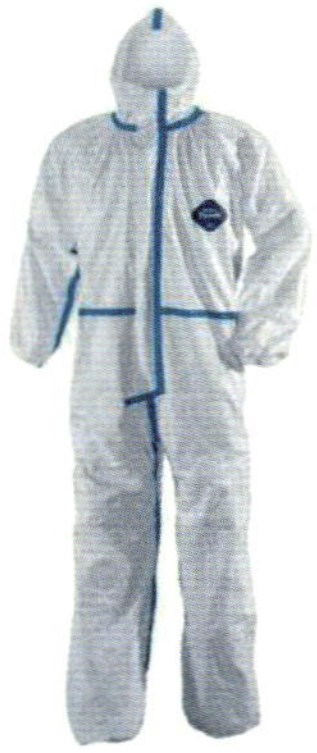

团结/奉献/求实/创新

北京大学第三医院 Peking University Third Hospital

护目镜/防护面屏

- 可能发生患者血液、体液、分泌物等喷溅时
- 近距离接触经飞沫传播的传染病患者时
- 建议选择有防雾功能的护目镜或做好相应的防雾措施
- **强调**：护目镜与防护面屏无须同时使用
- 禁止佩戴护目镜/防护面屏离开诊疗区域

团结/奉献/求实/创新

戴手套不能代替手卫生

北京大学第三医院 Peking University Third Hospital

- 研究显示：70%的乙醇对手套最具攻击性，可使手套更容易破损或断裂
- 虽然国外有“戴手套进行手卫生”的研究，但也是严格限定了“一双手套只在一名患者中使用”，且手套无污染、破损，不同患者之间的操作仍需更换手套
- WHO并不建议重复使用手套，但资源缺乏时，手消毒可以大大降低病原体传播的风险，使重复使用手套更安全且要确保手套清洁无破损

团结/奉献/求实/创新

合理选择，正确穿戴与脱卸PPE

北京大学第三医院 Peking University Third Hospital

- PPE的正确穿戴顺序决定是否能够正确脱卸，故应在相关工作前进行穿脱训练，以防生疏的操作造成人为污染
- 先移除污染最严重的防护用品，然后按照污染程度逐件解除
- 尽量做到内层向外，将污染接触面包裹在里面
- 脱卸时应尽可能动作轻柔，减少扬尘
- 脱卸过程中手部有污染时应及时进行手卫生
- 切记：
  - **口罩是医务人员的最后一道防线**
  - **应该是第一个佩戴、最后一个脱卸**
  - **应离开脱卸其他PPEs部件的区域**

团结/奉献/求实/创新

经常触摸脸部是感染的超级因素

北京大学第三医院 Peking University Third Hospital

- 2020年1月1日至2月30日，武汉大学中南医院开展横断面调查：医务工作者（HCWs）感染COVID-19因素，采用社会网络分析（social network analysis，SNA），比较感染组与非感染组间影响因素
- 92名HCWs，31人感染（33.7%），61人未感染（66.3%）。正确佩戴防护口罩或外科口罩为保护性超级因素；而工作中**经常触摸脸颊、鼻、口是感染的超级因素**

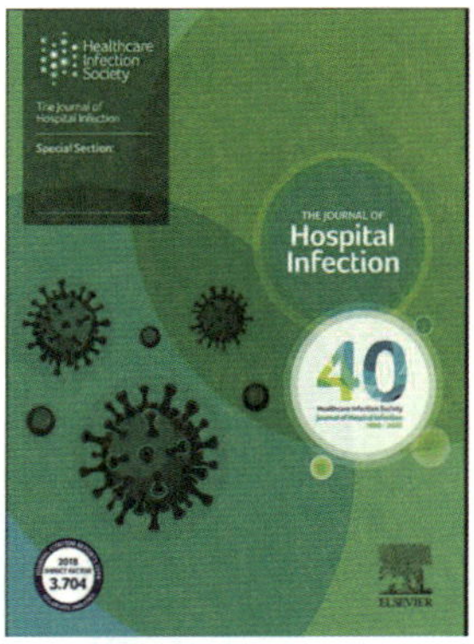

Wang Y, Wu W, Cheng Z, et al. Super-factors associated with transmission of occupational COVID-19 infection among healthcare staff in Wuhan, Chin. J Hosp Infect, 2020, 106(1): 25-34.

团结/奉献/求实/创新

避免触摸面部的行为

北京大学第三医院 Peking University Third Hospital

- 2008年的一项研究显示：被观察的3人中，平均每小时触摸面部15.7次
- **2015年的研究显示：观察到的26名学生中的平均每人每小时触摸脸部23次**
- 在所有面部触摸中，**有44%（1,024 / 2,346）涉及与黏膜接触**
- **观察到的黏膜接触中，有36%（372）涉及口腔，31%（318）涉及鼻子，27%（273）涉及眼睛，**而6%（61）是这些区域的组合
- **触摸面部应纳入手卫生指征?**

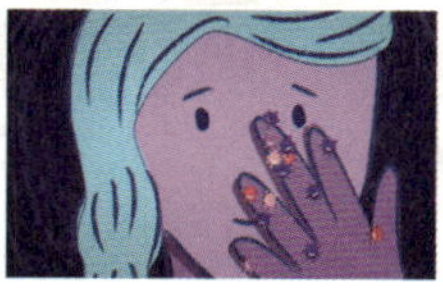

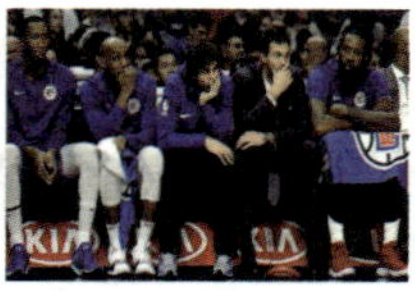

Kwok YL, Gralton J, McLaws ML. Face touching: A frequent habit that has implications for hand hygiene. Am Infec Control, 2015,43(2), 112-114.

团结/奉献/求实/创新

小结

- 正确选择和使用防护用品
- 根据防护级别和规定的流程穿脱防护用品
- 在规定区域内穿脱，并配备穿衣镜
- 穿脱时应注意手卫生，遇污染随时消毒
- 防护用品遇污染或破损，及时更换
- 科学防护，预防不足与过度

医院感染管理处 安卫红

Infection Prevention & Control Cloud Training

感染防控云培训

第十三课

医疗废物规范化管理

团结 奉献 求实 创新

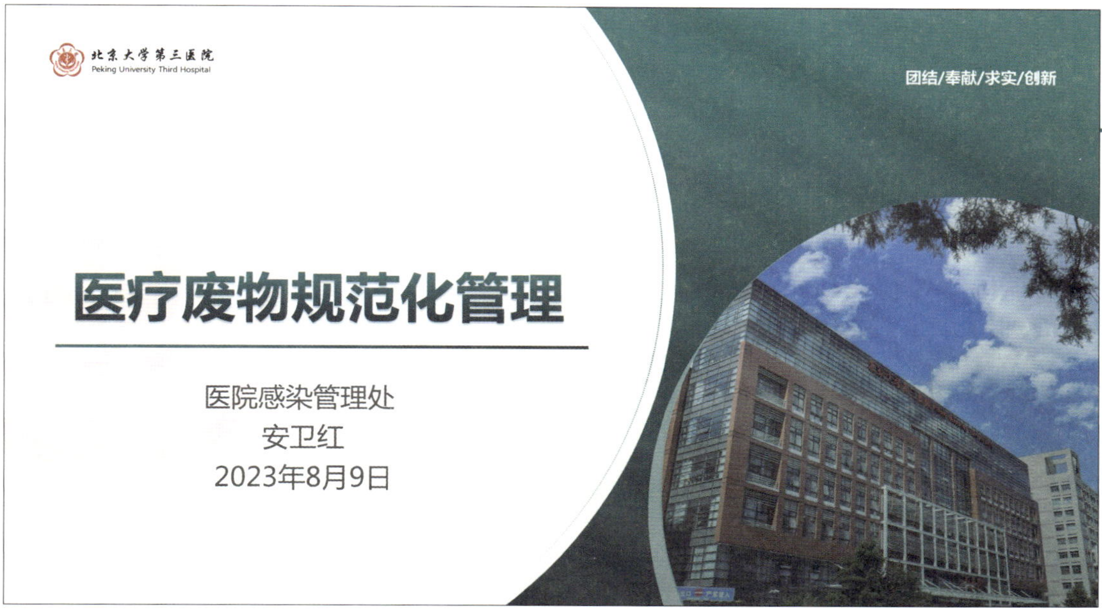
北京大学第三医院
Peking University Third Hospital
团结/奉献/求实/创新
医疗废物规范化管理
医院感染管理处
安卫红
2023年8月9日

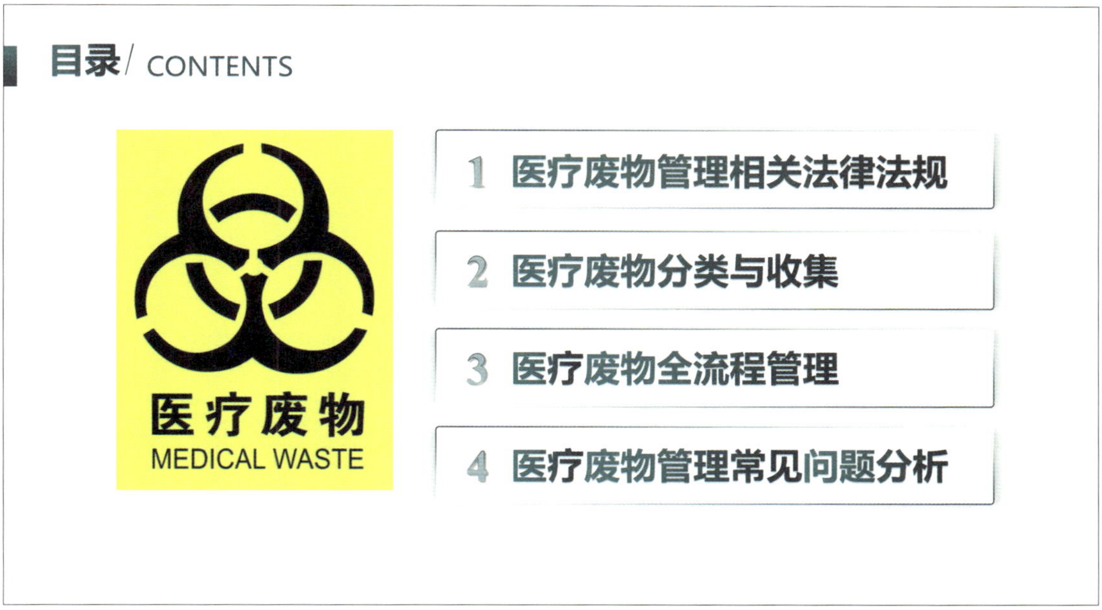
目录/ CONTENTS
医疗废物
MEDICAL WASTE
1 医疗废物管理相关法律法规
2 医疗废物分类与收集
3 医疗废物全流程管理
4 医疗废物管理常见问题分析

01

医疗废物管理相关法律法规

医疗废物管理相关法律法规

北京大学第三医院
Peking University Third Hospital

关于印发医疗废物分类目录（2021 年版）的通知

国卫医函〔2021〕238 号

各省、自治区、直辖市及新疆生产建设兵团卫生健康委、生态环境厅（局）：

为进一步规范医疗废物管理，促进医疗废物科学分类、科学处置，国家卫生健康委和生态环境部组织修订了 2003 年《医疗废物分类目录》，形成了《医疗废物分类目录（2021 年版）》。现印发给你们，请遵照执行。

国家卫生健康委　　　　生态环境部

2021 年 11 月 25 日

中华人民共和国卫生部令

第 36 号

《医疗卫生机构医疗废物管理办法》已于 2003 年 8 月 14 日经卫生部部务会议讨论通过，现予发布，自发布之日起施行。

部长 吴仪

二〇〇三年十月十五日

医疗卫生机构医疗废物管理办法

第一章 总 则

第一条 为规范医疗卫生机构对医疗废物的管理，有效预防和控制医疗废物对人体健康和环境产生危害，根据《医疗废物管理条例》，制定本办法。

国卫医函[2021]238号发布，同时废止[2003]287号

团结/奉献/求实/创新

02

医疗废物分类与收集

医疗废物概念

北京大学第三医院
Peking University Third Hospital

医疗废物是指医疗卫生机构在医疗、预防、保健以及其他相关活动中产生的具有直接或者间接感染性、毒性以及其他危害性的废物。

医疗卫生机构收治的传染病患者或疑似传染病患者、多重耐药菌感染的患者所产生的生活垃圾需按照医疗废物进行处置管理和处置。

需要注意的是，根据《国家危险废物名录》，医疗废物属于危险废物

《医疗卫生机构医疗废物管理办法》（卫生部令第36号）
《关于印发医疗废物分类目录(2021年版)的通知》（国卫医函[2021]238号）

团结/奉献/求实/创新

医疗废物分类与收集

北京大学第三医院 Peking University Third Hospital

感染性废物

特征：携带病原微生物具有引发感染性疾病传播风险的医疗废物

1. 被患者血液、体液、排泄物等污染的除锐器以外的废物
2. 使用后废弃的一次性使用医疗器械，如注射器、输液器、透析器等
3. 病原微生物实验室废弃的病原体培养基、标本，菌种和毒种保存液及其容器
4. 其他实验室及科室废弃的血液、血清、分泌物等标本和容器
5. 隔离传染病患者或者疑似传染病患者产生的废弃物

《医疗卫生机构医疗废物管理办法》（卫生部令第36号）
《关于印发医疗废物分类目录(2021年版)的通知》（国卫医函[2021]238号）

团结/奉献/求实/创新

医疗废物分类与收集

北京大学第三医院 Peking University Third Hospital

感染性废物

1.收集于符合《医疗废物专用包装袋、容器和警示标志标准》（HJ 421—2008）的医疗废物包装袋中，3/4满更换

2.病原微生物实验室废弃的病原体培养基、标本，菌种和毒种保存液及其容器，应在产生地点进行压力蒸汽灭菌或者使用其他方式消毒，然后按感染性废物收集处理

3.隔离传染病患者或者疑似传染病患者产生的医疗废物应当使用双层医疗废物包装袋盛装

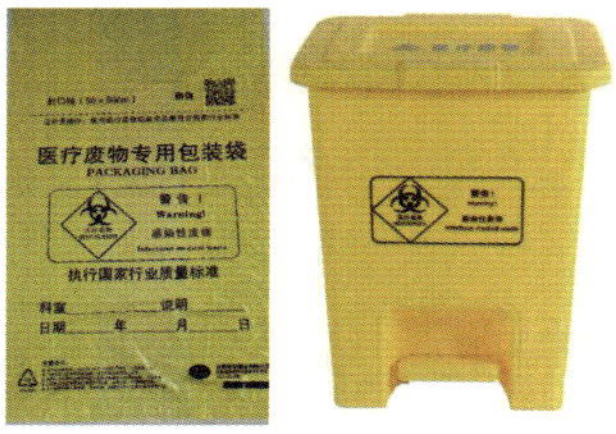

《医疗卫生机构医疗废物管理办法》（卫生部令第36号）
《关于印发医疗废物分类目录(2021年版)的通知》（国卫医函[2021]238号）

团结/奉献/求实/创新

医疗废物分类与收集

北京大学第三医院 Peking University Third Hospital

损伤性废物

特征：能够刺伤或者割伤人体的废弃的医用锐器

1. 废弃的金属类锐器：如针头、缝合针、针灸针、探针、穿刺针、解剖刀、手术刀、手术锯、备皮刀、钢钉和导丝等
2. 废弃的玻璃类锐器：如盖玻片、载玻片、玻璃安瓿等
3. 废弃的其他材质类锐器

2021版：新增详细的“收集方式”，并概括金属类锐器、玻璃类锐器和其他材质类锐器，并有对应对其进行补充

《医疗卫生机构医疗废物管理办法》（卫生部令第36号）
《关于印发医疗废物分类目录(2021年版)的通知》（国卫医函[2021]238号）

团结/奉献/求实/创新

医疗废物分类与收集

北京大学第三医院 Peking University Third Hospital

病理性废物

特征：诊疗过程中产生的人体废弃物和医学实验动物尸体等

1. 手术及其他医学服务过程中产生的废弃的人体组织、器官
2. 病理切片后废弃的人体组织、病理蜡块
3. 废弃的医学实验动物的组织和尸体
4. 16周胎龄以下或重量不足500 g的胚胎组织等
5. 确诊、疑似传染病或携带传染病病原体的产妇的胎盘

2021版：新增加”16周胎龄以下或重量不足500 g的胚胎组织等“和”确诊、疑似传染病或携带传染病病原体的产妇的胎盘“

《医疗卫生机构医疗废物管理办法》（卫生部令第36号）
《关于印发医疗废物分类目录(2021年版)的通知》（国卫医函[2021]238号）

团结/奉献/求实/创新

医疗废物分类与收集

北京大学第三医院 Peking University Third Hospital

损伤性废物

1.收集于符合《医疗废物专用包装袋、容器和警示标志标准》（HJ 421—2008）的利器盒中
2.利器盒达到3/4满时，应当封闭严密，按流程运送、贮存

病理性废物

1.收集于符合《医疗废物专用包装袋、容器和警示标志标准》（HJ 421—2008）的医疗废物包装袋中
2.确诊、疑似传染病产妇或携带传染病病原体的产妇的胎盘应使用双层医疗废物包装袋盛装
3.可进行防腐或者低温保存

药物性废物

特征：过期、淘汰、变质或者被污染的废弃的药物

1	废弃的一般性药物
2	废弃的细胞毒性药物和遗传毒性药物
3	废弃的疫苗及血液制品

1.少量的药物性废物可以并入感染性废物中，但应在标签中注明

2.批量废弃的药物性废物，收集后应交由具备相应资质的医疗废物处置单位或者危险废物处置单位等进行处置

团结/奉献/求实/创新

《医疗卫生机构医疗废物管理办法》（卫生部令第36号）
《关于印发医疗废物分类目录(2021年版)的通知》（国卫医函[2021]238号）

医疗废物分类与收集

北京大学第三医院 Peking University Third Hospital

化学性废物

特征：具有毒性、腐蚀性、易燃性、反应性的废弃的化学物品

→ 列入《国家危险废物名录》中的废弃危险化学品，如甲醛、二甲苯等；非特定行业来源的危险废物，如含汞血压计、含汞体温计、废弃的牙科汞合金材料及其残余物等

1.收集于容器中，粘贴标签并注明主要成分；
2.收集后应交由具备相应资质的医疗废物处置单位或者危险废物处置单位等进行处置

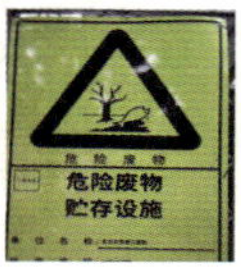

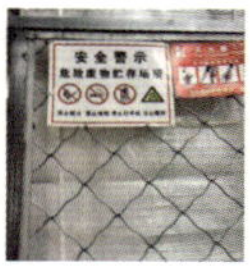
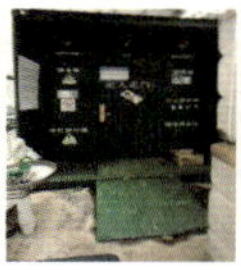
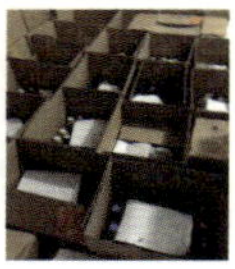

21版：特征新增”反应性废物“指列入《国家危险废物名录》的废弃危险化学品，新增”废弃的牙科汞合金材料及其残余物等“

团结/奉献/求实/创新

《医疗卫生机构医疗废物管理办法》（卫生部令第36号）
《关于印发医疗废物分类目录(2021年版)的通知》（国卫医函[2021]238号）

医疗废物豁免清单

北京大学第三医院 Peking University Third Hospital

序号	名称	豁免环节	豁免条件	豁免内容
1	密封药瓶、安瓿瓶等玻璃药瓶	收集	盛装容器应满足防渗漏、防刺破要求，并有医疗废物标识或者外加一层医疗废物包装袋。标签为损伤性废物，并注明：密封药瓶或者安瓿瓶	可不使用利器盒收集
2	导丝	收集	盛装容器应满足防渗漏、防刺破要求，并有医疗废物标识或者外加一层医疗废物包装袋。标签为损伤性废物，并注明：导丝	可不使用利器盒收集
3	棉签、棉球、输液贴	全部环节	患者自行用于按压止血而未收集于医疗废物容器中的棉签、棉球、输液贴	全过程不按照医疗废物管理
4	感染性废物、损伤性废物以及相关技术可处理的病理性废物	运输、贮存、处置	按照相关处理标准规范，采用高温蒸汽、微波、化学消毒、高温干热或者其他方式消毒处理后，在满足相关入厂（场）要求的前提下，运输至生活垃圾焚烧厂或生活垃圾填埋场等处置	运输、贮存、处置过程不按照医疗废物管理

说明：本附表收录的豁免清单为符合医疗废物定义，但无风险或者风险较低，在满足相关条件时，在部分环节或全部环节可不按医疗废物进行管理的废弃物。

《医疗卫生机构医疗废物管理办法》（卫生部令第36号）
《关于印发医疗废物分类目录(2021年版)的通知》（国卫医函[2021]238号）

团结/奉献/求实/创新

03

医疗废物全流程管理

医疗废物全流程管理——分类暂存

北京大学第三医院
Peking University Third Hospital

产生地属地化管理原则：

使用符合《医疗废物专用包装袋、容器和警示标志标准》（HJ 421—2008）要求的医疗废物专用器具按分类图示正确分类，密闭包装，贴封闭标识公共区域医疗废物需要加锁保存

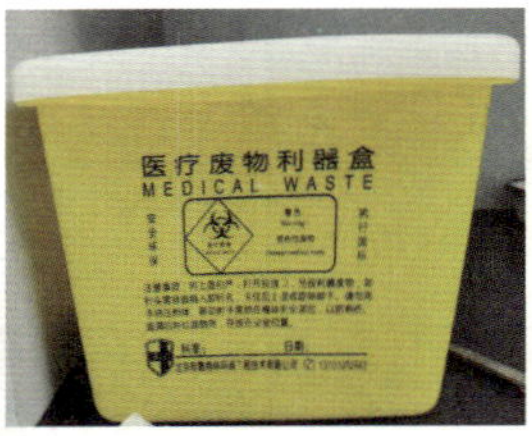

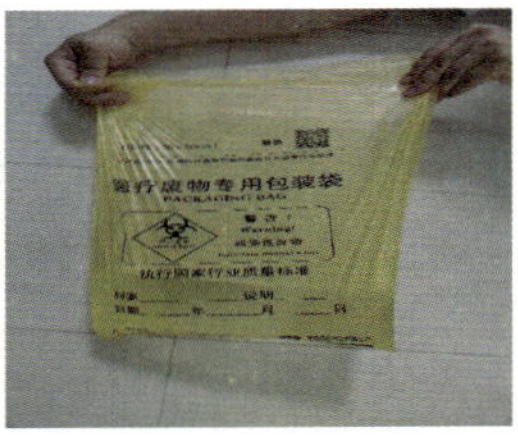

包装袋：

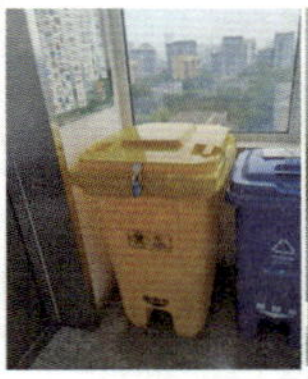

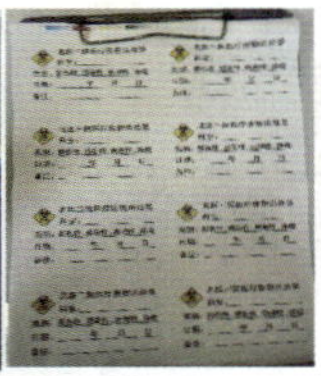

利器盒：

1.整体为硬质材料制成，封闭且防刺穿
2.醒目标识
3.封口后不破坏无法被再次打开
3.跌落试验：满盛装量的利器盒从 1.2 m 高处自由跌落至水泥地面，连续 3 次，不会出现破裂、被刺穿等情况

包装袋：

1.正常使用不应出现渗漏、破裂和穿孔
2.醒目标识，3/4线
3.高温热处置包装袋不应使用聚氯乙烯材料
3.漏水试验：将袋子装入 1/5 体积（23±2）℃清水，保持静置，1 min 后观察袋子底部是否有滴落水珠，并记录所观察的现象。用三个袋子进行试验，以漏水最多的为试验结果

《医疗卫生机构医疗废物管理办法》（卫生部令第36号）；《医疗废物专用包装袋、容器和警示标志标准》（HJ 421—2008）

团结/奉献/求实/创新

医疗废物全流程管理——院内交接环节

北京大学第三医院
Peking University Third Hospital

院内交接环节：

属地与专职转运人员当面称重交接

双人签字，一式两联各自留存。保留3年备查

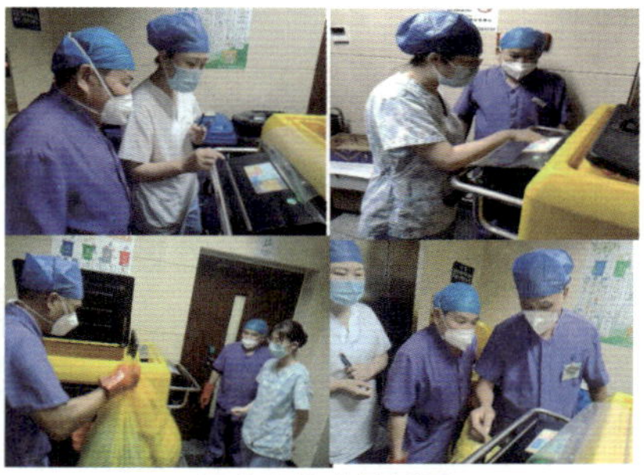

医疗废物交接过程

《医疗卫生机构医疗废物管理办法》（卫生部令第36号）

团结/奉献/求实/创新

医疗废物全流程管理——院内转运环节

北京大学第三医院 Peking University Third Hospital

院内转运环节：

运送时间：每日相对固定时间，一至多次

运送路线：固定路线，科室至医废暂存间，无中间环节

转运工具：专用、防渗漏、防遗撒。每日运送结束后，指定地点1000 mg/L含氯消毒液消毒

转运要求：封闭运送，防止医疗废物包装物破损；防止医疗废物接触身体；防止遗撒、丢失，遗撒会处置

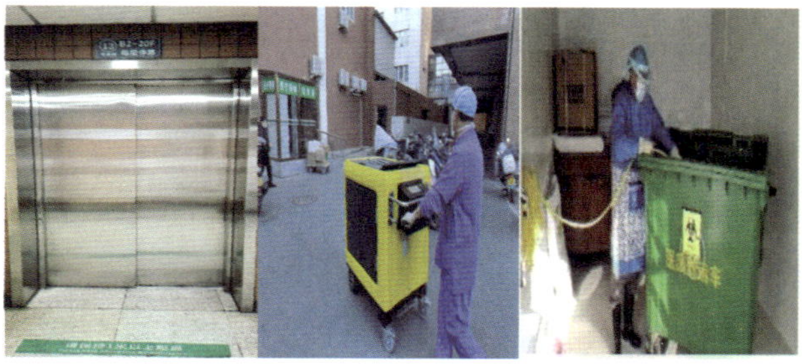

团结/奉献/求实/创新

医疗废物全流程管理——暂存处环节

北京大学第三医院 Peking University Third Hospital

医院暂存处管理要求：

- 远离医疗区、食品加工区、人员活动区和生活垃圾存放场所，方便医疗废物运送人员及运送工具、车辆的出入
- 有严密的封闭措施，设专（兼）职人员管理，防止非工作人员接触医疗废物
- 有防鼠、防蚊蝇、防蟑螂的安全措施
- 防止渗漏和雨水冲刷；易于清洁和消毒；避免阳光直射
- 设有明显的医疗废物警示标识和“禁止吸烟、饮食”的警示标识
- 不能做到日产日清，且当地最高气温高于25°C时，应将医疗废物低温暂时贮存，暂时贮存温度应低于20°C，时间最长不超过48 h

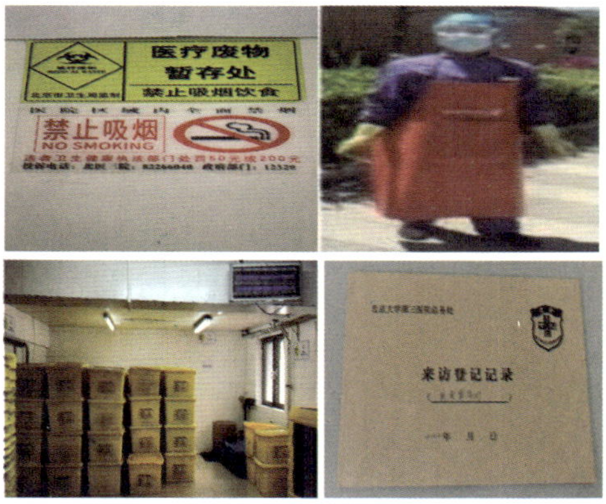

《医疗卫生机构医疗废物管理办法》（卫生部令第36号）

团结/奉献/求实/创新

医疗废物全流程管理——院外交接环节

北京大学第三医院 Peking University Third Hospital

院外交接要求：

医疗废物运送人员在接收医疗废物时，应外观检查医疗卫生机构是否按规定进行包装、标识，并盛装于周转箱内，不得打开包装袋取出医疗废物。对于包装破损、包装外表污染或未盛装于周转箱内的医疗废物，应当要求医疗卫生机构重新包装、标识、并盛装于周转箱内。拒不按规定对医疗废物进行包装的，运送人员有权拒绝运送，并向当地环保部门报告。

医疗废物进行登记，登记内容应当包括医疗废物的来源、种类、重量或者数量、交接时间、最终去向以及经办人签名等项目登记资料至少保存3年。

《医疗卫生机构医疗废物管理办法》（卫生部令第36号）

团结/奉献/求实/创新

04

医疗废物管理常见问题分析

医疗废物管理现存问题

北京大学第三医院 Peking University Third Hospital

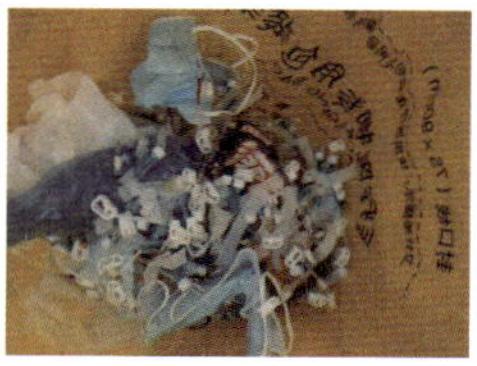

医疗废物桶内混有针芯

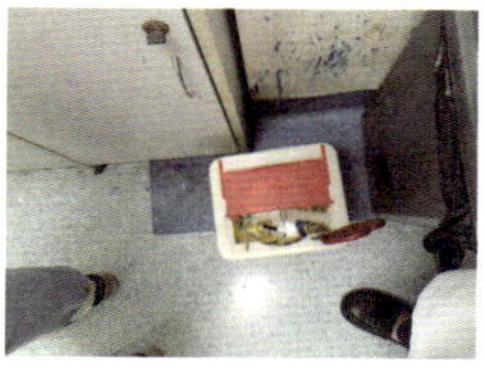

注射器放置锐器盒中

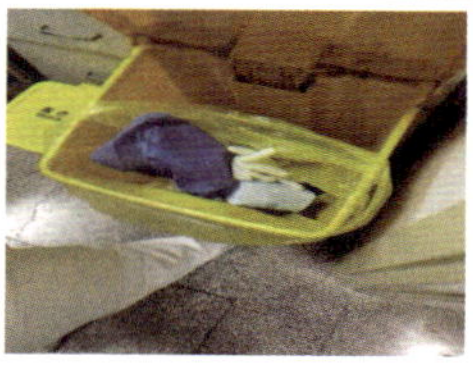

外包装混入医疗废物

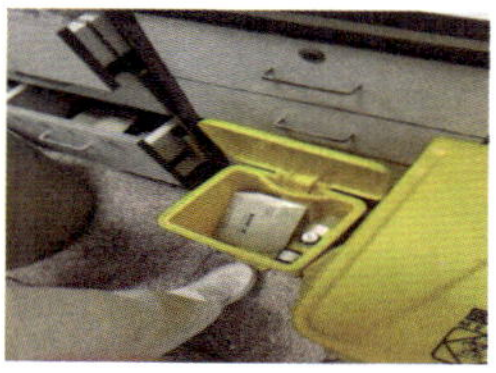

未使用专用包装袋

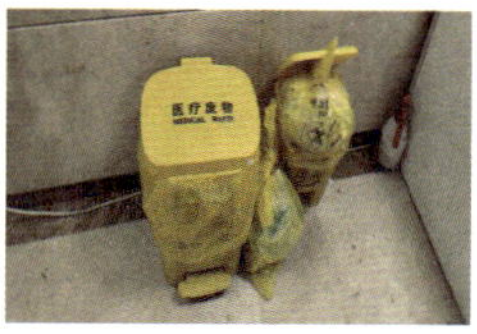

未规范包装及封闭保存

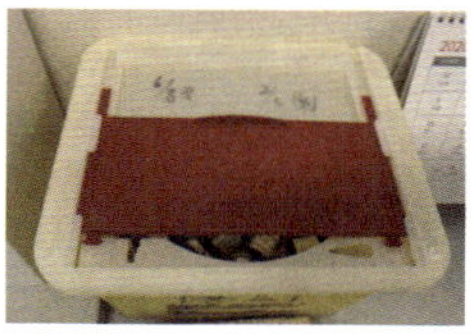

利器盒过满未处理

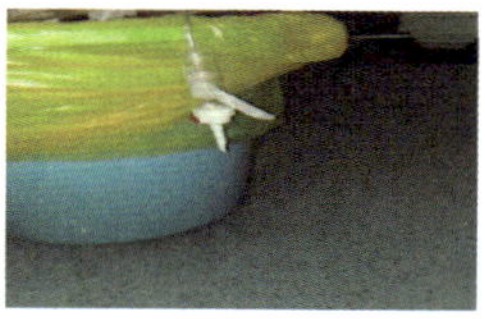

锐器处理不当

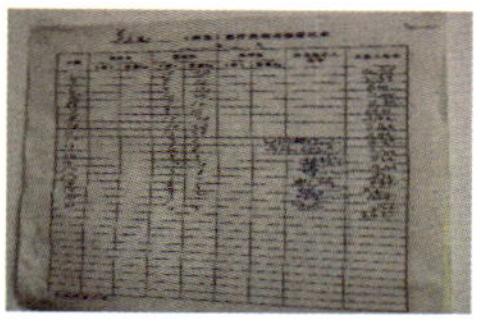

交接单填写不规范

团结/奉献/求实/创新

问题分析与改进策略

北京大学第三医院 Peking University Third Hospital

问题分析	改进策略
分类不准确	正确执行医疗废物分类，生活垃圾与医疗废物分开。医疗废物按五类分别收集
包装不规范	使用合格的包装密闭收集医疗废物，包装物专用，按要求每批次检测
暂存不规范	医疗废物定点、密闭暂存，及时清空，保持暂存点整洁，每日消毒
交接不规范	做好转运交接人员之间的交接记录，及时、清晰、可追溯

团结/奉献/求实/创新

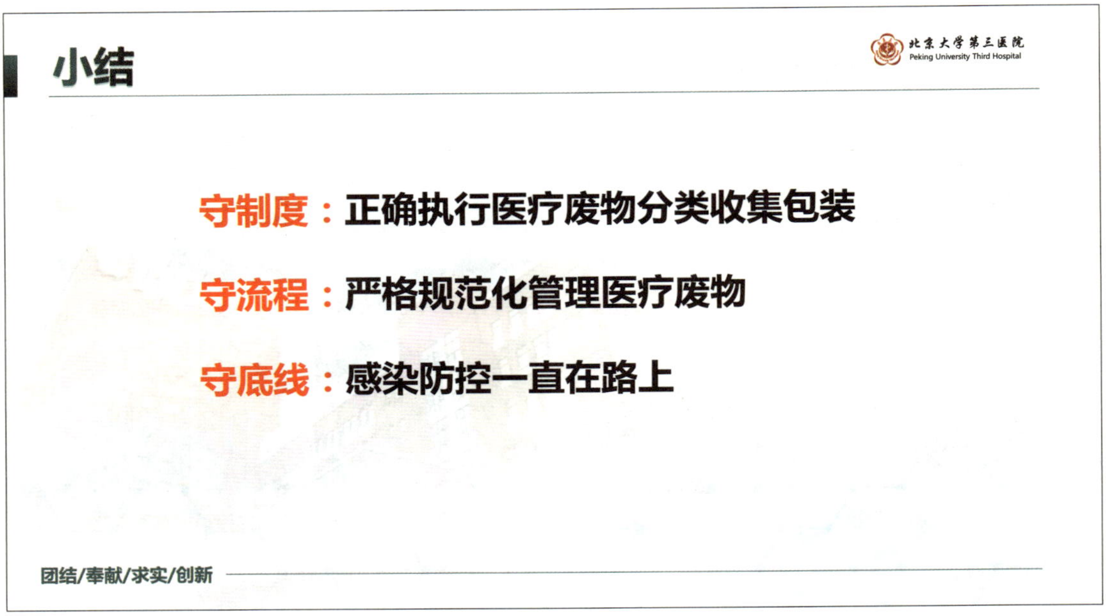
小结
北京大学第三医院
Peking University Third Hospital
守制度：正确执行医疗废物分类收集包装
守流程：严格规范化管理医疗废物
守底线：感染防控一直在路上
团结/奉献/求实/创新

医院感染管理处 任 琳

第十四课

医院消毒供应感染管理

团结 奉献 求实 创新

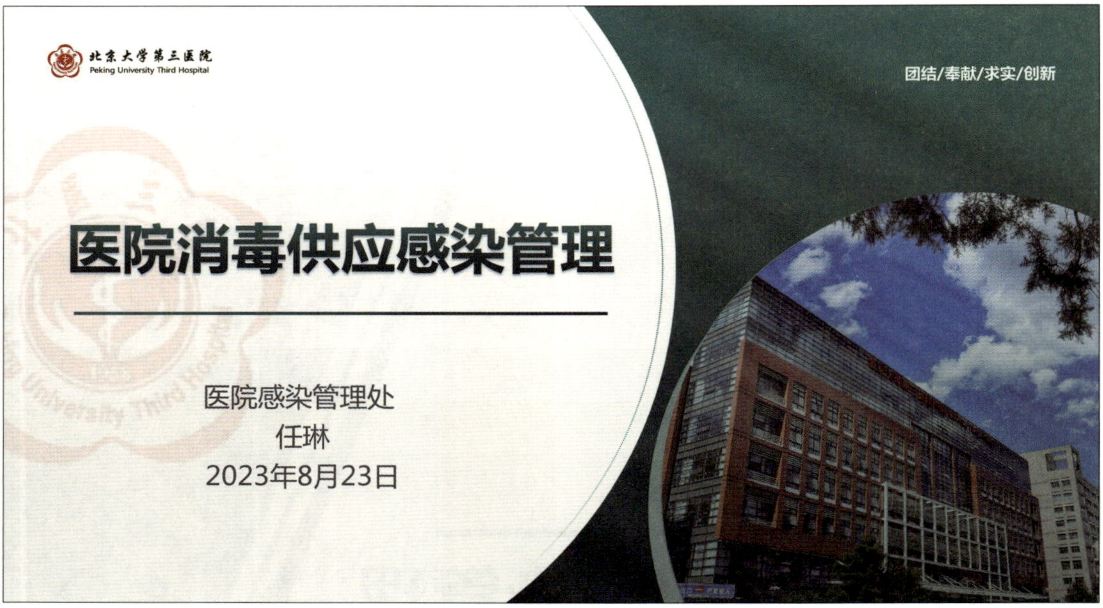
北京大学第三医院
Peking University Third Hospital
团结/奉献/求实/创新
医院消毒供应感染管理
医院感染管理处
任琳
2023年8月23日

目录 / CONTENTS

PART 01 ONE

相关概念

消毒供应中心（CSSD）定义及术语

北京大学第三医院 Peking University Third Hospital

定义：医院内承担各科室重复使用诊疗器械，器具和物品清洗、消毒、灭菌及无菌物品供应的部门

集中管理：重复使用的诊疗器械、器具等物品回收进行集中清洗、消毒或灭菌的管理方式

CSSD工作区域分区：

- 去污区：回收、分类、清洗、消毒重复使用的诊疗器械、器具和物品的区域，为污染区
- 检查包装及灭菌区：检查、装配、包装及灭菌去污后的诊疗器械、器具和物品等及敷料制作的区域，为清洁区域
- 无菌物品存放区：存放、保管、发放无菌物品的区域，为清洁区域

注意物品不能逆流

《医院消毒供应中心 第1部分：管理规范》（WS 310.1—2016）

团结/奉献/求实/创新

消毒供应中心具体做什么

北京大学第三医院 Peking University Third Hospital

"消毒" CSSD

清洗技术
消毒技术
包装技术
灭菌技术

"供应" CSSD

保障全院复用
医疗器械物流
系统快捷运行

团结/奉献/求实/创新

CSSD管理要求

北京大学第三医院 Peking University Third Hospital

医疗机构使用的诊疗器械、器具与物品，应符合以下要求

- 进入人体无菌组织、器官、腔隙，或接触人体破损皮肤和黏膜的诊疗器械、器具和物品应进行灭菌
- 接触完整皮肤、完整黏膜的诊疗器械、器具和物品应进行消毒
- 被朊病毒、气性坏疽及突发原因不明的传染病病原体污染的诊疗器械、器具和物品，应执行WS/T367 的规定

《医院消毒供应中心 第1部分：管理规范》（WS 310.1—2016），《医疗机构消毒技术规范》（WS/T 367—2012）

团结/奉献/求实/创新

PART　02　two

灭菌方式

灭菌方式分类

北京大学第三医院 Peking University Third Hospital

压力蒸汽灭菌

- 预真空式
- 下排气式

干热灭菌

- 干热灭菌

低温灭菌

- 环氧乙烷灭菌
- 过氧化氢等离子体灭菌
- 低温甲醛蒸汽灭菌

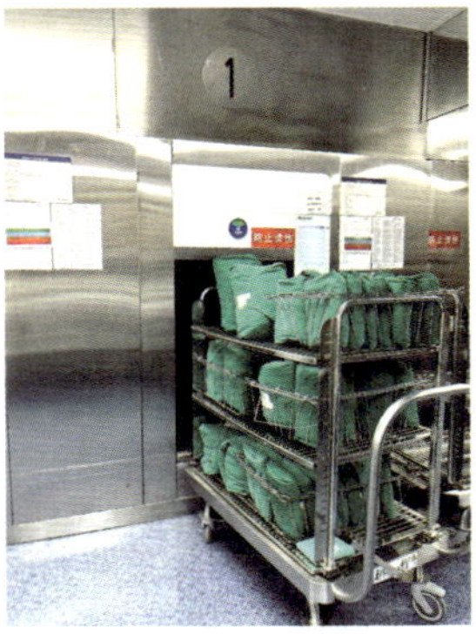

团结/奉献/求实/创新

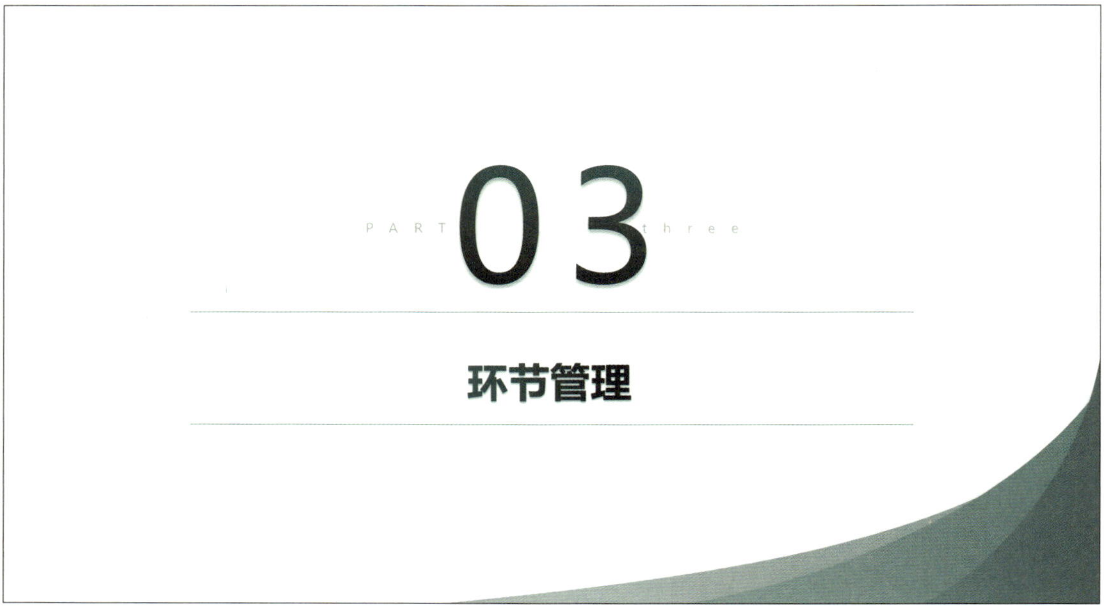
PART 03 three
环节管理

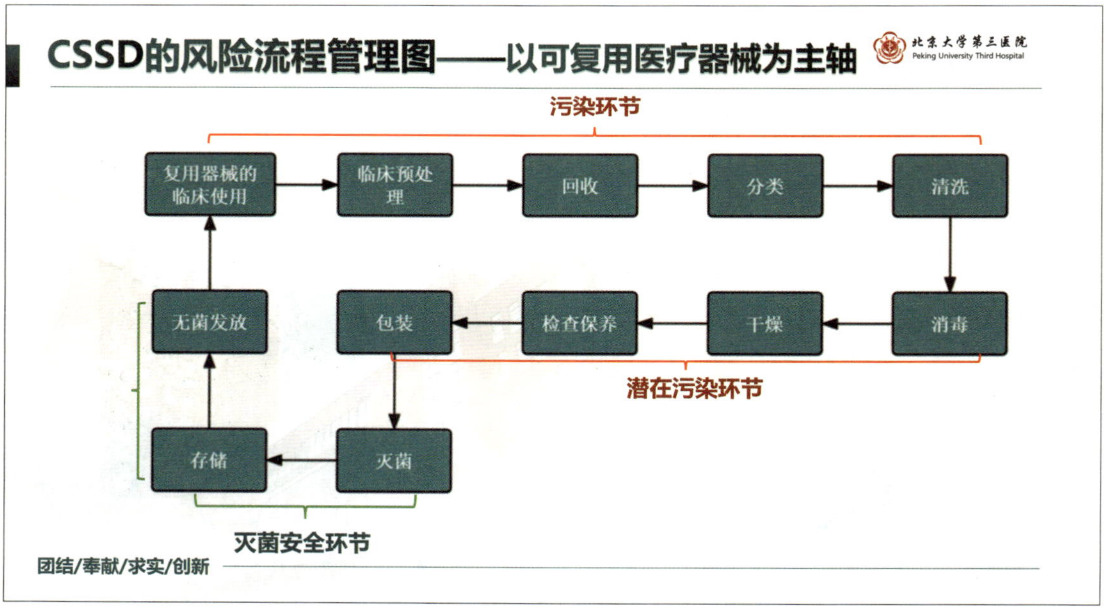
CSSD的风险流程管理图——以可复用医疗器械为主轴
北京大学第三医院
Peking University Third Hospital
污染环节
复用器械的临床使用
临床预处理
回收
分类
清洗
消毒
干燥
检查保养
包装
潜在污染环节
灭菌
存储
无菌发放
灭菌安全环节
团结/奉献/求实/创新

预处理注意事项

北京大学第三医院
Peking University Third Hospital

- 器械器具使用之后应尽早进行清洗及去污处理
- 器械器具使用之后应**尽早清洗**以防止生物膜的形成
- 器械的去污准备应在使用地点开始

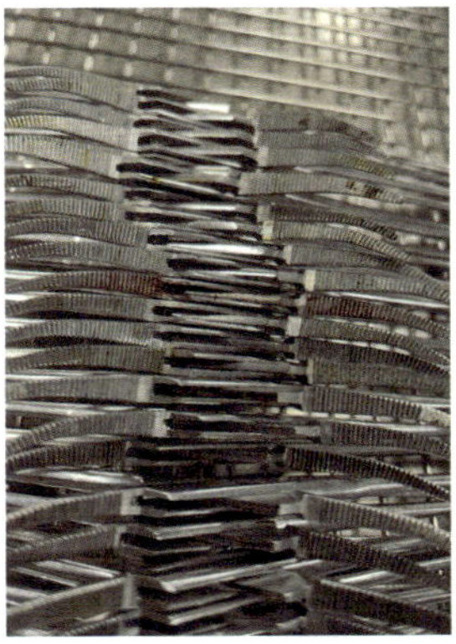

团结/奉献/求实/创新

清洗消毒的重要性

北京大学第三医院
Peking University Third Hospital

- 灭菌合格的重要保障
- 减少器械腐蚀
- 降低生物负荷
- 降低职业感染

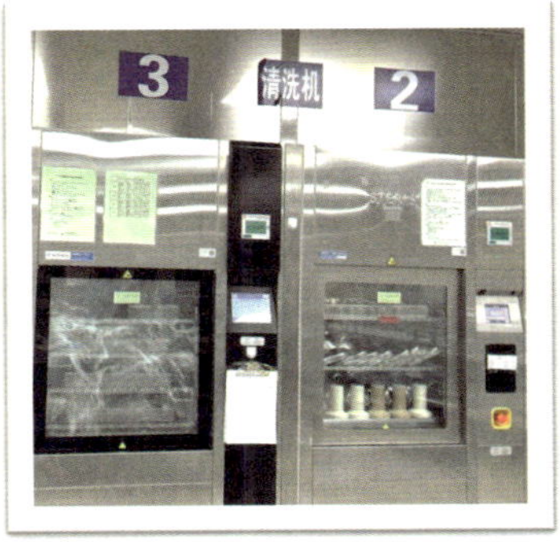

团结/奉献/求实/创新

传染性疾病污染的器械是否需要先消毒再清洗？

北京大学第三医院 Peking University Third Hospital

清洗前如采用物理或化学方法先消毒，可使附着在器械上的蛋白质凝固变性，增加清洗难度，甚至会形成生物膜导致灭菌不彻底

常规不需要！

- 人类免疫缺陷病毒（HIV）和乙型肝炎病毒（HBV）是亲脂病毒，对消毒剂最为敏感，一般浓度就可以杀灭，75%乙醇中浸泡15 min足以灭活HIV和HBV病毒
- 被朊病毒、气性坏疽及突发原因不明的传染病病原体污染的诊疗器械、器具和物品，应遵循相关规定进行处理，使用者应双层封闭包装并标明感染性疾病名称，由CSSD单独回收处理

特殊污染需要注意职业防护！避免发生锐器伤！

团结/奉献/求实/创新

干燥、检查与保养重要性

北京大学第三医院 Peking University Third Hospital

- 延长医疗器械使用寿命
- 避免出现因维修、保养不当引发的故障问题
- 提高医院医疗器械使用频率
- 实现故障的预判处理，保障医疗安全

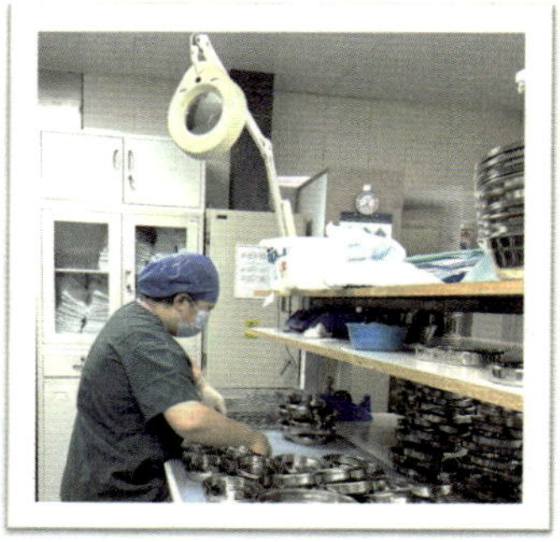

团结/奉献/求实/创新

包装的重要性

北京大学第三医院 Peking University Third Hospital

没有合格的包装

就没有合格的无菌物品！！！

团结/奉献/求实/创新

灭菌注意事项

北京大学第三医院 Peking University Third Hospital

- 预真空灭菌器每日运行前需空载做B-D试验
- 灭菌物品的装载要**合理合规地摆放**，利于蒸汽进入和冷空气排出
- 低温灭菌程序、参数及注意事项符合WS/T 367的规定，并应遵循生产厂家使用说明书；灭菌装载应利于灭菌介质的穿透
- 灭菌物品卸载时要注意**灭菌过程的确认、湿包不应储存与发放**
- **注意无菌包掉落或误放不洁处应视为被污染！**

《医院消毒供应中心 第1部分：管理规范》（WS 310.1—2016），《医疗机构消毒技术规范》（WS/T 367—2012）

团结/奉献/求实/创新

物品储存与发放注意事项

- 无菌物品应存放在开放式架子上，架子应离地20 cm，离顶50 cm，离墙5 cm
- 物品存放有序，**遵循先进先出的原则**
- 确认无菌物品的有效性（**灭菌物品标识**）
- 无菌物品与消毒物品分区存放，有标识
- 发放线路较长时，应采用密闭容器保护

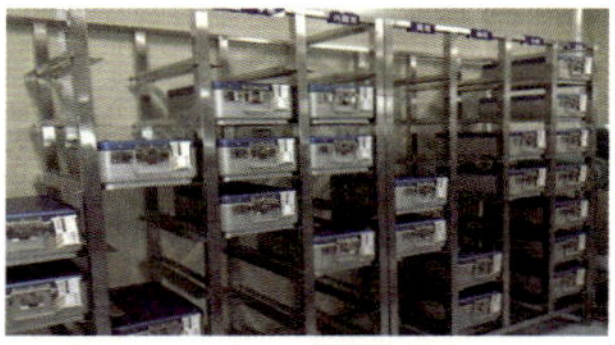

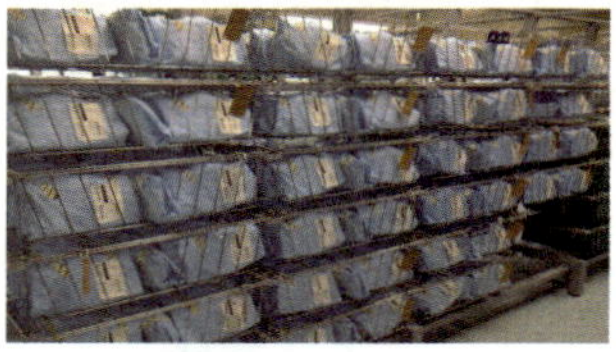

团结/奉献/求实/创新

PART 04 four

监测及记录

灭菌效果监测分类

北京大学第三医院 Peking University Third Hospital

物理监测
- 判断灭菌效果最重要、最适时的方法
- 是判断每炉次灭菌物品是否合格的必备条件之一

化学监测
- 包括包内化学监测与包外化学监测
- 高度危险物品应每包放置化学监测指示物

生物监测
- 用不同的灭菌方式时，生物监测方法、频率有所差异
- 具体操作应执行WS 310.3-2016的要求

《医院消毒供应中心 第1部分：管理规范》（WS 310.1—2016）

团结/奉献/求实/创新

监测及记录

北京大学第三医院 Peking University Third Hospital

应建立清洗、消毒、灭菌操作的过程记录，内容包括：
- **应**留存清洗消毒器和灭菌器运行参数打印资料或记录
- **应**记录灭菌器每次运行情况，包括灭菌日期、灭菌器编号、批次号、装载的主要物品、灭菌程序号、主要运行参数、操作员签名或代号，及灭菌质量的监测结果等，并存档

应对清洗、消毒、灭菌质量的日常监测和定期监测进行记录

记录应具有可追溯性，清洗、消毒监测资料和记录的保存期应≥6个月，灭菌质量监测资料和记录的保留期应≥3年

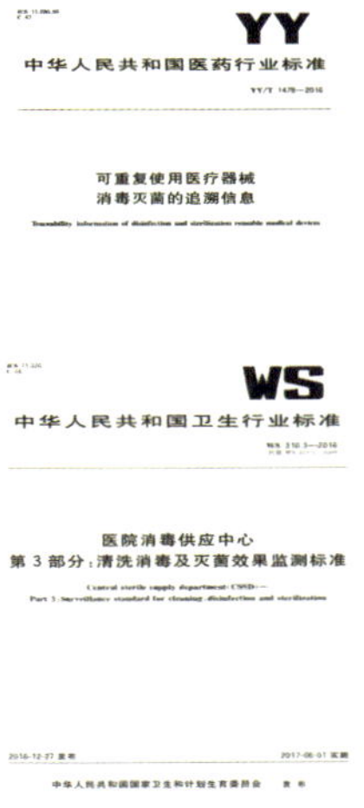
YY
中华人民共和国医药行业标准
可重复使用医疗器械
消毒灭菌的追溯信息

WS
中华人民共和国卫生行业标准
医院消毒供应中心
第3部分：清洗消毒及灭菌效果监测标准

团结/奉献/求实/创新

北京大学第三医院 Peking University Third Hospital

小结

- 消毒供应中心是医疗机构的重点科室，感染防控的基础
- 良好的建筑布局有利于工作的开展，降低感染风险
- 应按照规范正确进行清洁、消毒、灭菌
- 应进行有效的过程和结果的质量监督和控制并记录
- 做好应急预案，及时召回可能灭菌失败的物品
- 深入一线监督，多科室合作，及时发现风险

团结/奉献/求实/创新

Infection Prevention & Control Cloud Training
感染防控云培训

医院感染管理处 阚佳多

第十五课

口腔科医院感染管理

团结 奉献 求实 创新

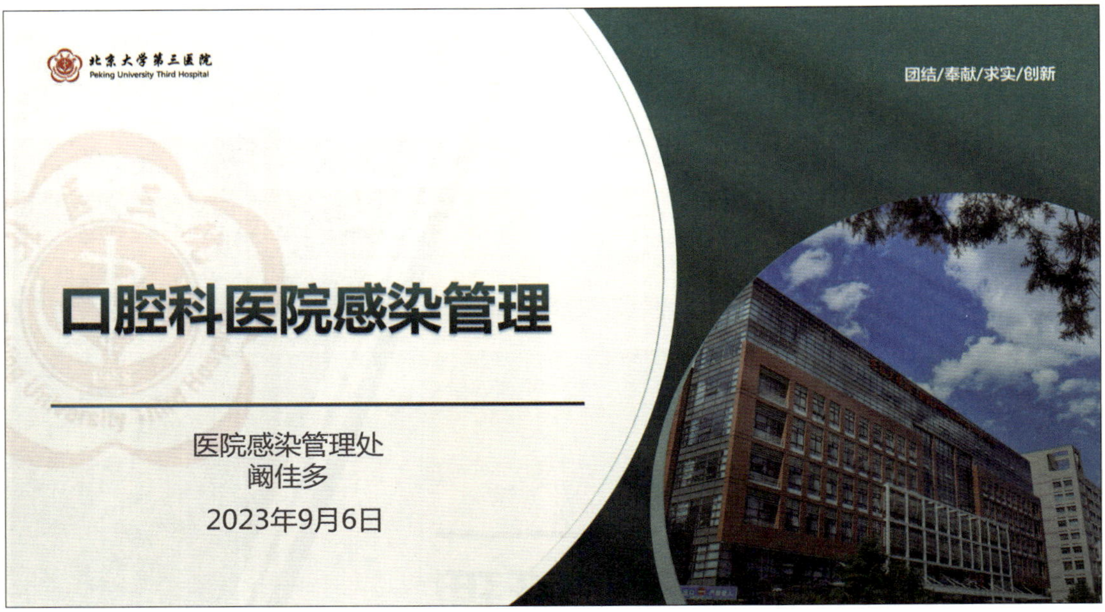
北京大学第三医院
Peking University Third Hospital
团结/奉献/求实/创新
口腔科医院感染管理
医院感染管理处
阚佳多
2023年9月6日

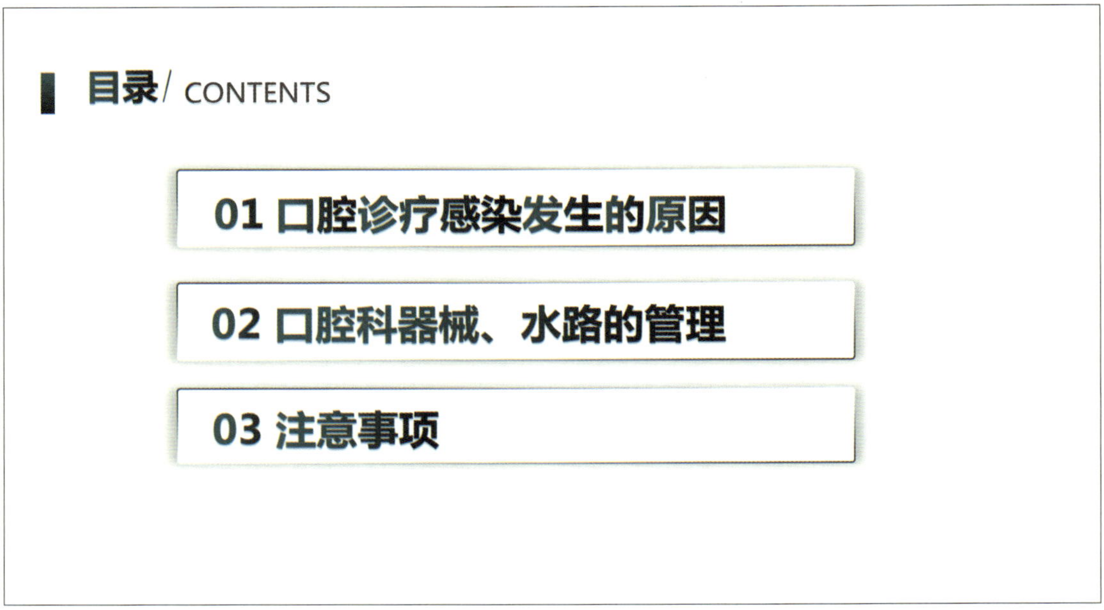
目录/ CONTENTS
01 口腔诊疗感染发生的原因
02 口腔科器械、水路的管理
03 注意事项

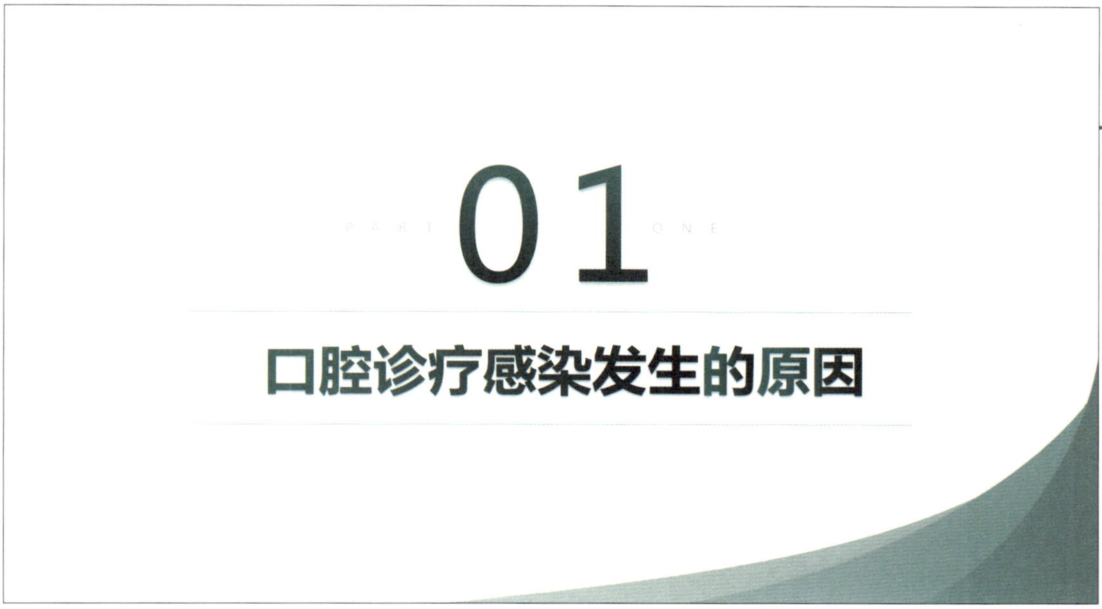
PART 01 ONE
口腔诊疗感染发生的原因

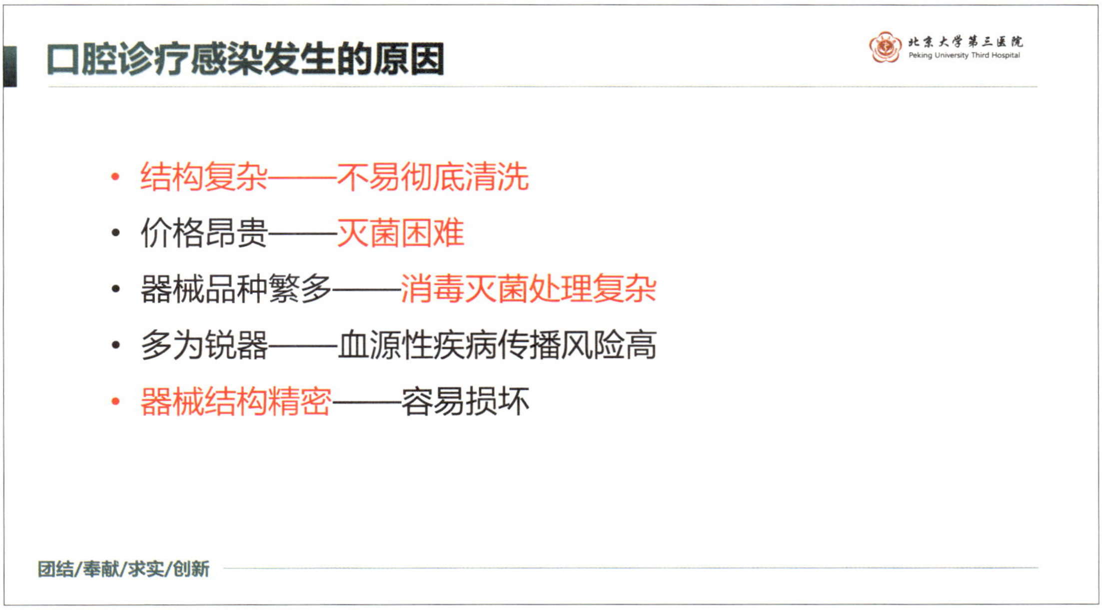
口腔诊疗感染发生的原因
北京大学第三医院
Peking University Third Hospital
• 结构复杂——不易彻底清洗
• 价格昂贵——灭菌困难
• 器械品种繁多——消毒灭菌处理复杂
• 多为锐器——血源性疾病传播风险高
• 器械结构精密——容易损坏
团结/奉献/求实/创新

PART 02 TWO

口腔科器械、水路的管理

口腔科器械的管理

北京大学第三医院 Peking University Third Hospital

1 回收

2 清洗

3 干燥

4 检查与保养

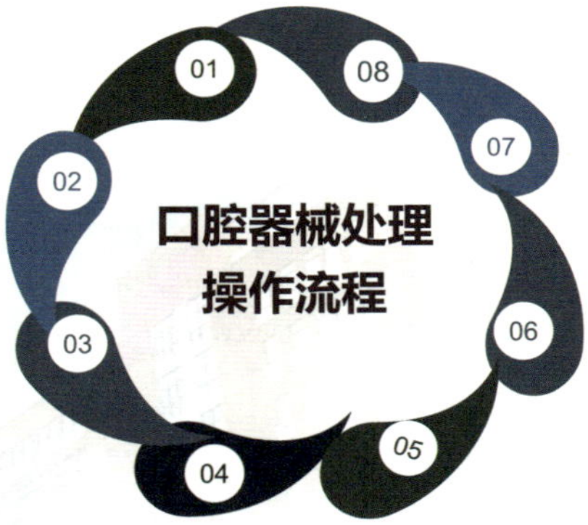

8 发放

7 灭菌

6 包装

5 消毒

《口腔科器械消毒灭菌技术操作规范》（WS 506—2016）

团结/奉献/求实/创新

口腔科器械的管理——回收

根据器械材质、功能、处理方法的不同进行分类放置

- 结构复杂不易清洗的口腔器械(如牙科小器械、刮匙等)宜保湿放置，保湿液可选择酶类清洁液
- 牙科手机、电动牙洁治器和电刀应用含清洁剂的湿巾擦拭初步去污，存放于干燥回收容器内
- 其他器械可选择专用回收容器放置

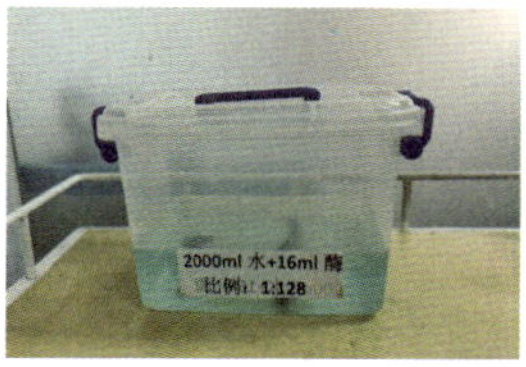

《口腔科器械消毒灭菌技术操作规范》（WS 506—2016）

口腔科器械的管理——清洗

- 口腔器械清洗方法包括手工清洗和机械清洗
- 非电源口腔器械可选择机械清洗方法
- 带电源口腔器械、精密复杂口腔器械宜手工清洗
- 可拆的器械应拆开后分别清洗
- 电动牙洁治器手柄宜手工清洗
- 牙科小器械及其他结构复杂的器械宜首选超声清洗

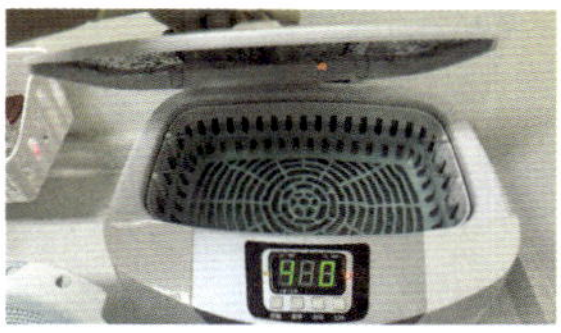

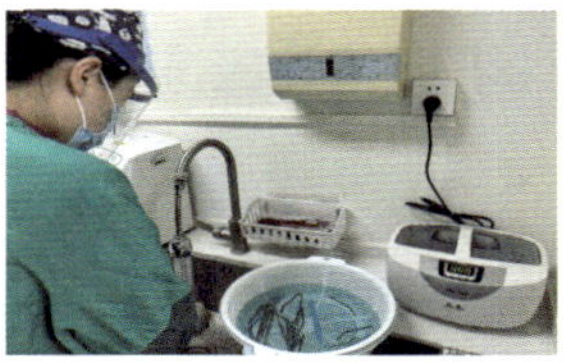

《口腔科器械消毒灭菌技术操作规范》（WS 506—2016）

口腔科器械的管理——干燥、检查与保养

- 金属类干燥温度70~90℃
- 塑料类干燥温度65~75℃
- 无干燥设备和不耐热的器械、器具，可使用低纤维絮擦布进行干燥处理
- 器械表面、螺旋结构处、关节处应无污渍、水渍等残留物质和锈斑

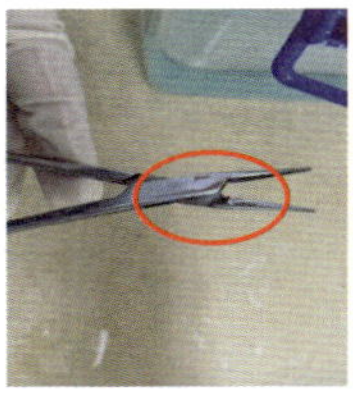

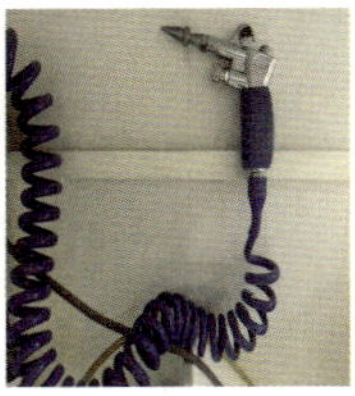

《口腔科器械消毒灭菌技术操作规范》（WS 506—2016）

口腔科器械的管理——消毒

北京大学第三医院 Peking University Third Hospital

- 物理消毒方法应首选湿热消毒，湿热消毒参数符合 WS 310.2 要求
- 化学消毒方法应符合 WS/T 367的要求

《口腔科器械消毒灭菌技术操作规范》（WS 506—2016）

团结/奉献/求实/创新

口腔科器械的管理——包装

北京大学第三医院
Peking University Third Hospital

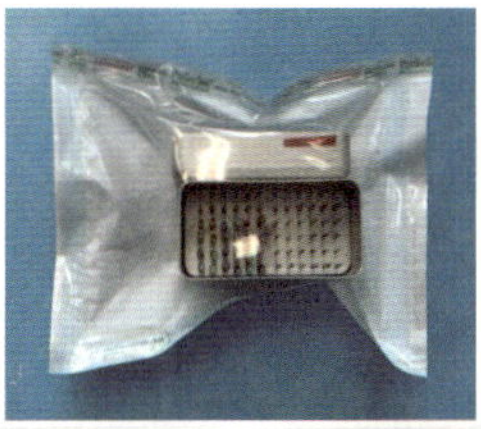

封包要求如下：

- 包外应有灭菌化学指示物，并标有物品名称、包装者、灭菌器编号、灭菌批次、灭菌日期及失效期
- 纸塑袋包装时应密封完整,密封宽度≥6 mm,包内器械距包装袋封口处≥2.5 cm

牙科小器械宜选用牙科器械盒盛装

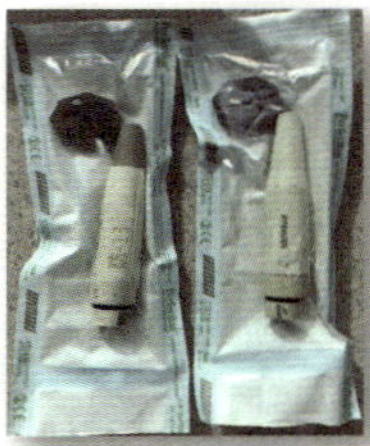

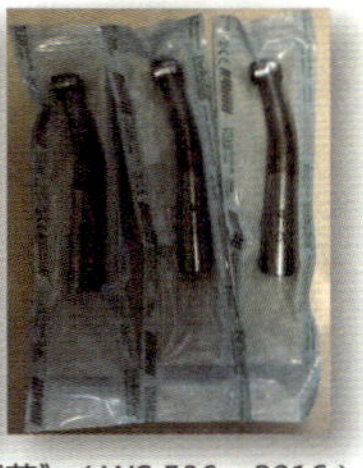

《口腔科器械消毒灭菌技术操作规范》（WS 506—2016）

团结/奉献/求实/创新

口腔科器械的管理——灭菌

北京大学第三医院
Peking University Third Hospital

- 口腔器械应首选压力蒸汽灭菌
- 选择小型灭菌器灭菌应符合相关要求
- 碳钢材质的器械宜选干热灭菌
- 其他灭菌方法应符合WS 310.2要求

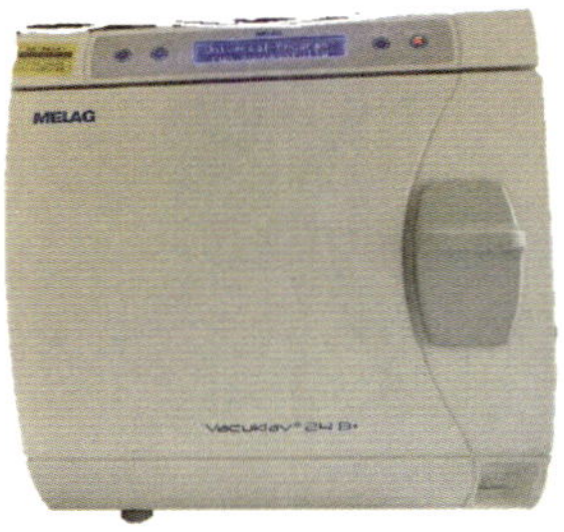

小型压力灭菌器

《口腔科器械消毒灭菌技术操作规范》（WS 506—2016）

团结/奉献/求实/创新

口腔科器械的管理——器械发放

北京大学第三医院 Peking University Third Hospital

- 应遵循先进先出的原则
- 确认无菌物品的有效性、包装完好性
- 植入物应在生物监测合格后方可放行
- 运送无菌物品的器具使用后，应清洁处理，干燥存放

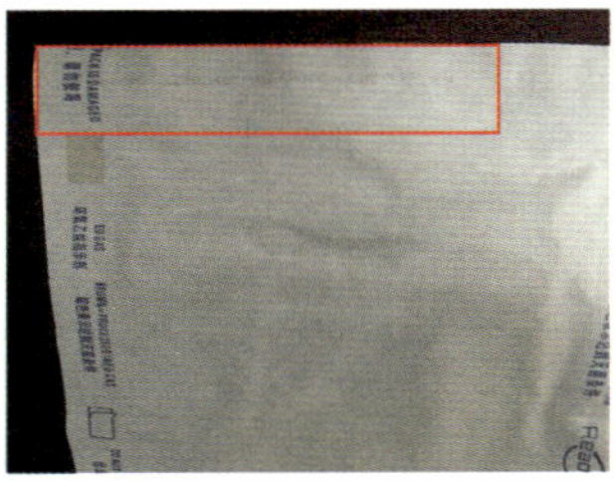

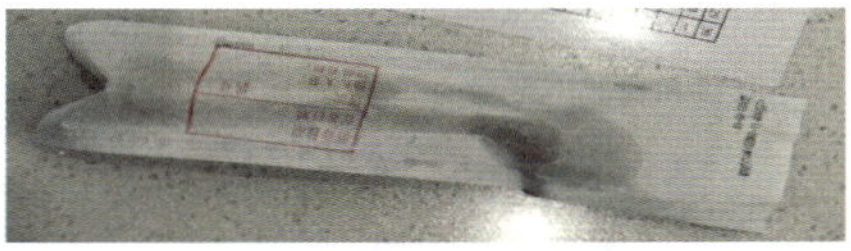

团结/奉献/求实/创新

口腔科水路的管理

北京大学第三医院 Peking University Third Hospital

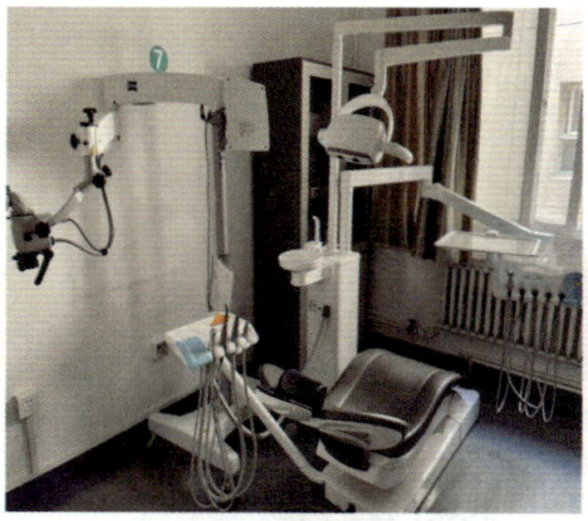

手机、痰盂、水杯注水器、吸唾器

- 输入水的源水至少应符合 GB 5749
- 宜使用符合《中华人民共和国药典（2020年版）》要求的纯化水
- 独立储水罐应使用纯化水，连续使用时间应≤24 h
- 诊疗用水的菌落总数≤500 CFU/ml(R2A琼脂培养基)或≤100 CFU/ml(营养琼脂培养基)
- 两种方法均不应检出致病菌
- 口腔外科手术、种植牙操作应使用无菌水
- 口腔综合治疗台污水排放管道应接入医疗机构污水处理系统

《口腔科综合治疗台水路清洗消毒技术规范》（T/WS.JD 40—2023）

团结/奉献/求实/创新

PART 03 THREE

注意事项

口腔科环境管理要求

北京大学第三医院
Peking University Third Hospital

- 有隔断高度至少1.5 m
- 高频接触表面蓝膜覆盖
- 每人次清洁消毒
- 地巾、毛巾分区分颜色使用
- 空气、物表卫生学监测，记录完整

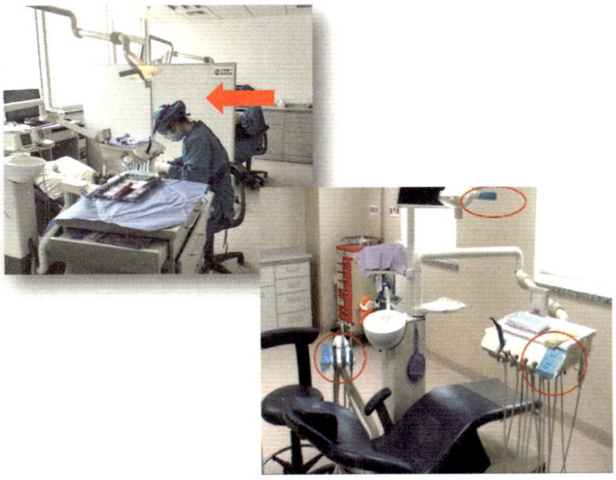

《医院隔离技术规范》（WS/T 311—2009）

团结/奉献/求实/创新

个人防护相关要求

北京大学第三医院 Peking University Third Hospital

- 医务人员防护用品的使用符合国家相关标准，在有效期内使用
- 口罩的使用根据不同操作要求选用不同种类，定时更换、正确佩戴
- 隔离衣关键部位（前胸、袖子）应防渗透
- 拖鞋应防针刺、防渗漏

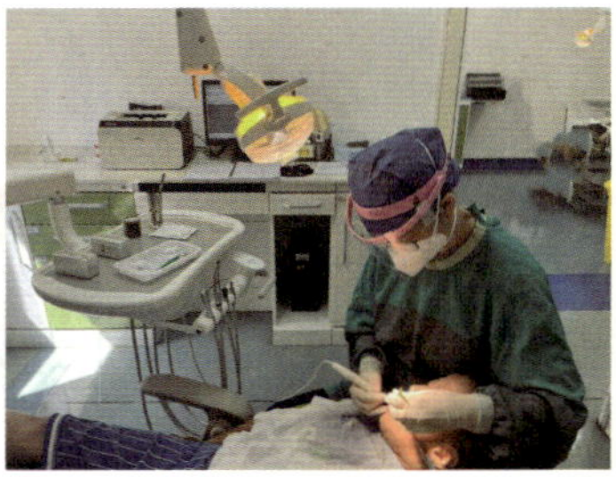

《医院隔离技术规范》（WS/T 311—2009）

团结/奉献/求实/创新

口腔科种植修复的管理

北京大学第三医院 Peking University Third Hospital

- 种植治疗室按医疗Ⅲ类环境 (GB 15982)要求准备
- 铺无菌操作台，依次将手术所需无菌物品置于无菌台
- 正确连接吸引器及种植机等设备
- 手术医生、助手/器械护士应外科洗手，穿无菌手术衣、戴无菌手套

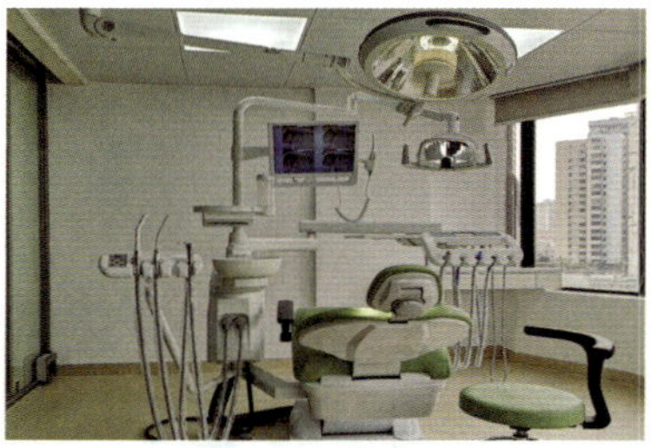

团结/奉献/求实/创新

医务人员职业防护

北京大学第三医院 Peking University Third Hospital

- 完善医院职业防护管理制度，明确各相关部门的职责
- 开展有针对性的多样性职业防护培训教育
- 构建免疫接种体系，接种乙肝疫苗是预防职业暴露后感染乙肝病毒的有效措施，每位医院工作人员都应根据自身免疫情况及时接种疫苗
- 减少医务人员的高危行为，如禁止双手回套针帽,利器盒满3/4需加盖封闭等，强化标准预防和标准化操作
- 完善血源性病原体职业暴露的监测体系和防护体系
  - 及时发现危险因素，所有工作人员均能完成应急处理及随访工作

团结/奉献/求实/创新

医院感染管理处 杜俊

Infection Prevention & Control Cloud Training

感染防控云培训

第十六课

内镜相关感染管理

团结　奉献　求实　创新

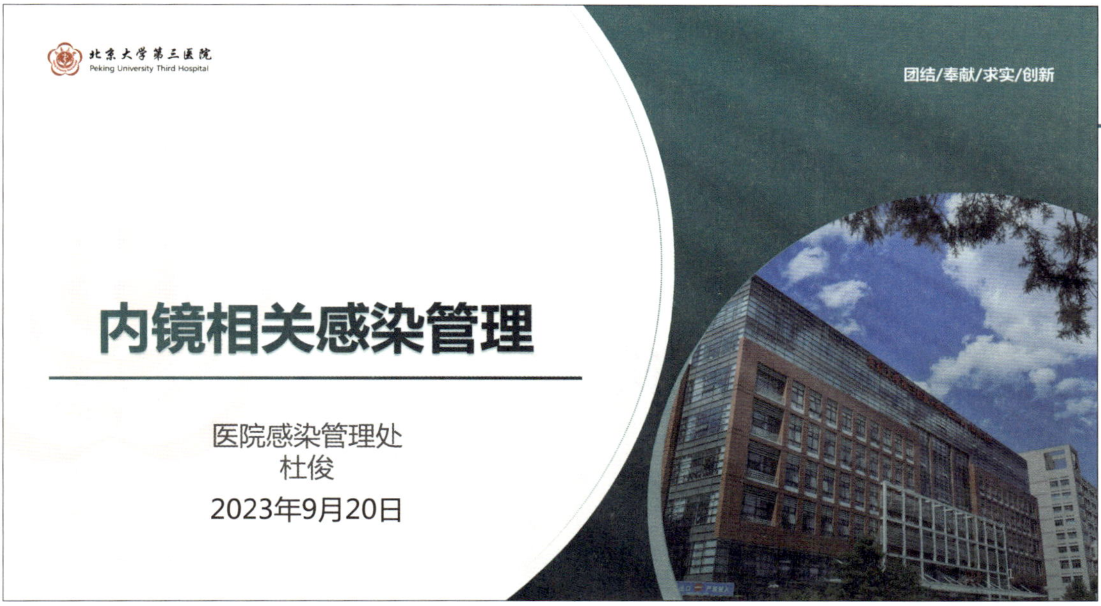
北京大学第三医院
Peking University Third Hospital
团结/奉献/求实/创新
内镜相关感染管理
医院感染管理处
杜俊
2023年9月20日

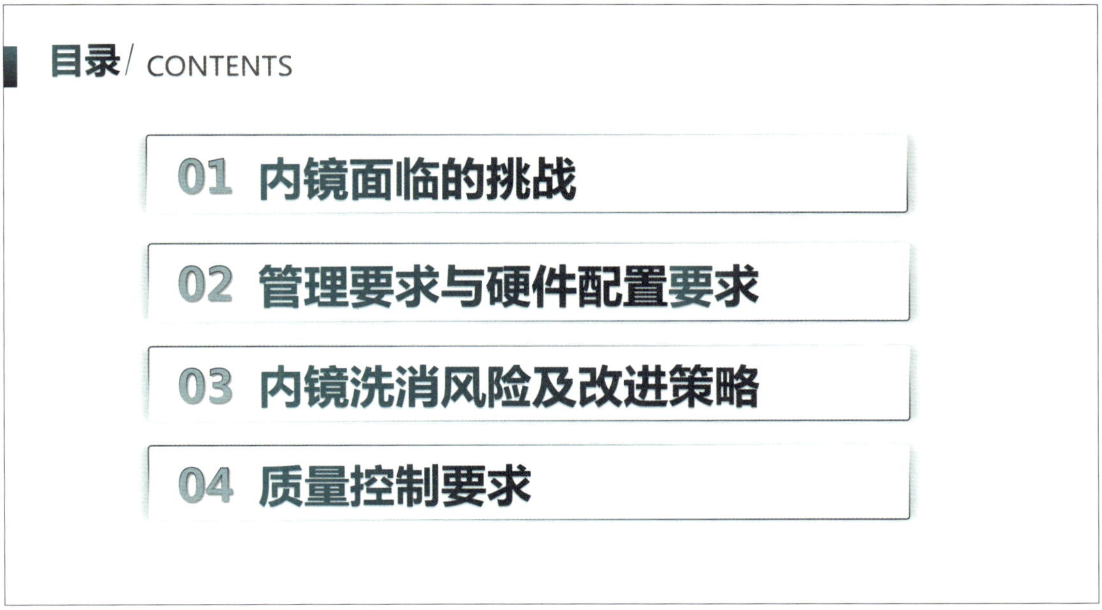
目录/ CONTENTS
01 内镜面临的挑战
02 管理要求与硬件配置要求
03 内镜洗消风险及改进策略
04 质量控制要求

01

内镜面临的挑战

内镜再处理面临着严峻挑战

北京大学第三医院
Peking University Third Hospital

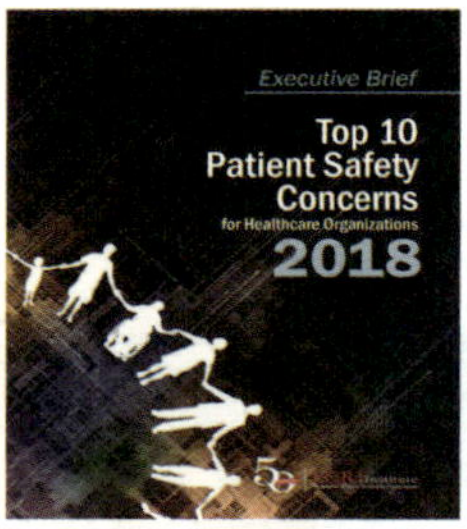

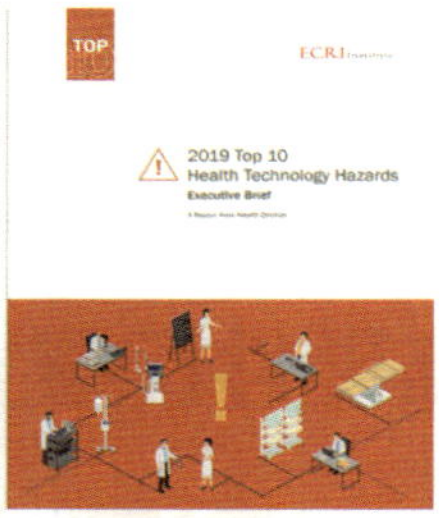

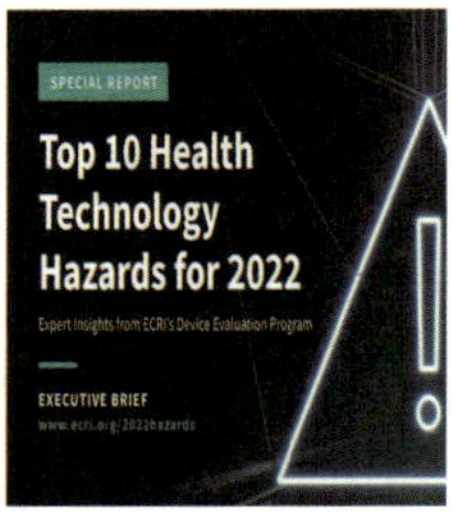

美国急救医学研究所（ECRI）发布《十大医疗技术危害》

2018年：软式内镜再处理失败给患者带来感染风险

2019年：软式内镜消毒后操作不当可导致患者感染

2022年：十二指肠镜后处理差、人机工程学和工作流程不合理，置医务人员和患者于危险之中

https://www.ecri.org/

团结/奉献/求实/创新

目前软式内镜再处理效果堪忧

北京大学第三医院 Peking University Third Hospital

内镜干燥效果的多中心研究证据

- 调查对象是美国3家顶级医院：3家医院隶属大型医疗系统，而且通过了国际医疗卫生机构认证联合委员会JCI认证
- 受检内镜包括胃镜、肠镜、十二指肠镜、膀胱镜、泌尿内镜、超声内镜、支气管镜、插管用内镜
- 消毒后的受检内镜中，细菌检出阳性率： A医院92%，C医院85%，B医院62%
- 71%的软式内镜残留水渍和水媒病原体

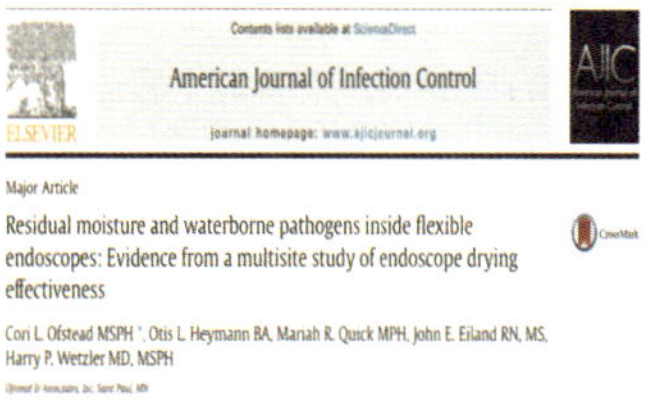
Contents lists available at ScienceDirect

American Journal of Infection Control

journal homepage: www.ajicjournal.org

ELSEVIER

AJIC

Major Article

Residual moisture and waterborne pathogens inside flexible endoscopes: Evidence from a multisite study of endoscope drying effectiveness

Cori L. Ofstead MSPH *, Otis L. Heymann BA, Mariah R. Quick MPH, John E. Eiland RN, MS, Harry P. Wetzler MD, MSPH

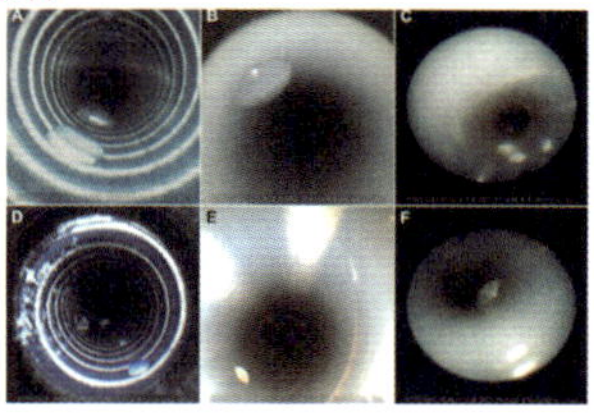

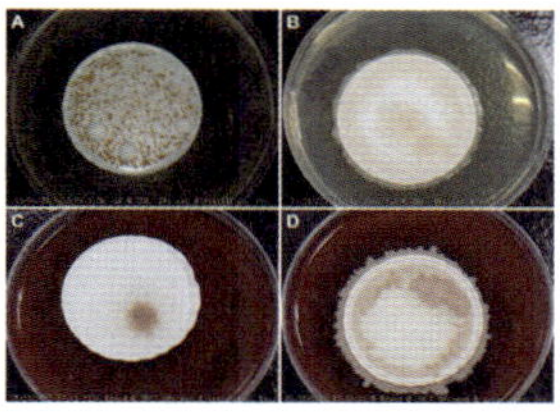

Ofstead CL, Heymann OL, Quick MR, et al. Residual moisture and waterborne pathogens inside flexible endoscopes: Evidence from a multisite study of endoscope drying effectiveness. Am J Infect Control, 2018, 46(6):689-696.

团结/奉献/求实/创新

02

管理要求与硬件配置要求

管理要求

北京大学第三医院 Peking University Third Hospital

医疗机构管理要求

1. 有条件的医院宜建立集中的内镜诊疗中心，负责内镜诊疗及清洗消毒工作

2. 应将内镜清洗消毒工作纳入医疗质量管理，制定和完善内镜诊疗中心医院感染管理和内镜清洗消毒的各项规章制度并落实，加强监测

3. 护理管理、人事管理、医院感染管理、设备及后勤管理等部门，应在各自职权范围内，对内镜诊疗中心的管理履行相应职责

内镜诊疗中心管理要求

1. 应建立健全岗位职责、清洗消毒操作规程、质量管理、监测、设备管理、器械管理、职业安全防护、继续教育和培训等管理制度和突发事件的应急预案

2. 应有相对固定的专人从事内镜清洗消毒工作，其数量与本单位的工作量相匹配

3. 工作人员进行内镜诊疗或者清洗消毒时，应遵循标准预防原则和WS/T 311的要求做好个人防护，穿戴必要的防护用品

4. 工作人员应接受与其岗位职责相应的岗位培训和继续教育，正确掌握相关知识与技能

《软式内镜清洗消毒技术规范》（WS 507—2016）

团结/奉献/求实/创新

硬件配置基本要求

北京大学第三医院 Peking University Third Hospital

- □ **水：自来水、纯化水、无菌水**
  - □ 自来水符合GB 5749的规定
  - □ 纯化水应符合GB 5749的规定，并保证细菌总数应小于10 CFU/100 ml
  - □ 生产纯化水所使用的滤膜孔径应≤0.2 μm，并定期更换
  - □ 无菌水为经过灭菌工艺处理的水
  - □ 必要时对纯化水或无菌水进行微生物学检测
- □ **压缩空气** 清洁的压缩空气
- □ **设备**
  - □ 内镜清洗消毒机
  - □ 清洗槽、全管道灌流器、各种内镜专用刷、压力水枪、压力气枪、测漏仪器、计时器
  - □ 内镜附件运送仪器、低纤维絮擦拭布、垫巾、手卫生设施、非接触式水龙头……

团结/奉献/求实/创新

03

内镜洗消风险及改进策略

内镜清洗消毒流程及常见问题

北京大学第三医院 Peking University Third Hospital

- 预清洗不及时
- 测漏缺失或不规范
- 使用机器清洗时省去手工清洗
- 清洗剂配比失当，未做到一用一换
- 消毒剂选择失当，未规范使用
- 终末漂洗不规范
- 终末干燥不彻底
- 保存不规范：储存柜通风不足
- 每日晨洗未落实
- ……

《软式内镜清洗消毒技术规范》（WS 507—2016）

团结/奉献/求实/创新

预清洗

- 立即进行预清洗/即刻处理
- 含清洗剂湿巾擦拭内镜外部
- 使用清洗剂抽吸所有管腔（例如气/水和活检通道），直到抽吸物清澈
- 根据说明书对十二指肠镜（例如抬钳器通道、凹槽）和特殊治疗内镜（例如超声内镜中的球囊连接槽）的特定区域进行即刻处理
- 立即将受污染的内镜运送到洗消区，以便在内镜和残留污物干燥之前执行高水平消毒前的后续步骤
- 使用全封闭、耐穿刺、防漏和标识明确的容器运输受污染的内镜

《美国软式胃肠道内镜再处理的多协会指南（2021版）》

测漏

北京大学第三医院 Peking University Third Hospital

- 宜每次清洗前测漏，条件不许可应至少每天测试1次
- 时机：应在床旁预处理后，在内镜浸没清洗剂前进行
- 测漏不合格的内镜应暂停使用
- 内镜洗消机有测漏功能时，应确保内镜不会因操作循环中进入的液体而受损
- 内镜洗消机测漏的参数（如压力、持续时间、允许的最大泄漏量）应与说明书标识的参数一致
- 测试程序应保证内镜接触到内镜洗消机内的液体前完成一次测漏

《软式内镜清洗消毒技术规范》（WS 507—2016）

团结/奉献/求实/创新

手工清洗

北京大学第三医院 Peking University Third Hospital

- 特定型号清洗刷仔细清洗整个内镜，包括阀门、管道、连接器和所有可拆卸附件
- 在内镜检查结束后 60 min 内进行，越早越好
- 断开并拆卸内镜附件（如气/水和吸引阀），完全浸入与内镜兼容的清洗剂中
- 冲洗并刷洗所有可及的管道，十二指肠镜抬钳器
- 即便内镜清洗机承诺可以免除人工清洗，也应谨慎做出免除人工清洗步骤的决定

团结/奉献/求实/创新

《美国软式胃肠道内镜再处理的多协会指南（2021版）》

高水平消毒

北京大学第三医院 Peking University Third Hospital

- 高水平消毒推荐在内镜自动清洗消毒机（AER）中进行
- 确保内镜和内镜附件能够在AER中得到有效消毒（如一些AER可能无法对十二指肠镜的抬钳器管道进行有效消毒，应手工操作该步骤）
- 连接所有通道连接器，以确保所有管腔内表面都暴露于高水平消毒剂溶液中。如果运行中断，应重复执行完整的AER循环
- 保存每例内镜诊疗操作日志，注明患者姓名和病历号、程序和内镜序列号等、日期和类型，以及执行清洗和高水平消毒或灭菌过程
- 如果进行手工高水平消毒（如AER正在接受维修），则按规范进行
- 无论最低推荐浓度如何，在其重复使用期限结束时（可能是一次性使用）应丢弃高水平消毒剂
- 医疗机构应核实保证使用者可以轻松识别内镜是否经过再处理以及何时进行的再处理

团结/奉献/求实/创新

《美国软式胃肠道内镜再处理的多协会指南（2021版）》

干燥

北京大学第三医院 Peking University Third Hospital

- 所有清洁消毒步骤完成后，应对内镜进行干燥
- 内镜的外部应使用干净的无绒布完全干燥
- 内镜通道（或无法用布干燥的区域）的干燥应使用强制、压力调节的过滤空气
- 内镜内部的干燥应使用足够长的医用空气通过所有可接近的通道，至少10 min
- 内镜在重新处理后和使用前应完全干燥

《软式内镜清洗消毒技术规范》（WS 507—2016）
《美国软式胃肠道内镜再处理的多协会指南（2021版）》

团结/奉献/求实/创新

储存

北京大学第三医院 Peking University Third Hospital

- 内镜应存放在安全的储存柜中，可以是专门的干燥柜或传统储存柜
- 储存柜每周清洁消毒1次，有污渍随时清洁消毒
- 内镜垂直或水平放置取决于内镜储存柜的结构设计
- 如果垂直悬挂储存，内镜不应盘绕或以锐角（<90°）的方式放置，并不应接触机柜底部
- 灭菌级：灭菌保存

《软式内镜清洗消毒技术规范》（WS 507—2016）

团结/奉献/求实/创新

04

质量控制要求

质量控制过程的记录与可追溯要求

- 应记录每条内镜的使用及清洗消毒情况，包括：诊疗日期、患者标识与内镜编号（均应具唯一性）、清洗消毒的起止时间及操作人员姓名等
- 应记录使用中消毒剂浓度及染菌量的监测结果
- 应记录内镜的生物学监测结果，监测方法满足GB 15982的要求
- 宜留存内镜清洗消毒机运行参数打印资料
- 应记录手卫生和环境消毒质量监测结果
- 记录应具有可追溯性，消毒剂浓度监测记录的保存期应≥6个月，其他资料的保存期应≥ 3年

小结

北京大学第三医院 Peking University Third Hospital

- 规范管理及硬件设施
- **落实**人员防护：护目镜、防水罩衣、手套、鞋
- 清洗消毒环境：足够大、**有效通风、上送下排**
- 及时预清洗：床旁、**即刻**
- 规范测漏：至少每日，**有漏必停**
- 严格规范手工清洗：机器清洗**不能取消手工清洗**
- 清洗剂、消毒剂：规范使用
- **终末漂洗**：漂洗用水质量维护，漂洗彻底，无残留
- **终末干燥**、规范保存：彻底干燥
- **落实**每日晨洗
- **规范**使用清洗消毒机：说明书、**固定程序**、按时维护（滤器）
- **规范**监测、可追溯：内镜、储镜柜、**终末漂洗用水**、空气、工作人员手

团结/奉献/求实/创新

北京大学第三医院 Peking University Third Hospital

凝心聚力 加速行动

主讲人：杜俊

医院感染管理处

医院感染管理处　赵心懋

第十七课

微生物检验与院感关注问题的实践与思考

团结　奉献　求实　创新

北京大学第三医院
Peking University Third Hospital

团结/奉献/求实/创新

微生物检验与院感关注问题的实践与思考

医院感染管理处
赵心懋
2023年10月11日

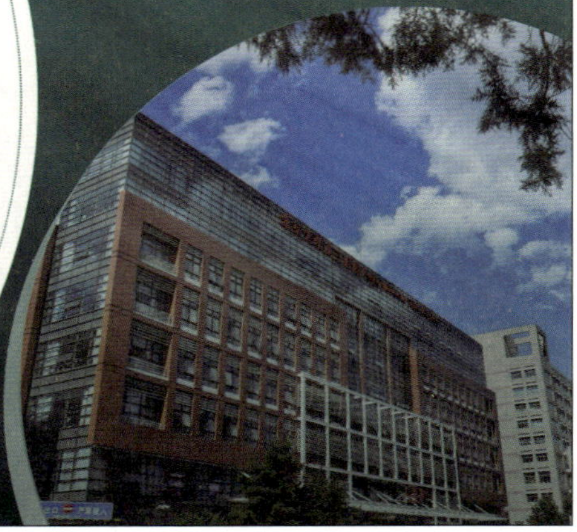

目录 / CONTENTS

规范

北京大学第三医院 Peking University Third Hospital

- 《医院消毒卫生标准》（WS/T 15982—2012）
- 《医疗机构消毒技术规范》（WS/T 367—2012）
- 《医院空气净化管理规范》（WS/T 368—2012）
- 《医院洁净手术部建筑技术规范》（GB 50333—2013）
- 《血液透析及相关治疗用水》（YY 0572—2015）
- 《软式内镜清洗消毒技术规范》（WS 507—2016）
- 《医院医用织物洗涤消毒技术规范》（WS/T 508—2016）
- 《医疗机构环境表面清洁与消毒管理规范离技术规范》（WS/T 512—2016）
- 《医务人员手卫生规范》（WS/T 313—2019）

团结/奉献/求实/创新

环境监测内容及区域

北京大学第三医院 Peking University Third Hospital

1. 环境监测的内容：对医院内的人、空气、物体表面、水、食物等进行**细菌学**监测

2. 环境监测的区域：

- 手术室、产房、母婴同室、新生儿病房、导管室、骨髓移植病房、器官移植病房、重症监护病房、血液透析室应**每季度**进行环境卫生学监测
- 普通病房的治疗室、换药室**不再**常规进行环境卫生学监测
- 医院感染管理处**每季度**进行环境卫生学抽样监测
- 洁净手术部及其他洁净场所，新建、改建及更换高效过滤器后应进行监测
- 当发生医院感染流行或暴发，并怀疑与医院环境卫生学因素有关时**随时**监测

团结/奉献/求实/创新

环境监测

北京大学第三医院 Peking University Third Hospital

科室每季度自查，医院感染管理处每季度抽查，如怀疑感染与环境相关随时进行监测

环境类别	范围	标准		
		空气 CFU/皿	物体表面 CFU/cm^2	医护人员手 CFU/cm^2
Ⅰ类	洁净手术部	符合GB 50333要求	≤5	外科手消毒≤5；卫生手消毒≤10
	其他洁净场所	≤4.0（30 min）		
Ⅱ类	普通手术室、产房、**婴儿室、新生儿病房、**导管室、血液病病房、器官移植病房、重症监护病房	≤4.0（15 min）	≤5	
Ⅲ类	**儿科病房**、母婴同室、血液透析室、注射室、换药室、治疗室、供应室检查包装灭菌区和无菌物品存放区、其他普通住院病区	≤4.0（5 min）	≤10	
Ⅳ类	**普通门急诊**及其检查治疗室；感染疾病科及病房	≤4.0（5 min）	≤10	

注：cfu，colony-forming unit，菌落形成单位

团结/奉献/求实/创新

手卫生监测

北京大学第三医院 Peking University Third Hospital

采样时机

- 卫生手消毒后
- 外科手消毒后
- 接触患者或从事医疗活动前

效果要求

- 卫生手消毒≤10 CFU/cm^2
- 外科手消毒≤5 CFU/cm^2
- 未洗手无判读标准

计算公式

- 细菌菌落总数(CFU/cm^2)=平板上菌落数×稀释倍数/采样面积(cm^2)
- 采样面积30 cm^2/手

团结/奉献/求实/创新

空气监测

北京大学第三医院 Peking University Third Hospital

环境分类：Ⅰ、Ⅱ、Ⅲ和Ⅳ类环境。针对高风险区域每季度进行监测

采样方法：Ⅰ类沉降法和浮游菌法；Ⅱ、 Ⅲ、 Ⅳ类环境沉降法

采样时间：消毒处理后、操作前。Ⅰ类30 min，Ⅱ类15 min，Ⅲ及Ⅳ类5 min

培养皿摆放位置及数量：布点部位距墙壁1 m处，采样高度为距地面0.8～1.5 m

- 面积小于30 m²，对角线及中心各放置1个，共3个；面积大于30 m²，四角及中心各放置1个，共5个
- 洁净手术部平皿放置按要求

培养方法：37℃培养48 h，菌落计数

团结/奉献/求实/创新

洁净区域空气卫生标准——沉降法

北京大学第三医院 Peking University Third Hospital

避开送风口正下方

等级	手术室名称	沉降法细菌最大平均浓度		空气洁净度级别
		手术区	周边	
Ⅰ	特别洁净手术室	0.2个/30 min·ф90皿	0.4个/30 min·ф90皿	手术区100级 周边区1000级
	洁净辅助用房	局部0.2个/30 min·ф90皿	0.4个/30 min·ф90皿	1000级 （局部100级）
Ⅱ	标准洁净手术室	0.75个/30 min·ф90皿	1.5个/30 min·ф90皿	手术区1000级 周边区10000级
	洁净辅助用房	1.5个/30 min·ф90皿		10000级
Ⅲ	一般洁净手术室	2个/30 min·ф90皿	4个/30 min·ф90皿	手术区10000级 周边区100000级
	洁净辅助用房	4个/30 min·ф90皿		100000级
Ⅳ	准洁净手术室	6个/30 min·ф90皿		300000级
	洁净辅助用房			

团结/奉献/求实/创新

其他监测

监测项目	标准	监测频率
贮血冰箱	无真菌生长或细菌生长菌落<8 CFU/10 min或<200 CFU/m³合格	每月一次
洁净手术部及其他洁净区域	详见洁净手术部监测	每年每个房间至少监测一次
重点部门和感染高风险部门	详见空气及物表监测	每季度一次
生物安全柜	百级≤1 CFU/皿，万级≤3 CFU/皿，十万级≤10 CFU/皿	每月一次
超净工作台	≤0.5 CFU/皿.0.5 h	每季度一次
医用清洁织物	细菌总数≤200（CFU/100 cm²），大肠埃希菌、金黄色葡萄球菌不得检出	每季度一次

《临床输血技术规范》（卫医[2000]184号）；《医院空气净化管理规范》（WS/T 368—2012）;《生物安全柜使用和管理规范》（SN/T 3901—2014）；《洁净工作台》（JG/T 292—2010）；《医院医用织物洗涤消毒技术规范》（WS/T 508—2016）

水监测

监测项目	标准	监测频率	监测项目	标准	监测频率
透析液（含碳酸氢盐的浓缩液或干粉配制成的浓缩液）	细菌≤100 CFU/ml 真菌≤10 CFU/ml 大肠埃希菌不得检出	每月	内镜终末漂洗用纯化水	细菌总数≤10 CFU/100 ml	未要求，怀疑超标、医院感染与此有关或供水装置新建时随时监测，必要时进行致病微生物分离
			口腔治疗用水	细菌菌落<100 CFU/ml	
透析用水	≤100 CFU/ml	每月	生活用水	菌落总数<100 CFU/ml，不得检出致病菌	
置换液	无菌	未要求	医院污水	粪大肠菌群数排放标准<500 MPN/L；肠道致病菌、肠道病毒、结核杆菌不得检出	

《血液透析及相关治疗用浓缩物》（YY 0598—2015）；《血液净化标准操作规程2010版》；《软式内镜清洗消毒技术规范》（WS 507—2016）；《生活饮用水卫生标准》（GB 5749—2006）；《医疗机构水污染物排放标准》（GB 18466—2005）

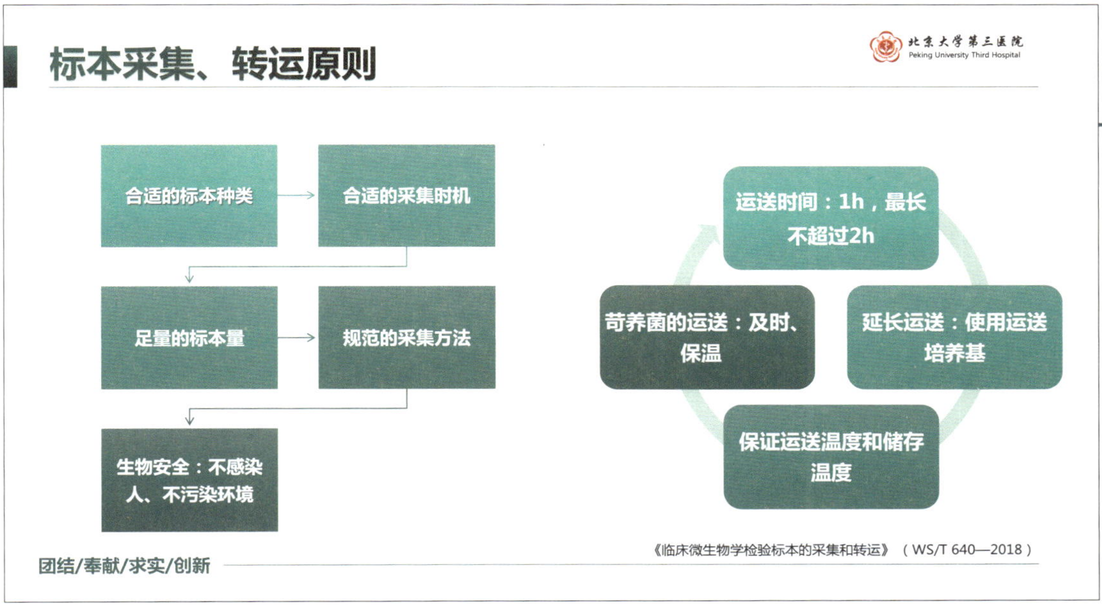
标本采集、转运原则
北京大学第三医院
Peking University Third Hospital
合适的标本种类
合适的采集时机
足量的标本量
规范的采集方法
生物安全：不感染人、不污染环境
运送时间：1h，最长不超过2h
苛养菌的运送：及时、保温
延长运送：使用运送培养基
保证运送温度和储存温度
《临床微生物学检验标本的采集和转运》（WS/T 640—2018）
团结/奉献/求实/创新

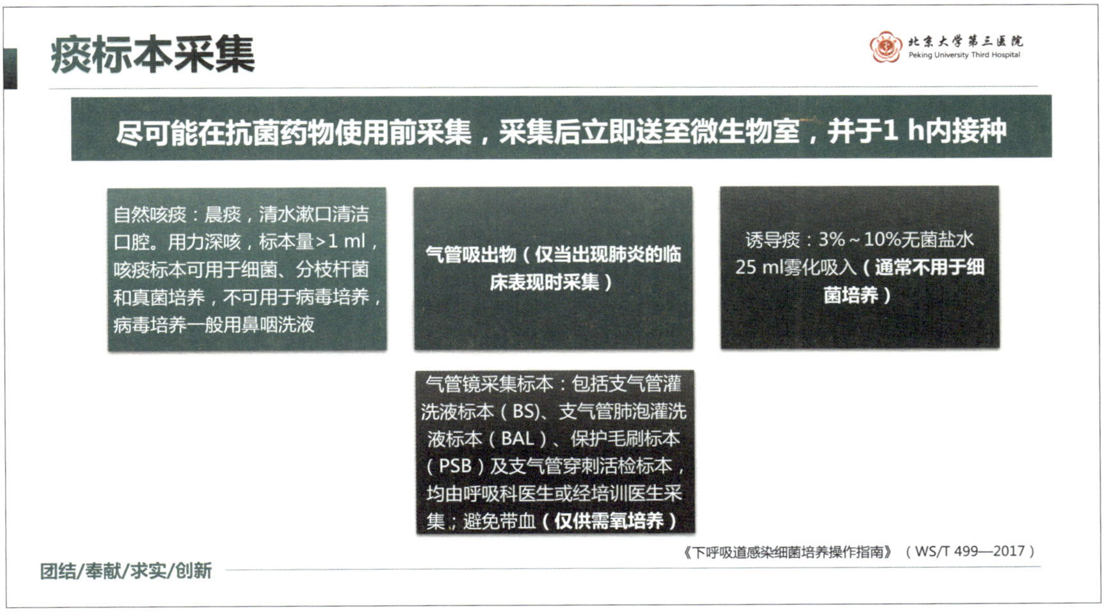
痰标本采集
北京大学第三医院
Peking University Third Hospital
尽可能在抗菌药物使用前采集，采集后立即送至微生物室，并于1 h内接种
自然咳痰：晨痰，清水漱口清洁口腔。用力深咳，标本量>1 ml，咳痰标本可用于细菌、分枝杆菌和真菌培养，不可用于病毒培养，病毒培养一般用鼻咽洗液
气管吸出物（仅当出现肺炎的临床表现时采集）
诱导痰：3%～10%无菌盐水25 ml雾化吸入（通常不用于细菌培养）
气管镜采集标本：包括支气管灌洗液标本（BS)、支气管肺泡灌洗液标本（BAL）、保护毛刷标本（PSB）及支气管穿刺活检标本，均由呼吸科医生或经培训医生采集；避免带血（仅供需氧培养）
《下呼吸道感染细菌培养操作指南》（WS/T 499—2017）
团结/奉献/求实/创新

北京大学第三医院 Peking University Third Hospital

痰培养常见病原菌

类型/免疫状态	最常见病原菌	少见病原菌
社区获得性典型肺炎	肺炎链球菌、流感嗜血杆菌、肺炎克雷伯菌	金黄色葡萄球菌、卡他莫拉菌、脑膜炎奈瑟球菌
社区获得性非典型肺炎	肺炎支原体、呼吸道病毒、流感病毒、肺炎衣原体、军团菌属	沙眼衣原体、结核分枝杆菌、真菌等
吸入性肺炎	厌氧菌、金黄色葡萄球菌、需氧革兰氏阴性菌	
医院获得性肺炎	革兰氏阴性杆菌、金黄色葡萄球菌、厌氧菌、社区获得性肺炎的典型菌	军团菌、肺炎链球菌
血液播散性肺炎	金黄色葡萄球菌、链球菌	需氧革兰氏阴性杆菌
免疫抑制宿主条件致病菌感染性肺炎	社区获得性肺炎典型菌、奴卡菌属、念珠菌属、条件致病真菌、曲霉菌	

- 抗酸染色和结核分枝杆菌培养：最好至少连续三天的清晨第一口痰
- 普通细菌性肺炎，痰标本每天送检1次，连续2~3天，不建议24 h内多次采集，除非痰外观性状出现改变

团结/奉献/求实/创新

《下呼吸道感染细菌培养操作指南》（WS/T 499—2017）

北京大学第三医院 Peking University Third Hospital

血培养采集指征

建议在抗菌药物使用前采集，如果已经使用，则在抗菌药物浓度较低时进行采集
发热初起时、寒战时、寒战后、发热高峰时或高峰后

- 发热（≥38°C）或低温（≤36°C）
- 寒战、白细胞增多（特别有“核左移”现象出现）
- 呼吸频率＞20次/分或动脉血二氧化碳分压（$PaCO_2$）＜32 mmHg
- 心率＞90次/分
- 昏迷，多器官功能障碍，血压降低
- 炎症反应参数如降钙素原（PCT）升高、C反应蛋白（CRP）升高

团结/奉献/求实/创新

中国医疗保健国际交流促进会临床微生物与感染分会, 中华医学会检验医学分会临床微生物学组, 中华医学会微生物学和免疫学分会临床微生物学组. 血液培养技术用于血流感染诊断临床实践专家共识. 中华检验医学杂志, 2022, 45(2): 105-121.

血培养标本运送

北京大学第三医院 Peking University Third Hospital

建议血培养标本在采集后2 h内（最迟不超过4 h）送至实验室，室温（20~25 ℃）运送，运送条件须符合生物安全要求

如果运送延迟，应置于室温（20~25℃）保存，切勿冷藏或冷冻

对于所有＞2 h接收的血培养瓶，须注意观察其生长指标，例如传感器的颜色、溶血、气体、浑浊度等，如果涂片染色发现有细菌生长，应与阳性瓶一样对待

团结/奉献/求实/创新

中国医疗保健国际交流促进会临床微生物与感染分会, 中华医学会检验医学分会临床微生物学组, 中华医学会微生物学和免疫学分会临床微生物学组. 血液培养技术用于血流感染诊断临床实践专家共识. 中华检验医学杂志, 2022, 45(2): 105-121.

尿标本采集

北京大学第三医院 Peking University Third Hospital

标本采集应在使用抗生素之前，宜采集晨尿，嘱患者睡前少喝水或不喝水，尿液在膀胱内潴留至少 4 h，可降低假阴性率 。无症状的患者应连续采集 3 天晨尿送检 。

清洁中段尿	耻骨上膀胱穿刺	直接导尿	留置导尿管收集尿液	膀胱导尿采集	婴幼儿尿液采集袋采集
• 先用肥皂水仔细清洗会阴部，再用清水冲洗尿道口周围；将前段尿排去，留取中段尿10 ml左右于无菌容器内，立即加盖送检，**0.5 h内接种**	• 使用无菌注射器直接从耻骨上经皮肤消毒穿入膀胱吸取尿液，是**评估膀胱内细菌感染的“金标准”方法**，主要用于厌氧菌培养或留取标本困难的婴儿尿标本的采集	• 按常规方法对会阴局部进行消毒后，用导尿管直接经尿道插入膀胱，获取膀胱尿液，可减少尿液标本污染，准确地反映膀胱感染情况。**一般不提倡使用**	• 先消毒，按无菌操作方法用注射器穿刺导尿管吸取尿液；如果需要，将导管夹闭在管中采集尿标本，但**夹闭时间不能超过 0.5 h**。尿液标本**不能通过收集袋引流管口流出的方式采集**	• 局部消毒后，采用导尿管经尿道插入膀胱收集尿液，严格采用无菌技术插入导管，避免带入细菌，弃去最开始导出的15～30 ml尿液后再收集培养的尿液	• 此法很难避免会阴部正常菌群的污染，易出现假阳性，因此该方法尿液培养**结果阴性更有意义**

团结/奉献/求实/创新

《尿路感染临床微生物实验室诊断》（WS/T 489—2016）

尿标本运送

北京大学第三医院 Peking University Third Hospital

尿液标本应尽快送检，若不能及时送达，应4 ℃冷藏或添加防腐剂，均不能超过24 h。加入防腐剂的尿液标本，至少采集3 ml， 0.5 h内接种

不接收的尿液标本：

- 标本采集时间超过2 h而未4 ℃冷藏或添加防腐剂
- 标本4 ℃冷藏或添加防腐剂但已超过24 h
- 连续收集24 h的尿液标本
- 导尿管尖端培养
- 标本取自导尿患者尿袋
- 除耻骨上膀胱穿刺法外，采用其他方法采集标本申请做厌氧菌培养

团结/奉献/求实/创新

《尿路感染临床微生物实验室诊断》（WS/T 489—2016）

尿标本培养结果

北京大学第三医院 Peking University Third Hospital

医院获得性尿路感染

背景	临床表现	白细胞尿/ml	≤2种病原菌菌尿 CFU/ml	结果解释	是否做药敏试验
无导尿管患者	有	$\geqslant 10^4$	$\geqslant 10^3$	尿路感染	是
			$< 10^3$	a.有炎症但无菌尿 b.正在使用抗生素 c.慢生长或难生长病原菌感染 d.无病原菌感染	不确定
	无	不确定	$\geqslant 10^3$	定植	否
				无尿路感染或病原菌定植	不确定
	有	$< 10^4$	$\geqslant 10^5$	免疫功能正常患者；重复做尿液细菌学和细胞学检查（可能处于尿路感染的起始阶段）	否
				免疫功能缺陷患者（如化疗或移植患者）	是
插导尿管患者	有	有导尿管存在时白细胞尿没有意义	$\geqslant 10^5$	尿路感染	是
			$< 10^5$	a.有炎症但无菌尿 b.正在使用抗生素 c.慢生长或难生长病原菌感染 d.无病原菌感染	否
			$\geqslant 10^3$	定植	否
	无	有导尿管存在时白细胞尿没有意义	$< 10^5$	无尿路感染或病原菌定植	不确定

团结/奉献/求实/创新

《尿路感染临床微生物实验室诊断》（WS/T 489—2016）

标本的储存原则

北京大学第三医院 Peking University Third Hospital

标本不能及时检验或送检时，需存储在合适的环境下，以防病原菌死亡或因共生菌滋生过多，影响病原体分离

储存环境	标本来源
4℃	尿液、粪便、鼻咽部标本，血清学标本，所有结核分枝杆菌检查标本，真菌标本，血导管
37℃	脑脊液，淋病检查标本，血培养瓶
室温	厌氧菌标本，伤口分泌物标本，无菌体液，血培养瓶

团结/奉献/求实/创新

医院感染管理处 谭红菊

Infection Prevention & Control Cloud Training

感染防控云培训

第十八课

手术室感染管理

团结　奉献　求实　创新

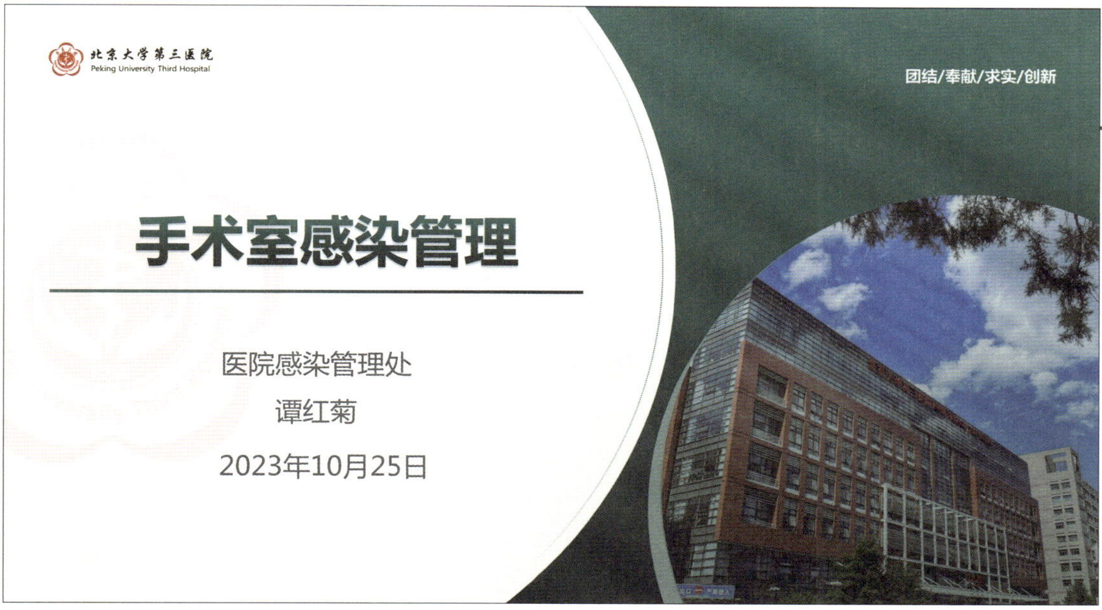

目录/ CONTENTS

01 组织管理

02 手卫生与无菌操作

03 物品管理

04 环境管理

PART 01 ONE

组织管理

组织管理要求

- 建立科室院感管理小组，职责明确
- 建立医院感染管理制度、流程完善
- 定期进行科室院感管理小组会议，记录完整
- 定期组织或参加院感知识培训，记录齐全
- 定期院级、科级自查，持续改进
- 定期有应急预案演练记录
- 及时发现并控制感染风险

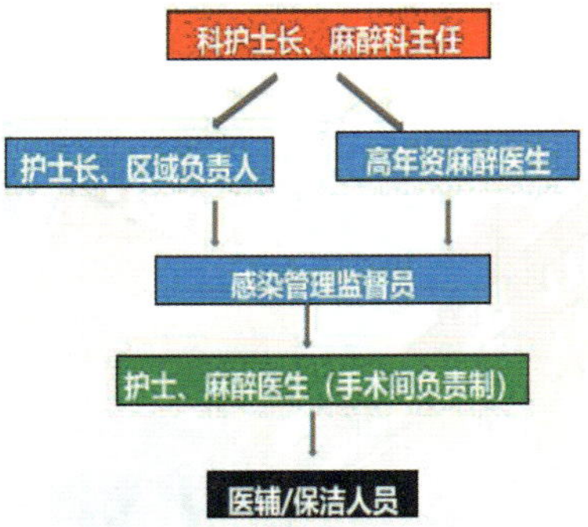

专人负责、分级管理、人人参与、在岗履职

人员管理

北京大学第三医院 Peking University Third Hospital

- 应限制与手术无关人员上台
- 医护人员、工勤人员应定期接受感染预防与控制知识的培训并进行考核
- 控制手术间人数：满足手术需要情况下 I 级≤ 14 人；II级 ≤ 12 人；III~IV级 ≤10人
- 患有急性上呼吸道感染、感染性腹泻、皮肤疖肿、皮肤渗出性损伤等感染期的医务人员不应进入手术部(室)的限制区
- 外出时需更换外出衣、鞋
- 厂家人员管理
- 参观人员管理

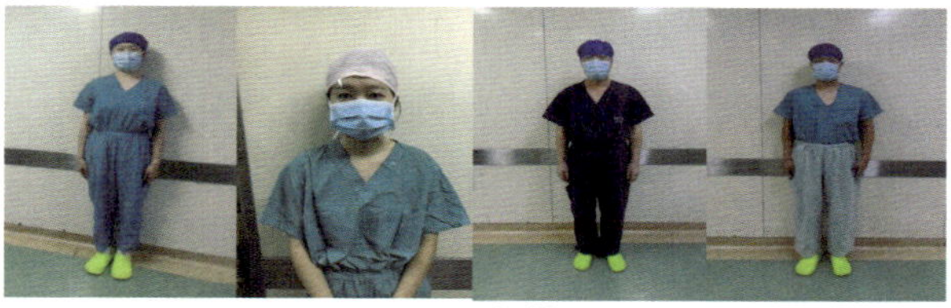

目视管理

团结/奉献/求实/创新

《医院洁净手术部建筑技术规范》（GB 50333—2013）

PART 02 TWO

手卫生与无菌操作

手卫生定义

北京大学第三医院 Peking University Third Hospital

手卫生是洗手、卫生手消毒和外科手消毒的总称

- 洗手：用肥皂（皂液）和流动水洗手去除手部皮肤污垢、碎屑和部分致病菌的过程
- 卫生手消毒：用速干手消毒剂揉搓双手减少手部暂居菌的过程
- 外科手消毒：外科手术前用肥皂（皂液）和流动水洗手再用手消毒剂清除或者杀灭手部暂居菌和减少常居菌的过程

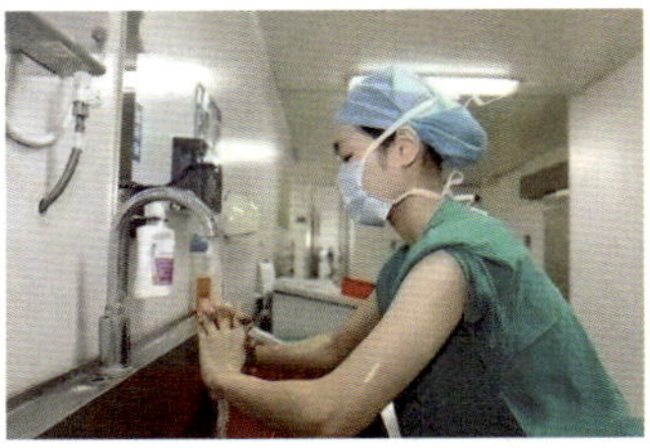

团结/奉献/求实/创新

无菌操作

北京大学第三医院 Peking University Third Hospital

- **无菌技术**：是医疗护理过程中，保持无菌物品、无菌区域不被污染，防止病原微生物侵入人体的一系列操作技术
- **无菌区**：指经过灭菌处理且未被污染的区域

- 进入人体组织、无菌器官的医疗器械、器具和物品必须达到灭菌水平
- 接触皮肤、黏膜的医疗器械、器具和物品必须达到消毒水平
- 各种用于注射、穿刺、采血等有创操作的医疗器具必须一用一灭菌

卫生部. 医院感染管理办法. 中国护理管理,2006,6(7):5-7.

团结/奉献/求实/创新

无菌技术原

北京大学第三医院 Peking University Third Hospital

- 明确无菌区：操作前应首先明确无菌区、非无菌区
- 取无菌物品：必须用无菌钳
- 未经消毒的物品不可触及无菌物或跨越无菌区
- 进行无菌操作时如器械、用物疑有污染或已被污染，即不可使用，应更换或重新灭菌
- 一物一用：**一套无菌物品，只能供一个患者使用**

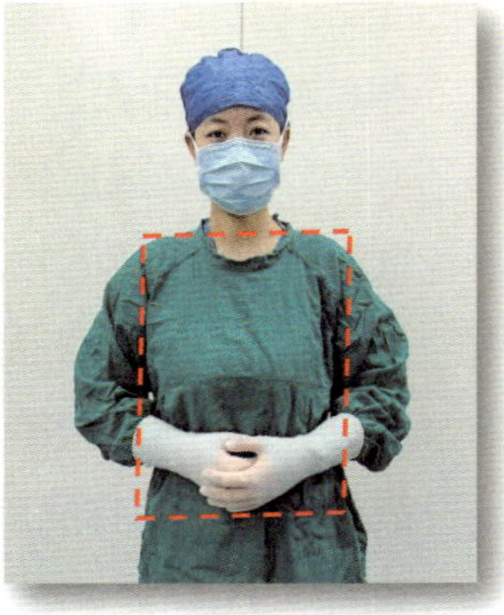

穿好手术衣后无菌范围

团结/奉献/求实/创新

PART 03 THREE

物品管理

物品管理原则

北京大学第三医院 Peking University Third Hospital

- **洁污分明**
- 污染物品专门通道/严格密闭包装后运送
- 消毒或灭菌物品应**集中管理**，满足WS 310的要求
- 消毒后直接使用的物品应干燥、专区专架存放
- 一次性使用无菌物品应去除**物流包装**后进入无菌物品存放区
- 物品放置应固定位置，设置标识
- 接触清洁/无菌物品前应洗手或手消毒
- 无菌物品应分类、分架存放，储存和发放满足**WS 310**的要求
- 无菌物品应**先进先出**，掉落地上或误放到不洁处应视为被污染，重新处理

团结/奉献/求实/创新

手术器械集中管理

北京大学第三医院 Peking University Third Hospital

- 实现消毒供应中心统一回收、集中管理到患者使用全过程的信息追溯、闭环管理

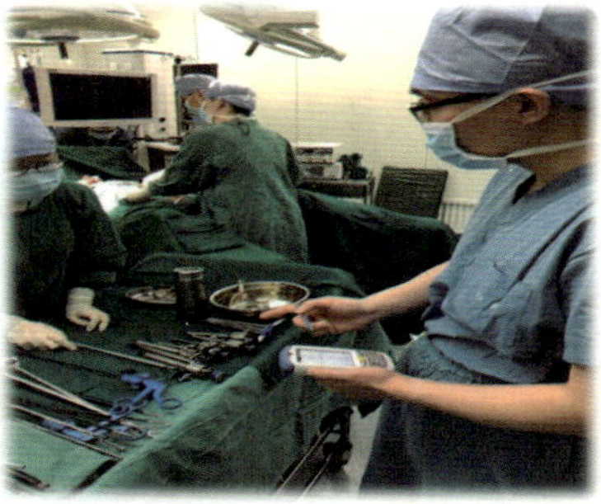

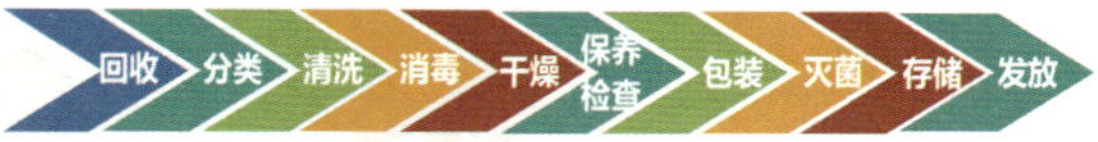

团结/奉献/求实/创新

手术器械集中管理

北京大学第三医院 Peking University Third Hospital

- 外来器械、腔镜器械参照手术器械流程处理
- 精密手术器械和不耐热手术器械的处理应遵循生产厂家提供的使用说明
- 小型快速灭菌器不应作为手术器械的常规灭菌方法
- 能耐压力蒸汽灭菌的应首选压力蒸汽灭菌

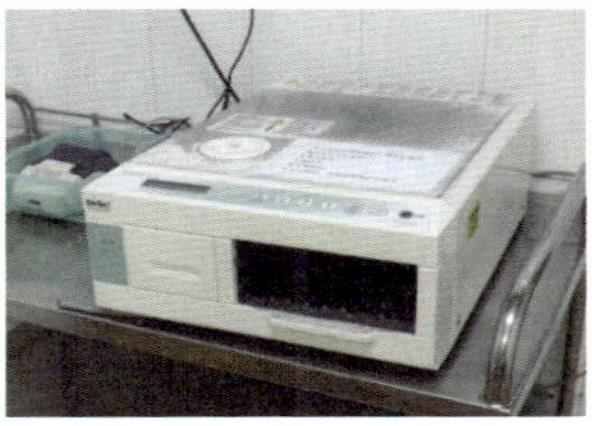

团结/奉献/求实/创新

手术室无菌物品的常用灭菌方式

北京大学第三医院 Peking University Third Hospital

- 合理选用灭菌方式
  - 压力蒸汽灭菌法
  - 环氧乙烷灭菌法
  - 过氧化氢低温等离子灭菌法
- 正确识别、使用

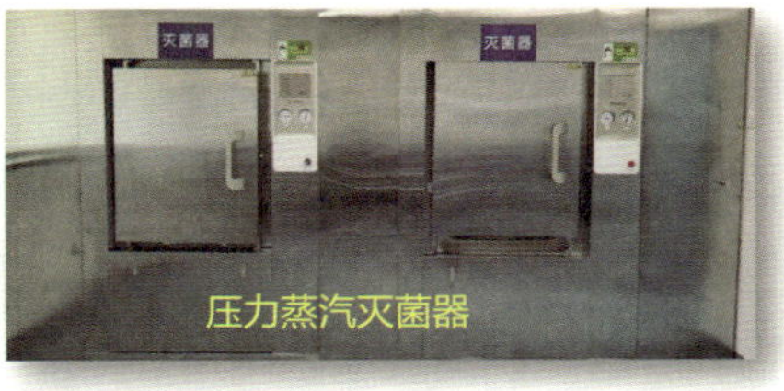

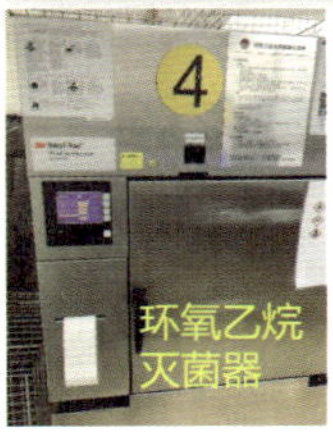

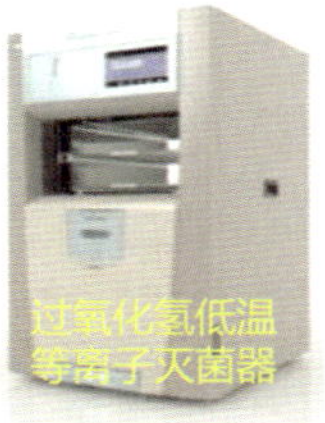

团结/奉献/求实/创新

PART 04 FOUR

环境管理

建筑布局

北京大学第三医院 Peking University Third Hospital

- 所有物体表面应平整、无死角
- 墙面应采用防潮、防霉、不积尘、不产尘、耐腐蚀、易清洁的材料。墙面下部的踢脚应与地面成一整体，踢脚与地面交界的阴角应做成R≥30 mm的圆角，墙体交界处的阴角应成小圆角
- 地面应平整、防水采用耐磨、耐腐蚀、易清洁浅色材料
- 不应有开放的地漏

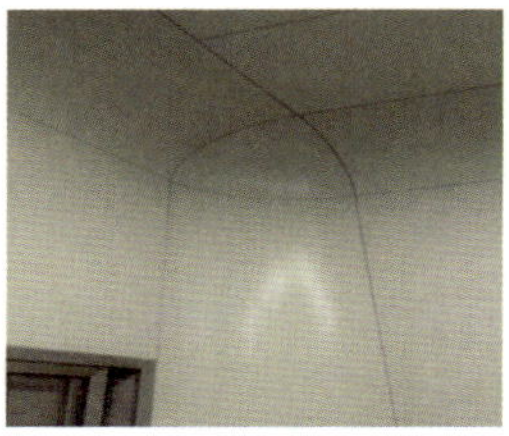

防火、防尘、防污、易清洁

《医院洁净手术部建筑技术规范》（GB 50333—2013）

团结/奉献/求实/创新

三区、双通道VS洁污分明

北京大学第三医院 Peking University Third Hospital

- 限制区、半限制区、非限制区
- 洁净走廊
  - 医护人员、患者、无菌物品出入
- 清洁走廊
  - 术后器械、污物运送

布局合理、分区明确、洁污分开、标识清楚、流程合理

《医院洁净手术部建筑技术规范》（GB 50333—2013）

团结/奉献/求实/创新

环境清洁与消毒

北京大学第三医院 Peking University Third Hospital

- 环境表面清洁指消除环境表面有机物、无机物和可见污染物的过程
- 环境表面消毒用物理或化学方法消除或杀灭芽孢以外的所有病原微生物的过程
- 原则
  - 应先清洁后消毒，采取湿式清洁方法
  - 遵循由上而下、由洁到污
  - 根据不同污染风险、卫生等级要求，选择清洁的方式、强度、频率和制剂

团结/奉献/求实/创新

手术间清洁

北京大学第三医院
Peking University Third Hospital

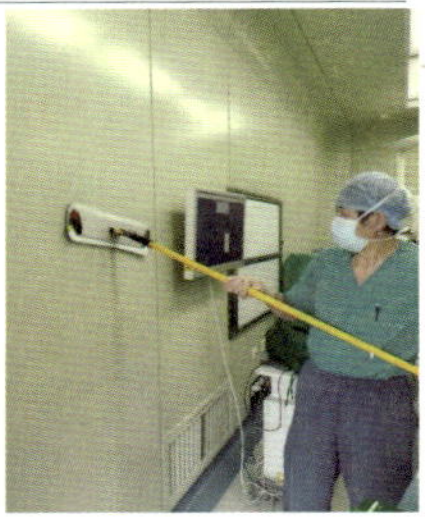

- 每天：启动前清水擦拭物表
- 手术接台：手术台及周边1~1.5 m内所有表面清洁、消毒，废弃物处理
- 全天手术结束后：对于2 m以下所有物体表面终末清洁/消毒
- 每周：对包括高空处物表在内的所有物表、回风口、送风口进行清洁、消毒

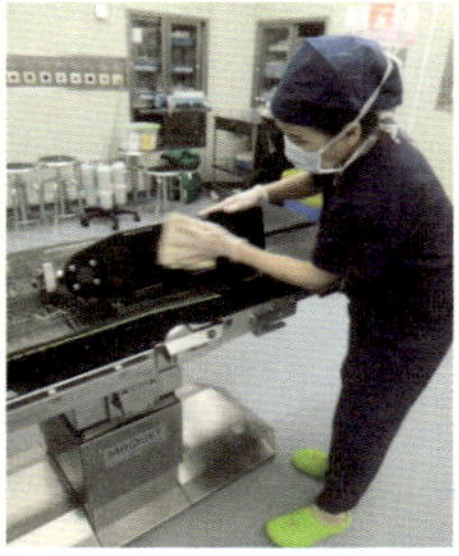

团结/奉献/求实/创新

环境管理

北京大学第三医院
Peking University Third Hospital

- 术中门应保持关闭状态、减少人员流动
- 普通手术间
  - 手术结束后，可采用自然通风换气，通风后进行物体表面清洁消毒
- 洁净手术间
  - 每天首台手术前30 min，空气净化装置应正常开启，环境参数应达到GB 50333要求
  - 连台手术按要求进行物体表面清洁消毒
  - 自净时间：Ⅰ级手术>10 min，Ⅱ、Ⅲ级手术≥20 min，Ⅳ级手术30 min
  - 全天手术结束并进行清洁消毒后，空气净化系统需继续运行30 min

团结/奉献/求实/创新

经空气传播疾病患者环境处理

- 首选负压手术间进行手术
- 关闭：术中应及时关闭洁净通风系统
- 消毒：术后进行空气和物表清洁消毒，有条件的医院采用过氧化氢汽化/雾化消毒机进行终末消毒
- 自净： 最后启动洁净系统
- 更换：自净结束后更换回风口滤网；回风口的过滤网应具备中效以上过滤能力

医院感染管理处 安卫红

第十九课

ICU 医院感染管理

团结 奉献 求实 创新

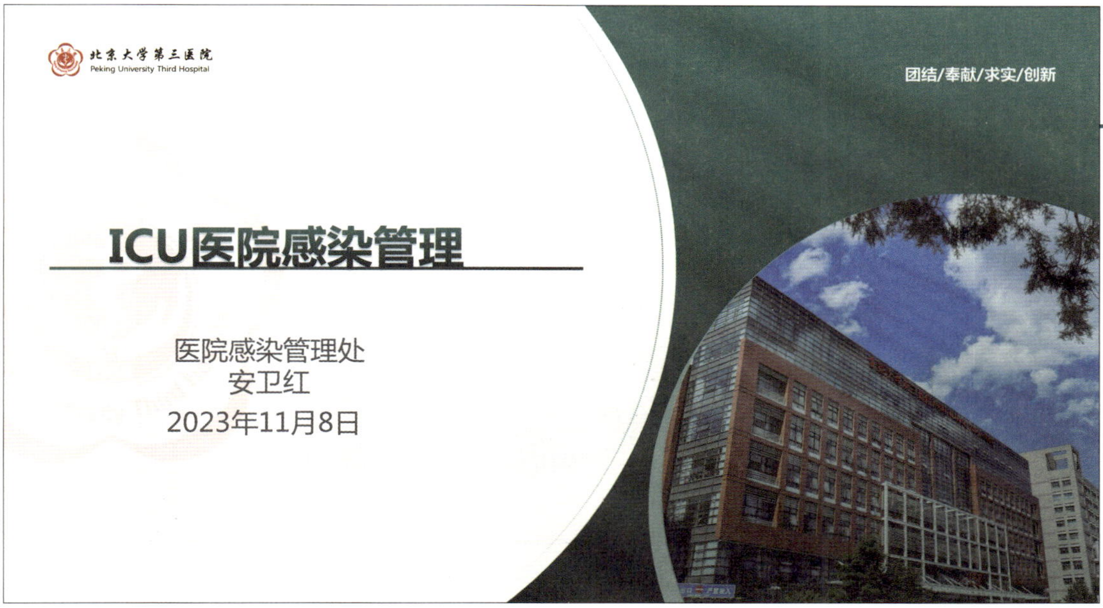
北京大学第三医院
Peking University Third Hospital
团结/奉献/求实/创新
ICU医院感染管理
医院感染管理处
安卫红
2023年11月8日

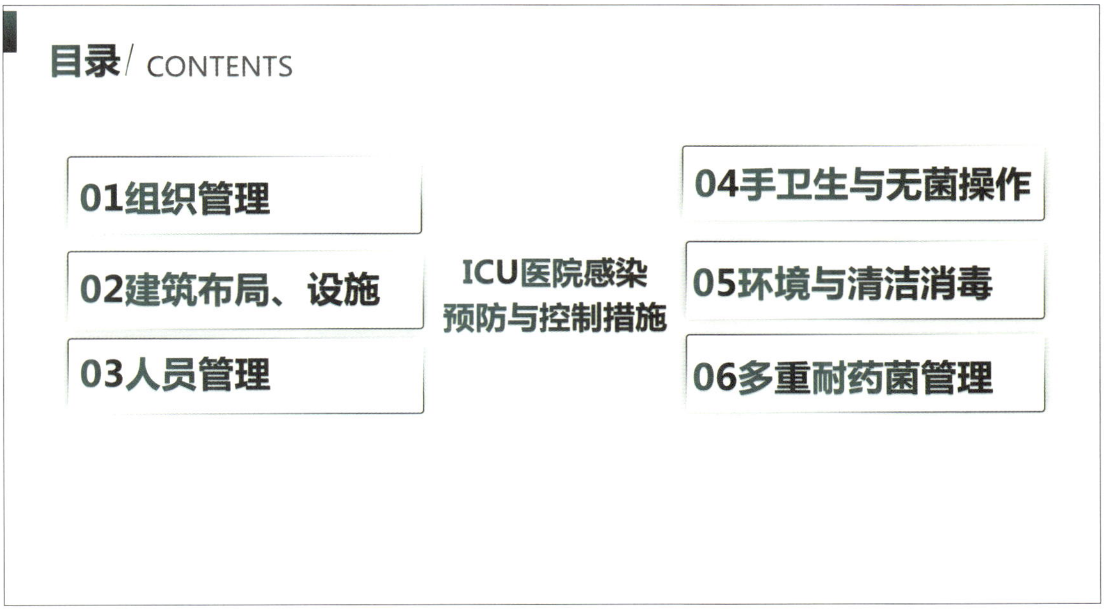
目录/ CONTENTS
01组织管理
02建筑布局、设施
03人员管理
ICU医院感染预防与控制措施
04手卫生与无菌操作
05环境与清洁消毒
06多重耐药菌管理

ICU工作环境是这样的！

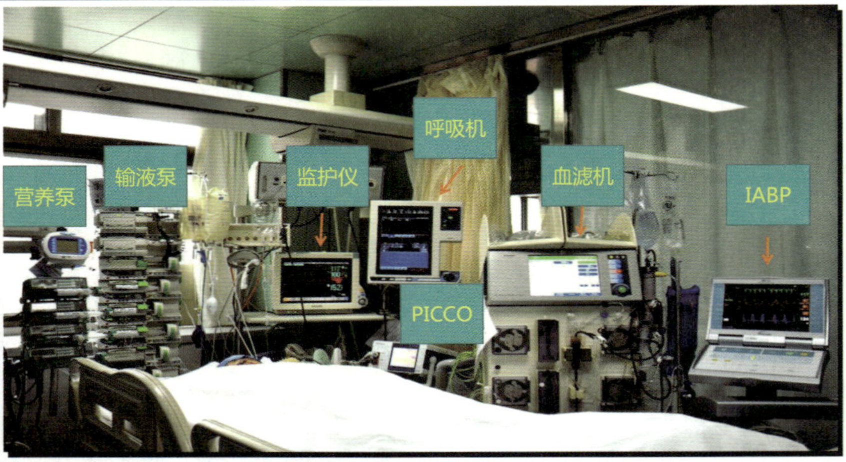

医院感染对患者产生哪些影响？

北京大学第三医院
Peking University Third Hospital

医院感染
- 住院时间延长
- 机体脏器功能异常
- 死亡风险增加
- 心理障碍
- 高昂治疗费用
- 微生物耐药性增强
- 卫生系统的巨大额外财政负担和资源消耗

国外相关研究显示，约50%的医院感染发生在ICU，是普通病房的3倍以上

国内相关数据显示，ICU医院感染发生率高达10%~50%不等

ICU作为医院感染的重点防控部门，感染防控形势严峻

Liu X, Cui D, Li H, et al. Direct medical burden of antimicrobial-resistant healthcare-associated infections: empirical evidence from China. J Hosp Infect, 2020, 105(2):295-305.
Manoukian S, Sterwart S, Giaves N, et al. Bed-days and costs associated with the inpatient burden of healthcare-associated infection in the UK. J Hosp Infect, 2021, 114:43-50.
Cai Y, Venkatachalam I, Kwa AL, et al. Estimating the excess bed days and economic burden of healthcare-associated infections in Singapore public acute-care hospitals. Infect Control Hosp Epidemiol, 2022, 43(9):1245-1248.

团结/奉献/求实/创新

ICU患者具有感染高危因素！

北京大学第三医院 Peking University Third Hospital

基础疾病因素	医源性因素
高龄	内镜治疗（气管镜、腹腔镜等）
意识不清	机械通气及持续时间
误吸	插管（鼻饲、气管插管、引流等）
多发外伤	颅脑外伤后大剂量镇静剂使用
多器官功能衰竭	泌尿道插管
颅脑外伤	动静脉插管
严重感染	使用免疫抑制剂
重大手术	使用大剂量抗生素

团结/奉献/求实/创新

预防与控制ICU患者医院感染十分重要！

组织管理

北京大学第三医院 Peking University Third Hospital

- 成立ICU医院感染管理小组
- 建立并完善ICU医院感染管理相关规章制度与流程
- 医院感染管理专职人员对ICU感染防控措施落实督查整改
- 定期对ICU感染防控督查问题进行持续改进
- 定期对ICU工作人员进行感染防控相关培训及考核工作

科室主任为第一责任人

《重症监护病房医院感染预防与控制规范》（WS/T 509—2016）

团结/奉献/求实/创新

建筑布局、必要设施及管理要求

北京大学第三医院 Peking University Third Hospital

- ICU应位于**方便患者**转运、检查和治疗的区域
- ICU整体布局应以**洁污分开为原则**，医疗区域、医疗辅助用房区域、污物处理区域等应相对独立
- **床单位使用面积**应**不少于**15 m²，床间距应**大于**1 m
- ICU内应至少配备**1个单间病室(房)**，使用面积**不少于**18 m²
- 应具备**良好的通风、采光**条件。医疗区域内的**温度**应维持在（24±1.5）℃，相对**湿度**应维持 在30%～60%
- **装饰**应遵循不产尘、不积尘、耐腐蚀、防潮防霉、防静电、容易清洁和消毒的原则
- **不应**在室内摆放干花、鲜花或盆栽植物

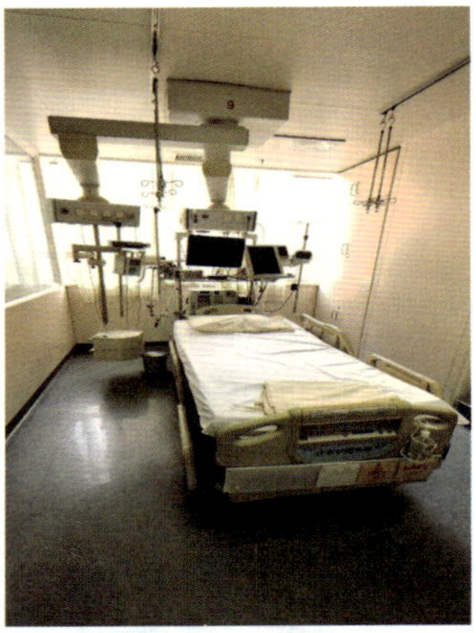

《重症监护病房医院感染预防与控制规范》（WS/T 509—2016）

团结/奉献/求实/创新

人员管理：医务人员管理

北京大学第三医院
Peking University Third Hospital

基本要求

- ICU应配备**足够数量**、受过**专门训练**、**具备独立工作能力**的专业医务人员
- ICU专业护士人数与实际床位数之比应**不低于3:1**
- 护理**多重耐药菌**感染或定植患者时，宜**分组进行**，人员相对固定
- 患有呼吸道感染、腹泻等**感染性疾病的医务人员**，应避免直接接触患者
- 包括：实习、进修、轮转、外来会诊及检查人员**同质化管理**
- 保洁员、护理员管理：**培训、考核、监督检查**

《重症监护病房医院感染预防与控制规范》（WS/T 509—2016）

团结/奉献/求实/创新

医务人员职业防护

北京大学第三医院
Peking University Third Hospital

医务人员应采取**标准预防**，防护措施应符合WS/T 311的要求，特定患者根据传播途径增加**额外预防**

- ICU应配备**足量**的、方便取用的个人**防护用品**，如口罩、手套、护目镜、防护面罩、防水围裙、隔离衣、防护服等
- 医务人员应掌握防护用品的**正确使用方法**
- 应保持**工作服的清洁，定期更换**
- 进入ICU**可不更鞋**，必要时可使用鞋套或专用鞋

《重症监护病房医院感染预防与控制规范》（WS/T 509—2016）

团结/奉献/求实/创新

患者管理：安置与隔离

北京大学第三医院 Peking University Third Hospital

应遵循以下原则：**转运前做好风险评估**

- 应将感染、疑似感染与非感染患者**分区安置**
- 免疫抑制患者应采取**保护性隔离**
- **多重耐药菌、泛耐药菌感染或定植患者**，宜**单间隔离**；有条件者负压间隔离；如隔离房间不足，可将同类耐药菌感染或定植患者集中安置，并设醒目的标识。如为多人间，床间距应≥1.5 m
- 经空气、飞沫传播疾病或特殊传染病患者首选负压间隔离，如无则单间隔离，限制患者出入房间
- 分组护理，应为接受隔离的患者／定植者安排专门的照护工作人员
- 设备专用，低度危险医疗器械（如听诊器、血压计等）专人专用；难以实现专人专用的须在每次使用后进行规范的清洁消毒

《重症监护病房医院感染预防与控制规范》（WS/T 509—2016）

团结/奉献/求实/创新

患者管理：转运

北京大学第三医院 Peking University Third Hospital

- 应限制难以控制的多重耐药感染患者／定植者的活动范围，减少转运
- 病情需要必须转诊或外出检查之前，通知接诊或接待检查的科室，提醒其采取相应防控措施，以减少对其他患者、医务人员和周围环境的污染

《重症监护病房医院感染预防与控制规范》（WS/T 509—2016）

团结/奉献/求实/创新

探视人员管理

北京大学第三医院 Peking University Third Hospital

- 应明确**探视时间**，**限制**探视者人数
- 探视者进入**ICU前**及**出ICU**须执行手卫生（洗手或用速干手消毒剂消毒双手）
- 探视者进入ICU宜穿**专用探视服**。探视服**专床专用**，探视日结束后清洗消毒
- 探视者进入ICU**可不更鞋**，必要时可穿鞋套或更换专用鞋
- 探视呼吸道感染、感染性腹泻患者时，探视者应遵循WS/T 311的要求
- 应**谢绝**患有**呼吸道感染性疾病、感染性腹泻等感染性疾病的探视者**

《重症监护病房医院感染预防与控制规范》（WS/T 509—2016）

团结/奉献/求实/创新

手卫生设施要求

北京大学第三医院 Peking University Third Hospital

手卫生设施：洗手设施与床位数比**不低于1:2，单间每床一套**

- 流动水洗手池
- 非手触式水龙头
- 洗手液
- 干手设施（干手纸巾）
- 含醇类速干手消毒剂
- 洗手图

- 根据喷溅范围合理设置洗手池位置，应合理确定洗手池与患者、床单元，以及配药、配餐和物品储存等区域的距离≥1 m
- 不得用于倾倒患者排泄物等污染性液体
- 采取防溅措施，并定期清洁、消毒，保持洗手池清洁和相对干燥
- 病房入口处，探视人员更衣处应有手卫生设施

《重症监护病房医院感染预防与控制规范》（WS/T 509—2016）

团结/奉献/求实/创新

无菌技术操作

- 环境：环境要清洁、干燥、宽敞，进行无菌技术操作前半小时，须停止清扫地面等工作，避免不必要的人员流动，防止尘埃飞扬
- 人员：工作人员着装整齐，做好手卫生；控制无关人员进入
- 各种用于注射、穿刺、采血等有创操作的医疗器具必须一用一灭菌

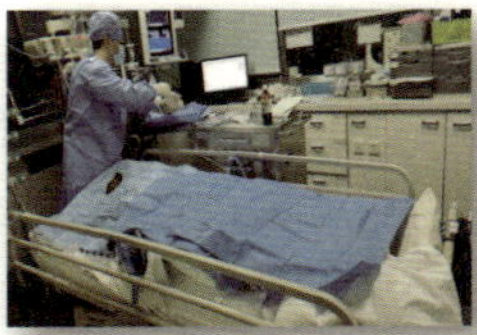

中心静脉穿刺术

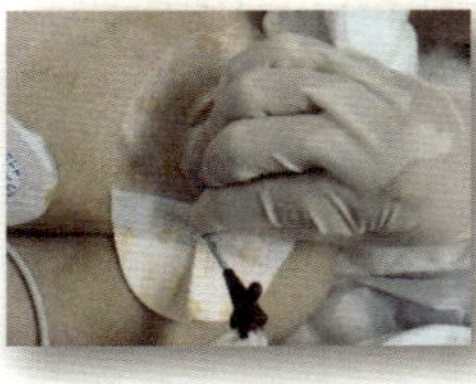

中心静脉换药

《重症监护病房医院感染预防与控制规范》（WS/T 509—2016）

团结/奉献/求实/创新

清洁消毒：床单元的清洁与消毒

北京大学第三医院
Peking University Third Hospital

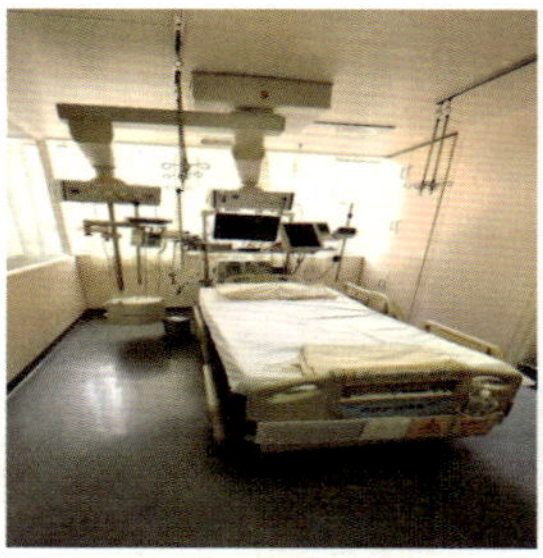

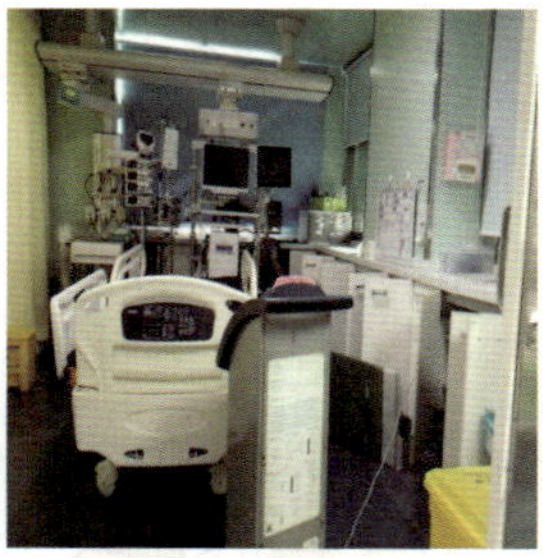

病床与床头桌、输液架、床旁设备等物品共同构成一个清洁单元。

每个清洁单元应单独使用一套清洁用品。避免多重耐药菌在不同患者之间交叉。

- 普通患者**持续使用的医疗设备**（如监护仪、输液泵、氧气流量表等)表面，**应每天清洁消毒1~2次**
- 普通患者交叉使用的医疗设备（如超声诊断仪、除颤仪、心电图机等）表面，直接接触患者的部分应**每位患者用后立即清洁消毒**，不直接接触患者的部分应**每周清洁消毒1~2次**

《重症监护病房医院感染预防与控制规范》（WS/T 509—2016）

团结/奉献/求实/创新

环境管理：空气净化系统的维护与保养要求

北京大学第三医院 Peking University Third Hospital

- 符合WS/T 368《医院空气净化管理规范》要求，应由专业技术人员进行保养与维护，并制订运行手册，有检查和记录
- 空气净化装置应在有效期内使用，按厂家的说明进行维护并定期更换
- 每天应记录病房的温度、湿度，异常时及时联系空调组
- 回风口粗效滤网每周清洁一次，并无肉眼可见的毛絮等附着物

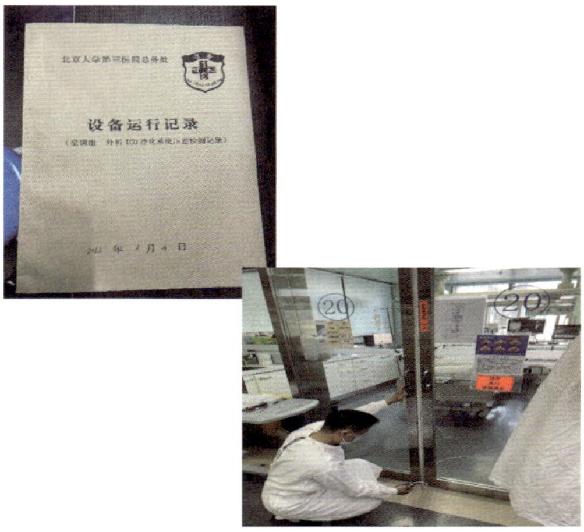

团结/奉献/求实/创新

多重耐药菌管理

北京大学第三医院 Peking University Third Hospital

2021年全国细菌耐药监测网重症监护病房临床分离细菌耐药监测报告

按照《全国细菌耐药监测网技术方案（2020版）》，得出结论：ICU患者中MRSA，碳青霉烯类耐药鲍曼不动杆菌（CRAB），碳青霉烯类耐药铜绿假单胞菌（CRPA），碳青霉烯类耐药大肠埃希菌、碳青霉烯类耐药肺炎克雷伯菌（CRKP）等表型的发生率明显更高，其中呼吸重症监护病房（RICU）耐药率高于其他三个监护室。

团结/奉献/求实/创新

多重耐药菌管理：接触隔离

北京大学第三医院 Peking University Third Hospital

- 空间隔离
  - 单间隔离
  - 集中安置（分组护理）
- 行为隔离
  - 接触隔离：正确穿戴个人防护用品
  - 设备专用：器械、设备专人专用
  - 外出检查或使用移动设备后消毒

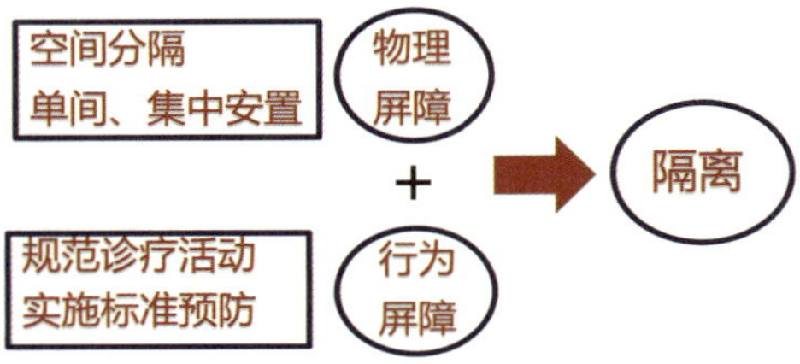

团结/奉献/求实/创新

多重耐药患者管理

北京大学第三医院 Peking University Third Hospital

- **患者的安置**
  - 尽量单间安置，无单间时实施床单元隔离，不应与存在留置各种导管、有开放伤口或免疫功能低下等易感因素的患者安置在同一区域
  - 分组护理，应为接受隔离的患者 / 定植者安排专门的照护工作人员
  - **设备专用**，低度危险医疗器械（如听诊器、血压计等）专人专用
  - 难以实现专人专用的须在每次使用后进行规范的清洁消毒
  - **公用仪器设备**（B超机、气管镜、气囊压力表、过床板……）**接触患者部位一患一用一消毒**
- **患者的转运**
  - 应限制患者活动范围，减少转运
  - 必须转运的，转运前通知目标科室，提醒其采取相应防控措施

团结/奉献/求实/创新

优化流程：耐碳青霉烯肠杆菌防控措施

北京大学第三医院 Peking University Third Hospital

耐碳青霉烯肠杆菌（ carbapenem-resistant enterobacterales, CRE ）指对亚胺培南、美罗培南、厄他培南、多尼培南等任一碳青霉烯类抗菌药物耐药的肠杆菌，或是产生耐碳青霉烯酶的肠杆菌

- **建筑设计**

1.重症监护病房（ICU）内宜设置成全单人间病房

2.无法满足全单人间的 ICU 应设置至少 1 个单人间，每间使用面积应不少于 18 m^2

3.无法满足全单人间的 ICU 多人间病房的床间距宜不少于 2.5 m；两床间宜设置物理隔断（如屏风、玻璃隔断等多种形式，但不含隔帘），物理隔断宜易于清洁、耐受消毒、高度宜不低于 2.5 m

团结/奉献/求实/创新

优化流程：耐碳青霉烯肠杆菌防控措施

北京大学第三医院 Peking University Third Hospital

- **患者安置**

1.已知既往有耐碳青霉烯肠杆菌感染或定植的患者，建议在主动筛查前实施隔离

2.已知耐碳青霉烯肠杆菌感染或定植的患者优先考虑将患者安置于单间，设有单独的卫生间；如条件受限，将感染或定植同一耐碳青霉烯肠杆菌菌种的其他患者隔离在同一个多人间。耐碳青霉烯肠杆菌感染或定植患者宜隔离至出院

- **患者去定植**

1.耐碳青霉烯肠杆菌感染或定植的重症监护病房患者，应每日使用2%葡萄糖酸氯己定进行全身擦拭。不宜对耐碳青霉烯肠杆菌肠道定植患者使用抗菌药物及益生菌或相关产品去定植

2.患者转出/出院：耐碳青霉烯肠杆菌感染或定植患者在转出/出院时，主管医师在其转出小结/出院小结上注明耐碳青霉烯肠杆菌检出情况或以电话通知等方式告知接收机构

团结/奉献/求实/创新

医院感染管理处 李小燕

Infection Prevention & Control Cloud Training

感染防控云培训

第二十课

医院清洁消毒管理

团结 奉献 求实 创新

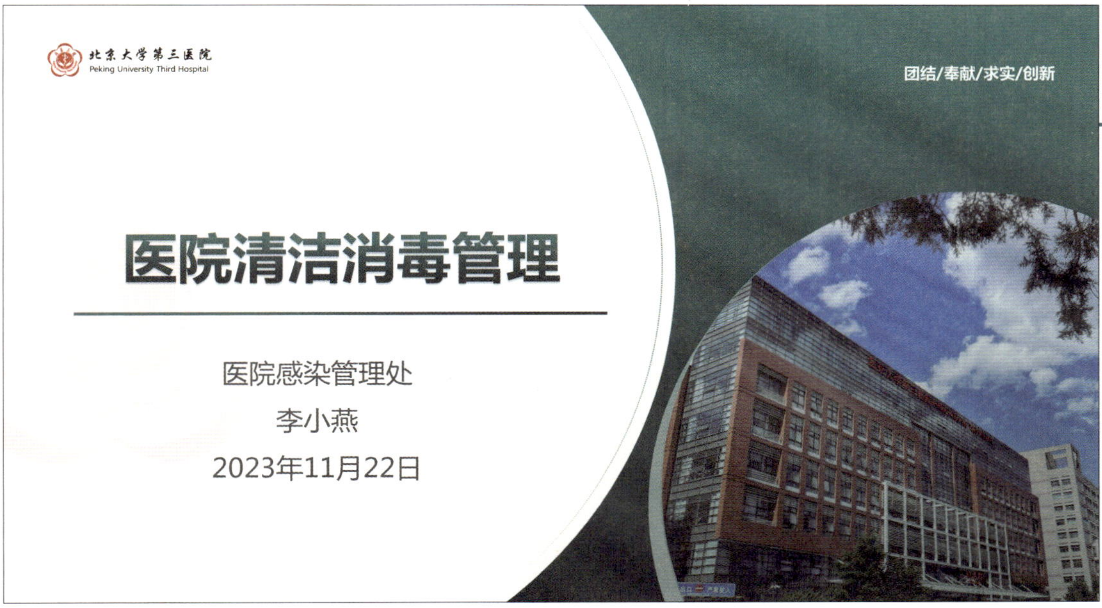
北京大学第三医院
Peking University Third Hospital
团结/奉献/求实/创新
医院清洁消毒管理
医院感染管理处
李小燕
2023年11月22日

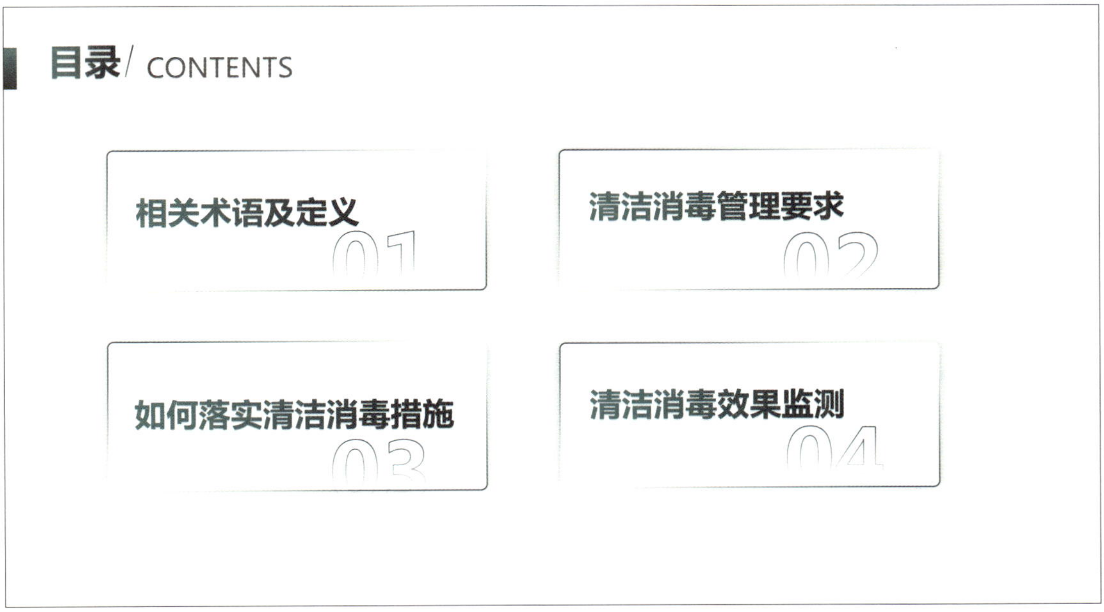
目录/ CONTENTS
相关术语及定义
01
清洁消毒管理要求
02
如何落实清洁消毒措施
03
清洁消毒效果监测
04

01

相关术语及定义

相关术语及定义

北京大学第三医院
Peking University Third Hospital

清洁

- 去除物体表面有机物、无机物和可见污染物的过程

消毒

- 清除或杀灭传播媒介上病原微生物，使其达到无害化的处理

灭菌

- 杀灭或清除医疗器械、器具和物品上一切微生物的处理

《医疗机构消毒技术规范》（WS/T 367—2012）

团结/奉献/求实/创新

相关术语及定义

北京大学第三医院 Peking University Third Hospital

环境表面

- 医疗机构建筑内部表面，如墙面、地面、玻璃窗、门、卫生间台面等
- 医疗器械设备表面，如监护仪、呼吸机、透析机、新生儿暖箱的表面等

清洁单元

- 临近某一患者的相关高频接触表面为一个清洁单元，如该患者使用的病床、床边桌、监护仪、呼吸机、微量泵等视为一个清洁单元

高频接触表面

- 患者和医务人员手频繁接触的环境表面，如床栏、床边桌、呼叫按键、监护仪、床帘、门把手、计算机等

团结/奉献/求实/创新

《医疗机构环境表面清洁与消毒管理规范》（WS/T 512—2016）

相关术语及定义

北京大学第三医院 Peking University Third Hospital

低风险区域

- 基本没有患者或患者只做短暂停留的区域，如行政管理部门、会议室等

中风险区域

- 有普通患者居住，患者体液（血液、组织液等）、排泄物、分泌物对环境表面存在潜在污染可能性的区域。如普通住院病房、门诊科室、功能检查室等

高风险区域

- 有感染或定植患者居住的区域以及对高度易感患者采取保护性隔离措施的区域如感染疾病科、手术部、产房、重症监护病区（室）、移植病区、烧伤病区等

团结/奉献/求实/创新

《医疗机构环境表面清洁与消毒管理规范》（WS/T 512—2016）

管理范围

北京大学第三医院 Peking University Third Hospital

环境

- 所有可接触物体表面及空气

水

- 清洁用水、医疗污水

物品

- 医疗器械及日常诊疗用品

团结/奉献/求实/创新

《医疗机构消毒技术规范》（WS/T 367—2012）

02

清洁消毒管理要求

建筑布局、必要设施及管理要求

北京大学第三医院 Peking University Third Hospital

门诊

- 流程明确，标识清晰，路径便捷
- 门诊、儿科门诊分开候诊，感染疾病科门诊应符合国家有关规定
- 儿科门诊相对独立，出入方便
- 设立预检分诊台、隔离观察室等
- 诊室通风良好，流动洗手设施/速干手消毒剂
- 门诊换药室，清洁伤口、污染伤口分区安置
- 建立预检分诊制度，开展传染病预检
- 门诊手术室、参照医院手术部感染控制要求设置

《医院隔离技术标准》（WS/T 311—2023）

团结/奉献/求实/创新

建筑布局、必要设施及管理要求

北京大学第三医院 Peking University Third Hospital

急诊

- 单独出入口，流程清晰，路径便捷；设置预检分诊、普通诊室和隔离诊室
- 疑似及确诊传染病，采取相应隔离措施
- 诊室通风良好，流动水洗手设施/速干手消毒剂
- 急诊观察室按照病区要求进行管理
- 对不明原因发热等患者诊疗时标准预防基础上按照空气传播疾病的措施进行隔离预防

《医院隔离技术标准》（WS/T 311—2023）

团结/奉献/求实/创新

建筑布局、必要设施及管理要求

北京大学第三医院 Peking University Third Hospital

普通病区（室）

- 通风良好，病室、治疗室等各功能布局合理，洁污分明，标识清晰
- 设施、设备符合院感防控要求，设置隔离房间
- 感染性疾病与非感染性疾病患者分室安置
- 同种感染性疾病、同种病原体感染患者宜集中安置
- 床单元之间设置隔帘，方便清洁与消毒
- 病床间距大于0.8 m，单排床位数＜3床
- 配置合适的手卫生设施、手消剂、干手设施

团结/奉献/求实/创新

《病区医院感染管理规范》（WS/T 510—2016）

清洁与消毒

北京大学第三医院 Peking University Third Hospital

- 先清洁、再消毒、湿式卫生
- 遵守工作流程，有序进行（由洁到污）
  - 使用清洁剂、消毒剂；标识名称，浓度，时间，频率
  - 由上而下，由里到外，由轻到重
- 清洁工具
  - 分区使用，色标管理
  - 不应“二次浸泡”
- 污点随时清洁消毒

团结/奉献/求实/创新

《病区医院感染管理规范》（WS/T 510—2016）

清洁与消毒

北京大学第三医院 Peking University Third Hospital

医疗机构使用的诊疗器械、器具与物品，应符合以下要求

低度危险性物品

- 仅与完整皮肤而不与黏膜接触的器材，如听诊器、血压计袖带等
- 低水平消毒

中度危险性物品

- 仅与完整黏膜接触，而不进入人体无菌组织、器官和血流，也不接触破损皮肤、破损黏膜的物品，如胃肠道内镜、气管镜等
- 中水平消毒

高度危险性物品

- 进入人体无菌组织、器官或接触破损皮肤、破损黏膜的物品，如手术器械、穿刺针等
- 高水平消毒或灭菌

- 使用消毒药械、一次性医疗器械和器具符合国家有关规定
- 一次性使用医疗器械、器具应一次性使用

团结/奉献/求实/创新

清洁与消毒

北京大学第三医院 Peking University Third Hospital

- 普通患者持续使用医疗设备（监护仪、输液泵、氧气表等）表面，应每天清洁消毒、保持清洁干燥
- 普通患者交叉使用的医疗设备（超声仪、除颤仪、心电图机等）表面，直接接触患者的部分应每患者使用后立即清洁消毒，不直接接触患者部分每周清洁消毒1~2次
- 多重耐药患者加强频次
- 出院、转院或死亡后进行终末消毒
- 每个清洁单元单独使用一套清洁用品，避免交叉
- 遵循清洁单元，对于处于接触隔离预防的患者，视该病房为清洁单元

团结/奉献/求实/创新

强化清洁与消毒

- 强化清洁消毒时机
  - 流行暴发（诺如病毒……）
  - 多重耐药菌感染/定植
- 措施
  - 标准预防+基于传播途径的额外预防
  - 增加清洁与消毒频次，根据病原体选择消毒剂
- 特殊感染及时沟通
  - 朊病毒、气性坏疽、不明原因病原体
  - 清洁剂、消毒剂每次更换
- 开展环境清洁消毒质量评估工作

遗撒物清洁与消毒

- 确认遗撒类型：固体（医疗废物）、液体（血液体液）
- 保护现场：专人照看、警戒线
- 人员防护：手套、口罩、帽子、隔离衣
- 专用工具收集：夹子、吸湿材料（纸、布……）
- 污点消毒
  - 消毒液覆盖持续作用时间，清水擦洗
  - 卫生湿巾，擦拭两遍
- 操作完毕，处理废物及清洁工具
- 摘手套，洗手，必要时记录并报告

废弃物管理

北京大学第三医院 Peking University Third Hospital

- **可回收**：统一处理
  - 未被污染的输液瓶袋
  - 其他塑料瓶、纸箱、纸袋
- **生活垃圾**：转运装载
- **医疗废物**：转运装载、职业防护、应急处理
  - 分类：损伤性废物、感染性废物……
  - 包装：密闭包装，贴出处标签
  - 交接、转运、暂存、交接：可追溯

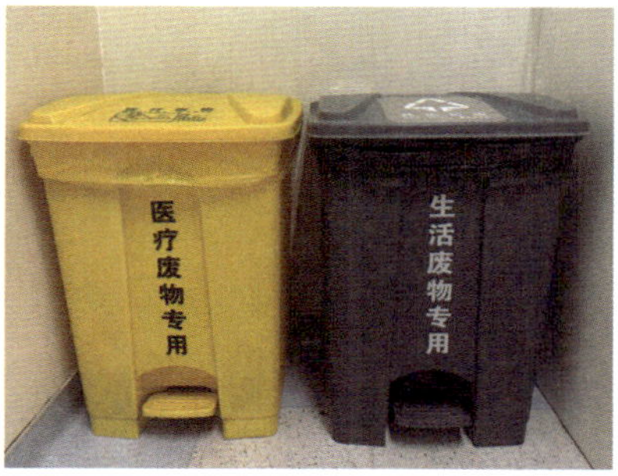

团结/奉献/求实/创新

03

如何落实清洁消毒措施

工作人员职责

北京大学第三医院 Peking University Third Hospital

- 质量监督，业务指导
- 医务人员负责使用中的仪器设备清洁消毒
- 指导保洁人员清洁消毒非工作中的仪器设备
- 属地清洁消毒质量，及时反馈，持续改进
- 保洁工作流程、标准落实
- 手卫生监管
- 环境卫生学采样

- 组建感染管理小组
- 明确职责

- 科主任为第一责任人
- 护士、医师
- 人员固定

- 管理制度
- 预防控制措施及操作流程
- 感染监测
- 知识技能培训

团结/奉献/求实/创新

保洁公司职责

北京大学第三医院 Peking University Third Hospital

- 保洁人员是医院感染控制团队的关键组成部分

- 完善的质量管理体系，关注医院感染
- 基于风险分级
- 管理文件、SOP、作业指导书……
- 清洁消毒质量审核，结果汇报
- 上岗前考核合格，岗中监督纠偏

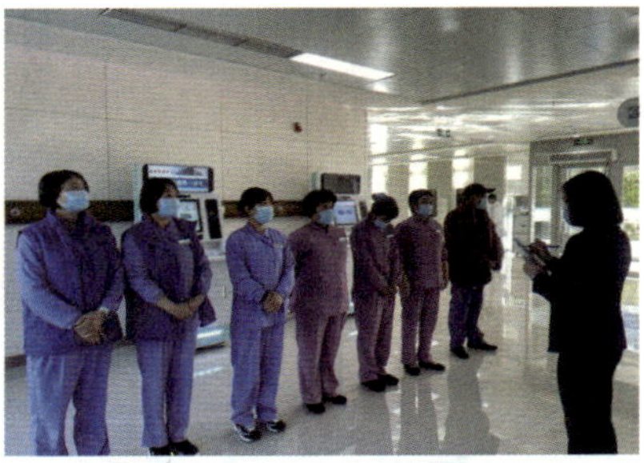

《医疗机构环境表面清洁与消毒管理规范》（WS/T 512—2016）

团结/奉献/求实/创新

保洁公司职责

北京大学第三医院 Peking University Third Hospital

清洁工具复用处理要求

- 数量满足规模
- 使用后立即集中清洁消毒
- 洁具清洗
  - 手工清洗 WS/T 367的要求
  - 机械清洗，热力消毒A_0≥600（80℃，10 min）
  - 机械干燥
- 干燥保存
- 清洁工具处理质量符合 GB 15982要求

《医疗机构消毒技术规范》（WS/T 367—2012）

团结/奉献/求实/创新

04

清洁消毒效果监测

清洁消毒效果监测

北京大学第三医院 Peking University Third Hospital

- **目测法**：干净、干燥、无尘、无污垢、无碎屑、无异味
- **细菌培养**：目前不建议对物表和空气进行常规采样检查，可疑与流行暴发相关时采样
- **生物荧光法**：中高风险区域可采用蛋白残留测定、ATP 生物荧光测定等监测

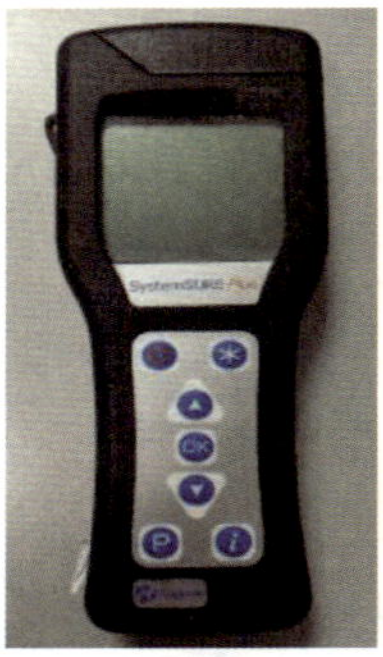

ATP检测仪

团结/奉献/求实/创新

紫外线消毒的效果监测

北京大学第三医院 Peking University Third Hospital

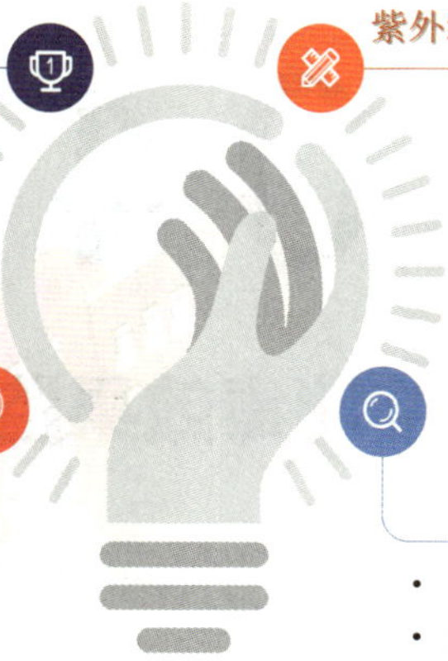

01 紫外线辐照计测定法

开启紫外线灯5 min 后，将测定波长为253.7 nm 的紫外线辐照计探头置于被检紫外线灯下垂直距离 1 m 的中央处，特殊紫外线灯在推荐使用的距离处测定，待仪表稳定后，所示数据即为该紫外线灯的辐照度值

02 紫外线强度照射指示卡监测法

开启紫外线灯5 min 后，将指示卡置于紫外线灯下垂直距离 1 m 处，有图案一面朝上，照射1 min, 紫外线照射后，观察指示卡色块的颜色，将其与标准色块比较，读出照射强度

03 生物监测法

- 空气消毒的效果监测按 A.6 的要求执行

04 注意事项

- 保持紫外线灯表面清洁、每周酒精擦拭
- 辐照强度降低到要求值以下时及时更换

《医疗机构消毒技术规范》（WS/T 367—2012）

团结/奉献/求实/创新

手和皮肤消毒效果监测

北京大学第三医院 Peking University Third Hospital

$$细菌菌落总数(CFU/cm^2)=\frac{平板上菌落数\times 稀释倍数}{采样面积cm^2}$$

皮肤的消毒效果监测

- 采样时间：按照产品使用说明规定的作用时间，达到消毒效果后及时采样
- 采样方法：用 5 cm×5 cm 的灭菌规格板，放在被检皮肤处，用浸有含相应中和剂的无菌洗脱液的棉拭子1支，在规格板内横竖往返均匀涂擦各5次，并随之转动棉拭子，剪去手接触部位后，将棉拭子投入10 ml含相应中和剂的无菌洗脱液的试管内，及时送检。不规则的皮肤可用棉拭子直接涂擦采样
- 检测方法：将采样管在混合器上振荡20s或用力振打80次，用无菌吸管吸取1.0 ml 待检样品接种于灭菌平皿，每一样本接种2个平皿，平皿内加入已熔化的45~48℃的营养琼脂15～18 ml，边倾注边摇匀，待琼脂凝固，置（36±1）℃温箱培养48 h，计数菌落数

结果判定：卫生手消毒后医务人员手表面的菌落总数≤10 CFU/cm²

外科手消毒后医务人员手表面的菌落总数≤ 5 CFU/cm²

皮肤消毒结果遵照外科手消毒卫生标准判定

《医疗机构消毒技术规范》（WS/T 367—2012）

团结/奉献/求实/创新

空气的消毒效果监测

北京大学第三医院 Peking University Third Hospital

1.采样时间

采用洁净技术净化空气的房间在洁净系统自净后与从事医疗活动前采样；未采用自净技术净化空气的房间在消毒或通风换气后与从事医疗活动前采样；或怀疑与医院感染暴发有关时采样

2.洁净手术部(室)及其他洁净用房

沉降法或浮游菌法；参照GB 50333要求监测，室内中央0.8～1.5 m高度；时间不应超过30 min；房间面积>10 m²者，每增加10 m²增设一个采样点

3.未采用洁净技术净化空气的房间

采用沉降法；室内面积≤30 m²，设内、中、外对角线三点， 内、外点应距墙壁1 m 处；室内面积>30 m²，设四角及中央五点，四角的布点位置应距墙壁1 m 处

4.目标微生物的检测

将送检平皿置（36±1）℃恒温箱培养48 h，计数菌落数。若怀疑与医院感染暴发有关时，进行目标微生物的检测

5.结果判定

洁净手术部(室)和其他洁净场所，空气中的细菌菌落总数要求应遵循GB50333；非洁净手术部(室)、非洁净骨髓移植病房、产房、导管室、新生儿室、器官移植病房、烧伤病房、重症监护病房、血液病病区空气中的细菌菌落总数≤4 CFU/(15 min ·直径9 cm平皿)；儿科病房、母婴同室、妇产科检查室、人流室、治疗室、注射室、换药室、输血科、消毒供应中心、血液透析中心(室)、急诊室、化验室、各类普通病室、感染疾病科门诊及其病房空气中的细菌菌落总数≤4 CFU/(5 min ·直径9 cm平皿)

《医疗机构消毒技术规范》（WS/T 367—2012）

团结/奉献/求实/创新

物体表面的消毒效果监测

采样时间

在消毒处理后或怀疑与医院感染暴发有关时进行采样

结果判定

洁净手术部、其他洁净场所、非洁净手术部(室)、非洁净骨髓移植病房、产房、导管室、新生儿室、器官移植病房、烧伤病房、重症监护病房、血液病病区等，物体表面细菌菌落总数≤5 CFU/cm²

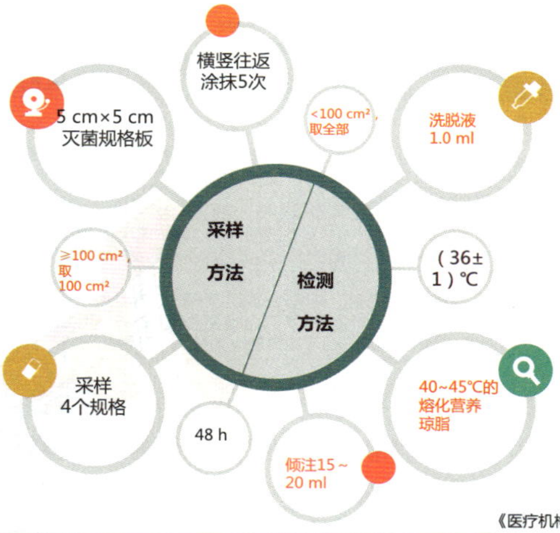

结果判定

儿科病房、母婴同室、妇产科检查室，人流室、治疗室、注射室、换药室、输血科、消毒供应中心、血液透析中心(室)、急诊室、化验室、各类普通病房、感染疾病科门诊及其病房等，物体表面细菌菌落总数≤10 CFU/cm²

《医疗机构消毒技术规范》(WS/T 367—2012)

消毒液的监测

北京大学第三医院
Peking University Third Hospital

- 库存消毒剂的有效成分含量依照产品企业标准进行检测；使用中消毒液的有效浓度测定可用上述方法，也可使用经国家卫生行政部门批准的消毒剂浓度试纸(卡)进行监测

- 用无菌吸管吸取一定稀释比例的中和后混合液1.0 ml接种平皿，将冷至40~45℃的熔化营养琼脂培养基每皿倾注15～20 ml，(36±1)℃恒温箱培养72 h，计数菌落数；怀疑与医院感染暴发有关时，进行目标微生物的检测

常用消毒液有效成分含量测定 → 监测方法 → 监测方法 → 结果判断

- 用无菌吸管按无菌操作方法吸取1.0 ml被检消毒液，加入9 ml中和剂中混匀。醇类与酚类消毒剂用普通营养肉汤中和，含氯消毒剂、含碘消毒剂和过氧化物消毒剂用含0.1%硫代硫酸钠中和剂，洗必泰、季铵盐类消毒剂用含0.3%吐温80和0.3%卵磷脂中和剂，醛类消毒剂用含0.3%甘氨酸中和剂，含有表面活性剂的各种复方消毒剂可在中和剂中加入吐温80至3%；也可使用该消毒剂消毒效果检测的中和剂鉴定试验确定的中和剂

- 使用中灭菌用消毒液：无菌生长
- 使用中皮肤黏膜消毒液染菌量≤10C FU/ml
- 其他使用中消毒液染菌量≤100 CFU/ml

采样后4 h内检测

《医疗机构消毒技术规范》(WS/T 367—2012)

医院感染管理处 邢燕

第二十一课

呼吸道传染性疾病诊疗要点与感染防控

团结 奉献 求实 创新

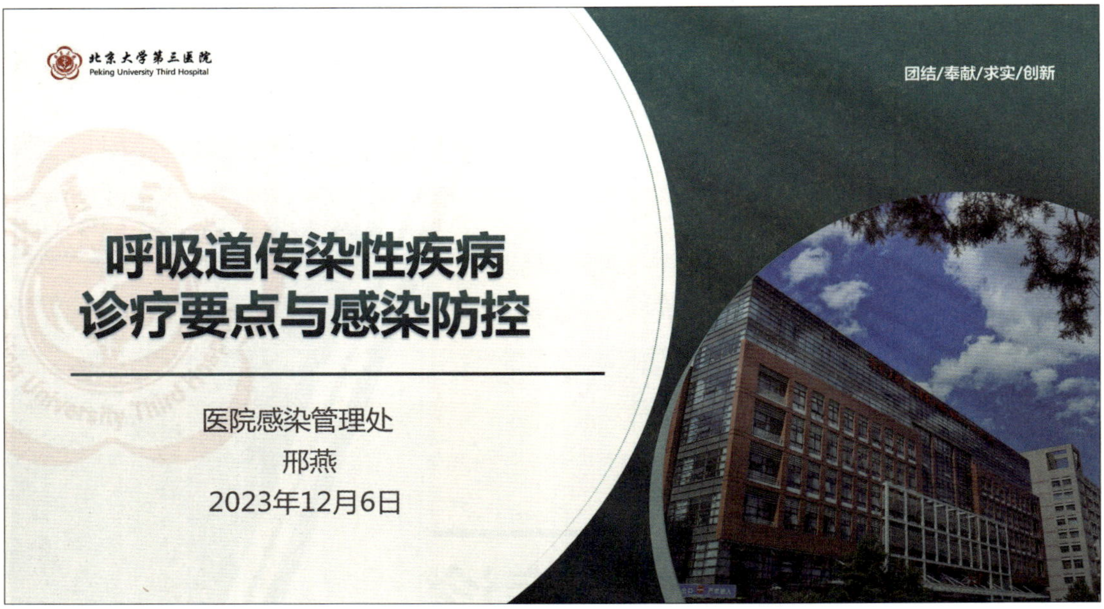
北京大学第三医院
Peking University Third Hospital
团结/奉献/求实/创新
呼吸道传染性疾病
诊疗要点与感染防控
医院感染管理处
邢燕
2023年12月6日

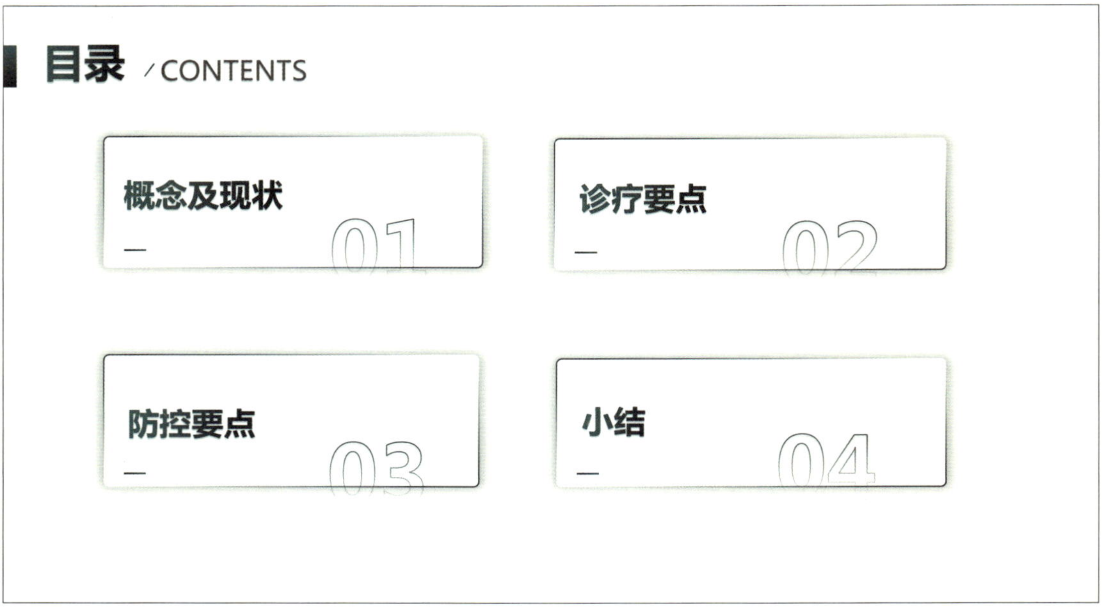
目录 / CONTENTS
概念及现状 01
诊疗要点 02
防控要点 03
小结 04

PART 01 ONE

概念及现状

呼吸道传染性疾病——概念

- 呼吸道传染性疾病
  - 国家法定传染病：流行性感冒、**新型冠状病毒肺炎（简称新冠）**、流行性腮腺炎、风疹、麻疹、肺结核、水痘、流行性脑脊髓膜炎、百日咳、白喉、猩红热、肺炭疽
  - 非法定管理传染病：肺炎支原体肺炎、腺病毒感染、呼吸道合胞病毒感染、普通感冒、军团菌病等
  - 大流行病：新型冠状病毒肺炎、非典型肺炎、MERS、禽流感、猪流感等

呼吸道传染性疾病——现状

北京大学第三医院 Peking University Third Hospital

- 儿童病原
  - 儿童流感、腺病毒（adenovirus, AdV）、呼吸道合胞病毒（respiratory syncytial virus, RSV）感染增多
  - 肺炎支原体感染减少
  - 细菌感染占一部分
  - 混合感染
- 病原感染全貌
  - 有难度

团结/奉献/求实/创新

呼吸道传染性疾病——现状

北京大学第三医院 Peking University Third Hospital

- **儿童呼吸道感染**

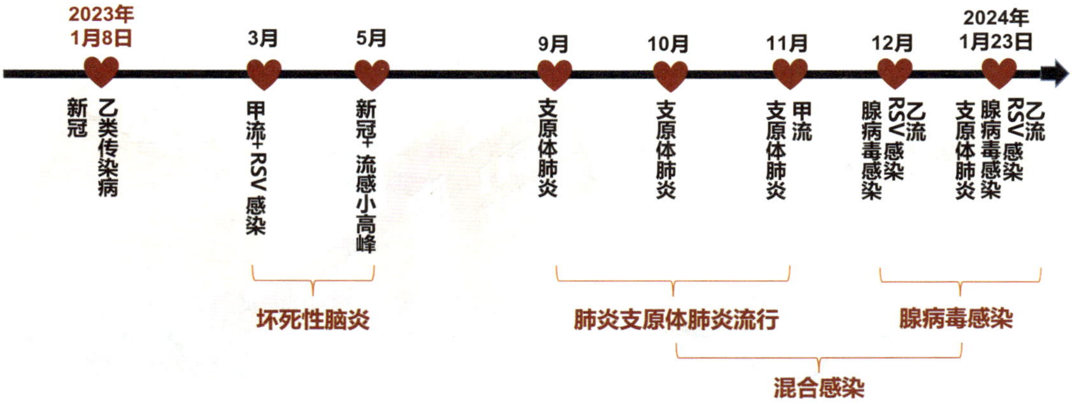

团结/奉献/求实/创新

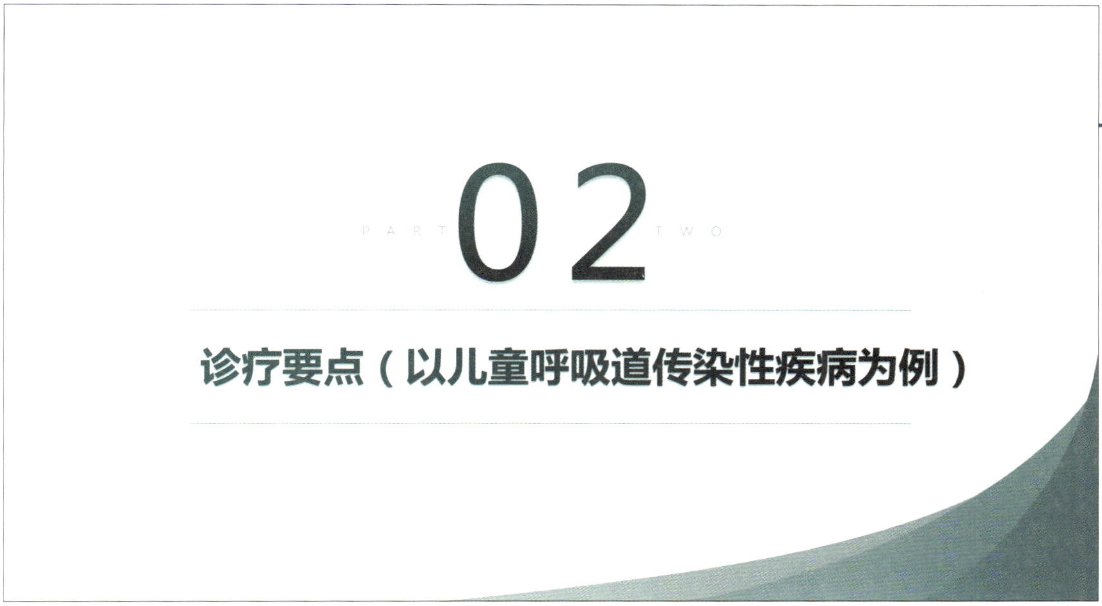
PART 02 TWO
诊疗要点（以儿童呼吸道传染性疾病为例）

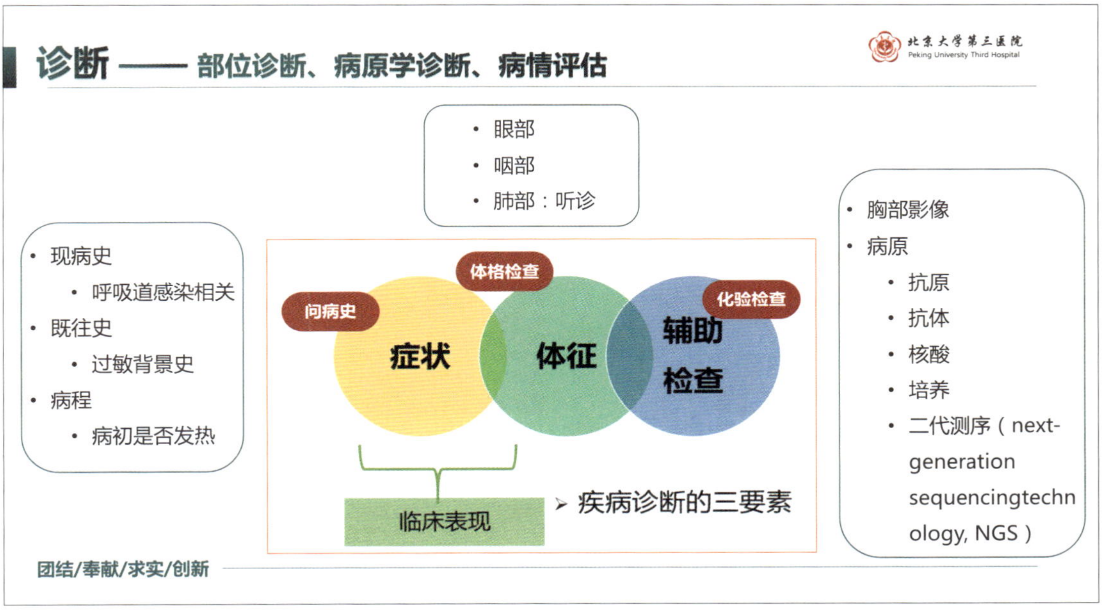
诊断 —— 部位诊断、病原学诊断、病情评估
北京大学第三医院
Peking University Third Hospital
• 眼部
• 咽部
• 肺部：听诊
• 现病史
• 呼吸道感染相关
• 既往史
• 过敏背景史
• 病程
• 病初是否发热
问病史
体格检查
化验检查
症状
体征
辅助检查
临床表现
➢ 疾病诊断的三要素
• 胸部影像
• 病原
• 抗原
• 抗体
• 核酸
• 培养
• 二代测序（next-generation sequencingtechnology, NGS）
团结/奉献/求实/创新

诊断 —— 部位诊断、病原学诊断、病情评估

北京大学第三医院 Peking University Third Hospital

- 发热 —— 热程
- 湿性咳嗽
  - 鼻炎
  - 下呼吸道
- 肺部听诊
- 呼吸频率
- 胸部影像学
- ……

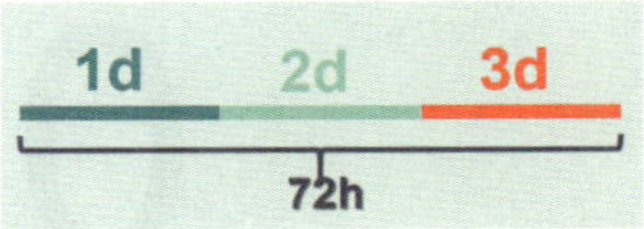

- 新生儿： RR* 40~45次/分， HR# 120~140次/分
- 1岁以内：RR 30~40次/分， HR 100~130次/分
- 1-3岁： RR 25~30次/分， HR 100~120次/分
- 4-7岁： RR 20~25次/分， HR 80~100次/分
- 8-14岁： RR 18~20次/分， HR 70~90次/分

*RR: respiratory rate, 呼吸频率
#HR: heart rate, 心率

团结/奉献/求实/创新

诊断 —— 部位诊断、病原学诊断、病情评估

北京大学第三医院 Peking University Third Hospital

病原	年龄	发热	咳嗽	其他呼吸道症状	全身症状	血常规	病原学测定	通常热程
流感病毒	各个年龄段	通常高热（大于39°C）	有	鼻塞、流涕、咽痛、咳痰	重、肌肉疼痛，头痛；小婴儿消化道症状、精神食欲不佳	白细胞可正常或减少；L%升高为主 M%升高 CRP*一般不高	抗原 抗体（IgM#、IgG†） 核酸	72 h内
腺病毒	各个年龄段	多为高热	有	咳嗽、喘息、眼部症状	重者精神萎靡、烦躁、面色差	白细胞、中性粒细胞、CRP可正常、升高、减少	抗原 抗体（IgM、IgG） 核酸	轻者：7~10天 重者：2~4周
呼吸道合胞病毒	2岁以内为多	无发热或低至中等度发热（＞39℃不常见）		早期有鼻涕、轻咳，3~4 d后咳嗽加重，阵发性，有痰，喘息，严重的出现呼吸增快	精神多数尚可，尤其早期	白细胞正常、N%正常、L%明显升高、CRP正常	抗原 抗体（IgM、IgG） 核酸	72 h内
肺炎支原体	5岁以上为多	发热，容易高热	明显，早期干咳，后期有痰	咽痛	精神多数尚可	白细胞正常、N%为主、CRP升高	抗原 抗体（IgM、IgG） 核酸	3～14天
其他病毒	各个年龄段	有	有	鼻塞、流涕、咽痛、咳痰		白细胞正常、N%正常、L%或者M%升高、CRP正常	抗原 抗体（IgM、IgG） 核酸	72 h内
细菌	各个年龄段	有	有	咽痛、鼻塞、流涕、咽痛、咳痰	偏重	白细胞高、N%为主、CRP升高	-	-

注：N% 中性粒细胞百分数，L%淋巴细胞百分数，M%单核细胞百分数

* CRP：C-reactive protein, C反应蛋白
# IgM：immunoglobulin M, 免疫球蛋白M
† IgG：immunoglobulin G, 免疫球蛋白G

团结/奉献/求实/创新

诊断 —— 部位诊断、病原学诊断（肺炎支原体肺炎）、病情评估

北京大学第三医院 Peking University Third Hospital

- **肺炎支原体肺炎 (MPP)**：肺炎支原体（mycoplasma pneumoniae, MP）感染引起的肺部炎症，可以累及支气管、细支气管、肺泡和肺间质
- **难治性肺炎支原体肺炎**（refractory mycoplasma pneumoniae pneumonia, RMPP）：指MPP患儿使用大环内酯类抗菌药物正规治疗**7 d及以上**，仍持续发热、临床征象及肺部影像学所见加重、出现肺外并发症者
- **大环内酯类药物无反应性肺炎支原体肺炎**（macrolide -unresponsive MPP，MUMPP）：指MPP患儿经过大环内酯类抗菌药物正规治疗**72 h**，仍持续发热，临床征象及肺部影像学无改善或呈进一步加重的MPP
- **重症肺炎支原体肺炎 (severe MPP, SMPP)**：指MPP病情严重，符合重症CAP判定标准
- **危重症肺炎支原体肺炎**：指患儿病情迅速进展，出现呼吸衰竭或危及生命的肺外并发症，需要进行生命支持治疗的少数SMPP。国外文献也将此类MPP称为暴发性肺炎支原体肺炎（fulminant MPP, FMPP）

团结/奉献/求实/创新

诊断 —— 部位诊断、病原学诊断（腺病毒肺炎）、病情评估

北京大学第三医院 Peking University Third Hospital

- 上呼吸道感染：咽结合膜热
- 下呼吸道感染：支气管炎、细支气管炎、肺炎
- 重症肺炎以3型及7型多见，HAdV-7b型是2019年我国南方发病地区主要流行株，HAdV-7b型也是20世纪60—70年代的流行株
- 目前3型多
- 目前上呼吸道感染多，主要表现高热、精神略差，有咳嗽，但不剧烈，可有咽痛，扁桃体有白色分泌物，有扁桃体渗出，白细胞和CRP无明显升高
- 抗腺病毒药物目前疗效尚不明确，对症治疗为主，若出现发热高峰和持续时间无好转，高热超过3天，咳嗽加重，精神和食欲变差，需警惕肺炎的可能，需要胸部X线片检查

团结/奉献/求实/创新

诊断 —— 部位诊断、病原学诊断（腺病毒肺炎）、病情评估

北京大学第三医院 Peking University Third Hospital

- 症状：起病急，高热，咳嗽，可伴有喘息
- 体征：扁桃体表面可见白色分泌物，重者精神萎靡、烦躁、面色差、呼吸增快或困难、鼻翼扇动、三凹征、肺部啰音，可伴有喘鸣音、心率快，肝大
- 病程：轻症一般在7~11天体温恢复正常，其他症状也随之消失，重症患儿高热2~4周
- “一眼”识别
- 白细胞、中性粒细胞：可正常、升高、减少
- CRP：可正常、升高、减少
- 与病程、病情有关
  - 一般病例起病初3~4天以内无明显升高，以后重症，可升高，与过强炎症反应、混合感染有关，需鉴别
  - PCT：重症可升高，升高时间可与CRP不一致，与过强炎症反应的关系尚不确定

团结/奉献/求实/创新

诊断 —— 部位诊断、病原学诊断（流行性感冒）、病情评估

北京大学第三医院 Peking University Third Hospital

- **流感是由流感病毒引起的急性呼吸道传染病，是人类面临的主要公共健康问题之一，被称为20世纪对人类危害最大的疾病**
- **发热、体温常超过 39℃，鼻塞流涕，咳嗽咳痰，肌肉疼痛，小婴儿消化道症状、精神食欲不佳**

01 年龄＜5 岁的儿童（年龄＜2岁更容易发生严重并发症）

02 肥胖者（体重指数BMI大于30）

03 哮喘

04 慢性肺疾病

05 免疫缺陷病和其他疾病

团结/奉献/求实/创新

治疗：支原体肺炎——对因治疗、对症治疗、一般治疗

北京大学第三医院 Peking University Third Hospital

糖皮质激素治疗

- 主要用于重症和危重症患儿，常规应用甲泼尼龙2 mg/（kg·d），部分重症患儿可能无效，需根据临床表现、受累肺叶数量、肺实变范围和密度、CRP和LDH水平、既往经验或疗效调整剂量，可达4~6 mg/（kg·d）
- 一旦体温正常、临床症状好转、CRP明显下降，**可逐渐减停**，总疗程一般**不超过14 d**

控制混合感染

- 重症MPP可混合感染，但轻症少见
- 研究发现MPP在病初10天内合并细菌感染者约为10%，可根据多部位细菌培养结果、抗支原体治疗后病情变化、炎症指标变化等综合判断有无混合感染，并给予相应治疗

支气管镜介入治疗

- 文献和临床发现，支气管镜下介入治疗对合并有黏液栓堵塞/塑形支气管炎的重症MPP患儿疗效肯定，应尽早进行，以减少并发症和后遗症的发生
- 麻醉方式和治疗方法根据患儿病情决定，并应注意禁忌证和操作方法

其他治疗方案

- 包括静脉注射免疫球蛋白（intravenous immunoglobulin, IVIg）治疗、胸腔引流、预防性抗凝治疗、中药、其他并发症治疗、危重MPP的治疗(呼吸支持、其他生命支持治疗等)、呼吸系统后遗症的早期诊断及治疗(如闭塞性细支气管炎等)

更新要点：①甲泼尼龙剂量1~2 mg/（kg·d），更新为2 mg/（kg·d）；②明确总疗程一般不超过14 d

团结/奉献/求实/创新

儿童肺炎支原体肺炎诊疗指南（2023年版）

治疗：腺病毒肺炎——对因治疗、对症治疗、一般治疗

北京大学第三医院 Peking University Third Hospital

- **抗病毒药物**
  - 如利巴韦林、阿昔洛韦、更昔洛韦对腺病毒疗效不确切
  - 福多西韦疗效和安全性尚未确定
- **静脉注射免疫球蛋白(intravenous immunoglobulin, IVIg)**：有疗效，重症病例使用。
- **糖皮质激素**
  - 重症、中毒症状明显、有脑炎或脑病、噬血细胞综合征等并发症
  - 脓毒症
  - 有持续喘息，影像学以细支气管炎为主
  - 肺不张，气道阻塞尤其是黏液栓，不能及时完全清理
  - 不推荐早期使用，过强炎症反应时为宜

团结/奉献/求实/创新

北京大学第三医院 Peking University Third Hospital

治疗：流行性感冒——对因治疗、对症治疗、一般治疗

药物	剂量
奥司他韦 在流感症状开始的第一天或第二天（理想状态为36 h内）开始治疗	共用5天 ＜1岁：2~3 mg/kg，每日2次 ≤15 kg者，30 mg，每日2次 15~23 kg者，45 mg，每日2次 23~40 kg者，60 mg，每日2次 ＞40 kg者，75 mg，每日2次 ＞13岁：75 mg，每日2次
玛巴沙他韦 12岁及以上患儿，48 h内开始治疗	用1次 40~80 kg：40 mg ≥80 kg：80 mg
帕拉米韦	每次10 mg/kg，单次静脉滴注30 min以上，也可以根据病情，采用连日重复给药，不超过5天。单次给药量的上限为600 mg

团结/奉献/求实/创新

北京大学第三医院 Peking University Third Hospital

治疗——并发或合并症治疗

- **患儿肺炎后咳嗽持续不消失（超过1个月）的原因是什么？**
    - 感染后咳嗽
    - 气道高反应
    - 过敏性疾病：如鼻炎

当"感染"遇上"过敏"

- **患儿咳嗽超过1个月无缓解趋势的原因是什么？需要去医院就诊吗？**
    - 慢性咳嗽原因：上气道咳嗽综合征、咳嗽变异性哮喘
    - 干咳、湿性咳嗽
    - 建议医院就诊，但不是急诊

团结/奉献/求实/创新

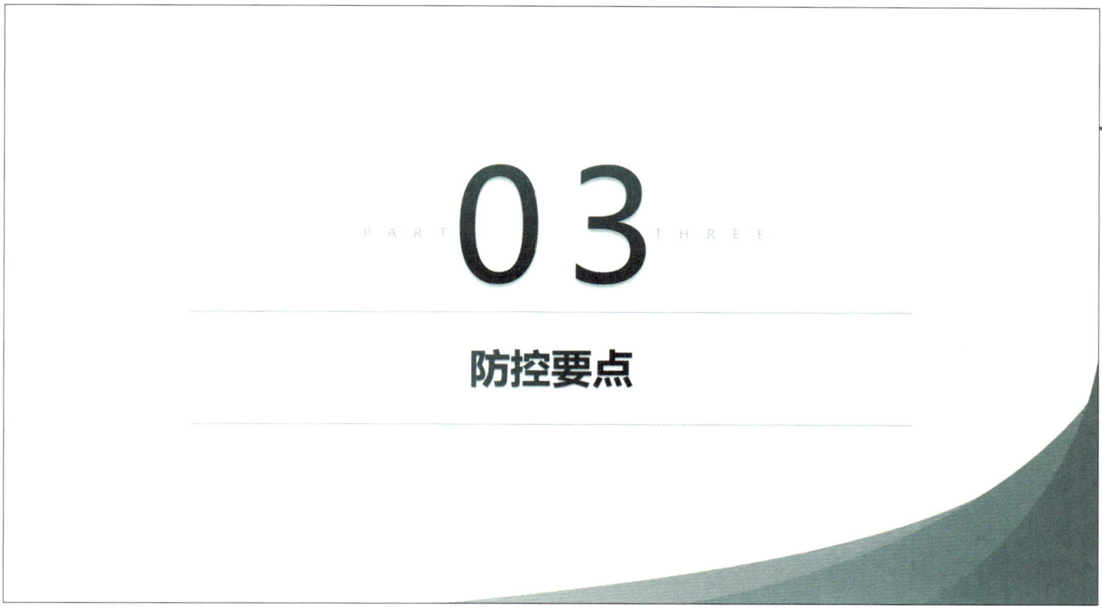
PART 03 THREE
防控要点

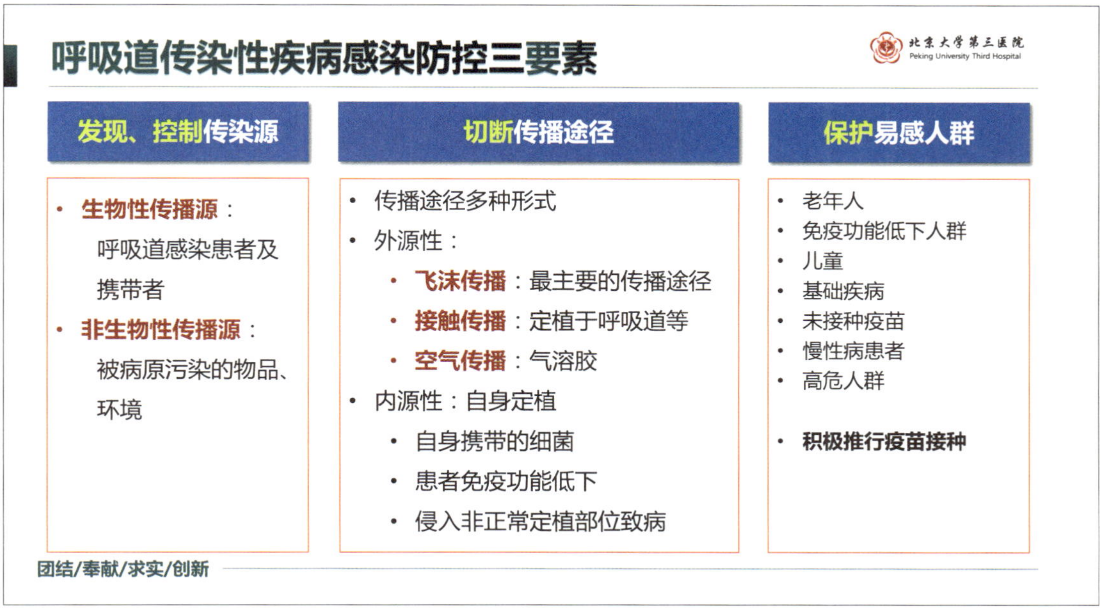
呼吸道传染性疾病感染防控三要素
北京大学第三医院
Peking University Third Hospital
发现、控制传染源
• 生物性传播源：
呼吸道感染患者及携带者
• 非生物性传播源：
被病原污染的物品、环境
切断传播途径
• 传播途径多种形式
• 外源性：
• 飞沫传播：最主要的传播途径
• 接触传播：定植于呼吸道等
• 空气传播：气溶胶
• 内源性：自身定植
• 自身携带的细菌
• 患者免疫功能低下
• 侵入非正常定植部位致病
保护易感人群
• 老年人
• 免疫功能低下人群
• 儿童
• 基础疾病
• 未接种疫苗
• 慢性病患者
• 高危人群
• 积极推行疫苗接种
团结/奉献/求实/创新

小结

北京大学第三医院 Peking University Third Hospital

- 避免恐慌：多为轻症
- 高度重视：高危、重症
- 学会遵循：手卫生、戴口罩、疫苗接种、适度隔离、遵守学校制度
- 做好宣教和科普：做有价值的科普
- 遵循科学规律

发挥感控人员的团队合作能力

做好指导、做好宣教

团结/奉献/求实/创新

医院感染管理处 袁晓宁

第二十二课

医用织物清洁消毒管理

团结　奉献　求实　创新

北京大学第三医院
Peking University Third Hospital

团结/奉献/求实/创新

医用织物清洁消毒管理

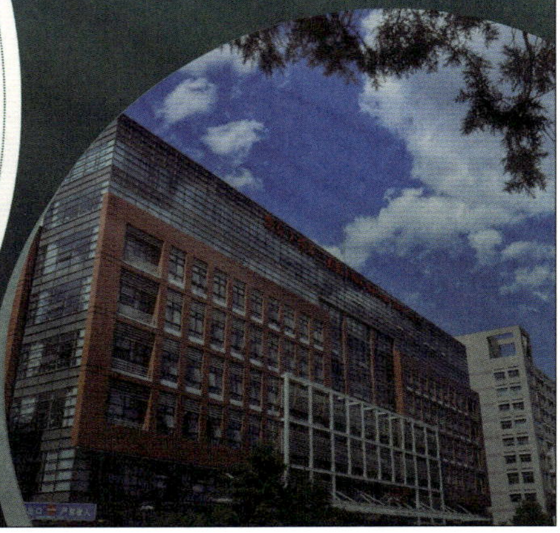

医院感染管理处
袁晓宁
2023年12月20日

北京大学第三医院
Peking University Third Hospital

医用织物最常见的颜色是？为什么？

医用织物更替的频率是？为什么？

如果病了，你能不能放心躺下去？为什么？

团结/奉献/求实/创新

主要内容

北京大学第三医院 Peking University Third Hospital

- 范围
- 规范性引用文件
- 术语和定义
- 管理要求
- 医用织物分类收集、运送与储存操作要求
- 洗涤、消毒的原则和方法
- 清洁织物卫生质量要求
- 资料管理与保存要求

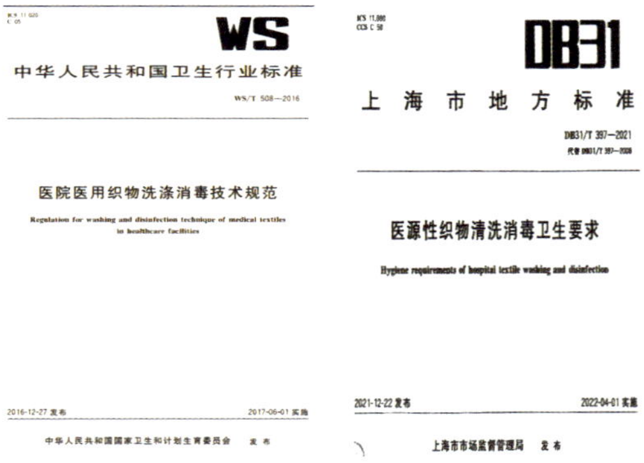

团结/奉献/求实/创新

范围及规范引用文件

北京大学第三医院 Peking University Third Hospital

范围：医院和提供医用织物洗涤服务的社会化洗涤服务机构

- 《生活饮用水卫生标准》（GB 5749—2022）
- 《纺织品水萃取液pH值的测定》（GB/T 7573—2002）
- 《化妆品微生物标准检验方法金黄色葡萄球》（GB 7918.5—87）
- 《一次性使用卫生用品卫生要求》（GB 15979—2024）
- 《医院消毒卫生标准》（GB 15982—2012）
- 《疫源地消毒总则》(GB 19193—2015)
- 《医院隔离技术规范》（WS/T 311—2009）
- 《医务人员手卫生规范》（WS/T 313—2009）
- 《医疗机构消毒技术规范》（WS/T 367—2012）
- 《医院空气净化管理规范衣物洗涤质量要求》（WS/T 368—2012）
- 《衣物洗涤质量要求》（SB/T 10989—2013）

团结/奉献/求实/创新

医用织物的定义与分类

医用织物的定义

- 医院内可重复使用的纺织品
- 患者使用的衣物、床单、被罩、枕套等
- 工作人员的工作服、帽
- 手术衣、手术铺单
- 病床的隔帘、窗帘
- 环境清洁使用的布巾、地巾等

医用织物分类

- 感染性织物：被感染性疾病患者使用后或被其污染后的医用织物
- 脏污织物：除感染性织物以外的其他所有使用后的医用织物
- 清洁织物：经洗涤、消毒处理后，外观洁净、干燥的医用织物

重要名词解释——分拣、织物周转库房

北京大学第三医院 Peking University Third Hospital

分拣

- 在洗涤消毒场所的污染区内
- 对脏污织物
- 按使用对象及洗涤消毒工艺需求进行清点分类

织物周转库房

- 选择社会化洗涤服务机构的医院设置的区域
- 洁污分开
- 用于接收使用后的医用织物和发放洗涤消毒后的医用织物

团结/奉献/求实/创新

重要名词解释——清洁区、污染区

北京大学第三医院 Peking University Third Hospital

清洁区

- 经洗涤、消毒后医用织物的暂存、整理、烘干、熨烫、储存、发放的区域
- 织物周转库房内用于清洁织物储存、发放的区域

污染区

- 用于接收使用后未处理医用织物的接收、分拣、洗涤、消毒的区域
- 织物周转库房内用于脏污织物或感染性织物的接收、暂存的区域

完全隔离屏障

- 清洁区、污染区之间设置的全封闭式、实质性隔断

水溶性包装袋

- 以高分子、多聚糖为原料，具有防透水和在特定温度中自行分裂、溶解特性
- 具有双层加强结构，印有生物危害警告标志的，一次性塑料包装袋

团结/奉献/求实/创新

重要名词解释——洗衣设备相关

北京大学第三医院 Peking University Third Hospital

卫生隔离式洗衣脱水机

- 利用双开门隔离技术，于污染区和清洁区各开设一扇门，中间由隔离墙将设备完全隔离开
- 使脏污织物由位于污染区一侧的舱门装入，经清洗消毒后由位于清洁区一侧的舱门取出的，具有清洗、消毒脱水且避免交叉污染功能的设备

隧道式洗衣机

- 由多个洗涤舱与脱水机组成，具有清洗、消毒、脱水功能，能避免交叉污染的一组洗涤设备
- 每个洗涤舱分别执行完整清洗消毒程序中的某一特定程序(如预洗、主洗、漂洗、中和等)并单独处理一个独立批次的织物
- 最后一个洗涤舱中的织物完成清洗消毒并进入脱水机进行脱水时，新一批次的脏污织物进入第一个洗涤舱开始清洗消毒

《医源性织物清洗消毒卫生要求》（上海市地方标准DB31/T 397—2021）

团结/奉献/求实/创新

医院管理要求

北京大学第三医院 Peking University Third Hospital

- 明确负责的职能部门
- 纳入医院质量管理体系，制定和完善制度并认真落实
- 专人从事相关工作，人数满足工作需要
- 选择社会化服务机构
  - 应进行资质、管理制度、工作流程审核
  - 进行风险评估，签订协议书
  - 建立交接与质量验收制度，并落实

团结/奉献/求实/创新

洗衣房管理要求

北京大学第三医院 Peking University Third Hospital

- 建立规章制度、工作流程、SOP
- 应对工作人员进行岗前培训、考核、健康检查（新人+每年1次）
- 传染性疾病或感染性皮肤病暂时调离
- 应有负责人和质检员负责开展自检、抽检工作
- 废弃物处理符合管理要求
- 人员防护：遵循标准预防的原则
  - 污染区、清洁区个人防护用品不应交叉使用
  - 污染区：工作服、帽子、口罩、手套、防水围裙/隔离衣、胶鞋
  - 清洁区：工作服、工作鞋，根据实际工作需要选择帽子、手套

团结/奉献/求实/创新

建筑布局要求——洗衣房

洗衣房应包括办公区域和工作区域

工作区域要求

- 独立设置，远离诊疗区域，周围环境卫生、整洁
- 应设有工作人员、医用织物接收和发放的专用通道
- 工作流程由污到洁，不交叉、不逆行
- 污染区、清洁区之间应有完全隔离屏障
- 各区域及功能用房标识明确、通风良好
- 污染区及更衣间设洗手设施，宜使用非接触式水龙头开关
- 污染区应安装空气消毒设施
- 室内所有平面应坚固、平整、便于清洁消毒
- 排水设施完善，有防蝇、防鼠等有害生物防制设施

医用织物周转库房

- 应分别设有不交叉、相对独立的区域
- 使用后医用织物接收区域
- 清洁织物储存发放区域
- 室内通风、干燥、整洁
- 地面、墙面应平整
- 有防尘、防蝇、防鼠等设施

洗涤用水、设备及用品要求

北京大学第三医院 Peking University Third Hospital

- 设备设施满足工作需要
- 洗涤用水应符合生活饮用水卫生标准（GB 5749）
- 洗涤和烘干设备应经国家检测合格
- 洗涤剂、消毒剂及消毒药械应符合国家相关规定
- 宜选择卫生隔离式洗涤烘干设备或隧道式洗涤机组

团结/奉献/求实/创新

工作流程及相关要求

北京大学第三医院 Peking University Third Hospital

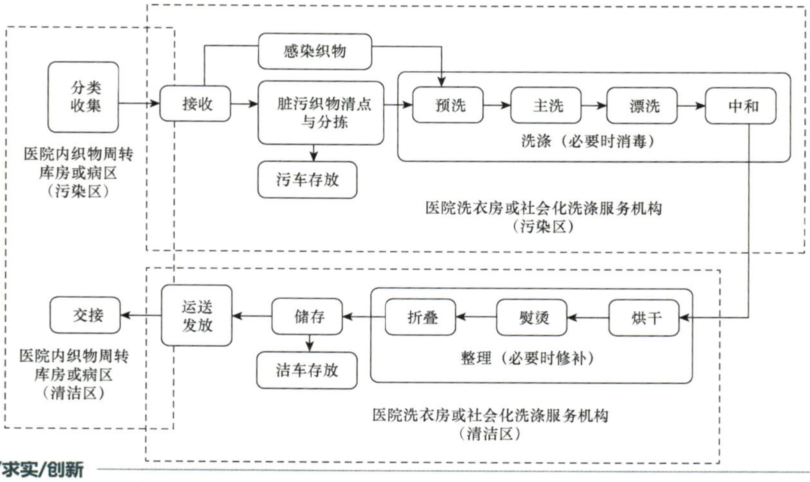

团结/奉献/求实/创新

医用织物的分类收集

- 对脏污织物和感染性织物进行分类收集，收集时应减少抖动
- 确认的感染性织物应在患者床边密闭收集
- 盛装感染性织物的收集袋（箱）宜为橘红色，有“感染性织物”标识；有条件的医院可使用专用水溶性包装袋
- 专用水溶性包装袋的装载量不应超过包装袋的2/3，并应在洗涤、消毒前持续保持密封状态
- 脏污织物宜采用可重复使用的专用布袋或包装箱（桶）收集，也可用一次性专用塑料包装袋盛装；其包装袋和包装箱（桶）应有文字或颜色标识
- 盛装使用后医用织物的包装袋应用扎带封口，包装箱（桶）应加盖密闭
- 用于盛装使用后医用织物的专用布袋和包装箱（桶）应一用一清洗消毒；医用织物周转库房或病区暂存场所内使用的专用存放容器应至少一周清洗一次，如遇污染应随时进行消毒处理；消毒方法参照WS/T 367执行。使用后的一次性专用塑料包装袋应按医疗废物处理

医用织物的运送

北京大学第三医院 Peking University Third Hospital

医院洗衣房

- 应分别配置运送使用后医用织物和清洁织物的专用运输工具，不应交叉使用
- 专用运输工具应根据污染情况定期清洗消毒
- 运输工具运送感染性织物后应一用一清洗消毒

社会化洗涤服务机构

- 应分别配置运送使用后医用织物和清洁织物的专用车辆和容器
- 采取封闭方式运送
- 不应与非医用织物混装混运
- 对运送车辆和容器的清洗消毒要求按医院洗衣房要求执行

团结/奉献/求实/创新

洗涤、消毒的原则与方法——织物

北京大学第三医院 Peking University Third Hospital

脏污织物

- 先洗涤后消毒，分机或分批，新生儿、婴儿应专机
- 手术室的医用织物，布巾、地巾宜单独洗涤、消毒
- 宜选择热洗涤方法，若选择化学消毒，消毒方法应遵循使用说明书

感染性织物

- 不宜手工洗涤。宜采用专机，有条件的宜使用卫生隔离式洗涤设备
- 机械洗涤消毒时可采用洗涤与消毒同时进行的程序
- 宜采用水溶性包装袋盛装，在密闭状态下直接投入洗涤设备内
- 被朊病毒、气性坏疽、多重耐药菌污染应先消毒再清洗、消毒

团结/奉献/求实/创新

洗涤、消毒的原则与方法——设备与环境

北京大学第三医院 Peking University Third Hospital

洗涤设备：感染性织物

- 每次投放后，应立即对其设备舱门及附近区域进行擦拭消毒
- 若选择冷洗涤方式洗涤，工作完毕后，应对其设备采取高温热洗涤方法进行消毒处理，A_0值≥600

环境的消毒与杀虫

- 每天工作结束后应对地面与台面采用有效消毒剂进行拖洗/擦拭，消毒方法参照WS/T 367执行
- 每半年对工作人员手、物体表面进行1次卫生学抽检，符合GB 15982Ⅲ类环境规定
- 当发现有疥疮患者使用过医用织物或医用织物上有螨、虱、蚤等体外寄生虫时，除对其医用织物消毒外还应进行环境杀虫

团结/奉献/求实/创新

医用织物的储存

- 使用后医用织物和清洁织物应分别存放于使用后医用织物接收区（间）和清洁织物储存发放区（间）的专用盛装容器、柜架内，并有明显标识；清洁织物存放架或柜应距地面高度20～25 cm，离墙5～10 cm，距天花板≥50 cm
- 使用后医用织物的暂存时间不应超过48 h；清洁织物存放时间过久，如发现有污渍、异味等感官问题应重新洗涤
- 使用后医用织物每次移交后，应对其接收区（间）环境表面、地面进行清洁，并根据工作需要进行物表、空气消毒
- 清洁织物储存发放区（间）环境受到污染时应进行清洁、消毒

清洁织物卫生质量及检测要求

北京大学第三医院 Peking University Third Hospital

卫生质量要求：

- 感官指标：清洁织物外观应整洁、干燥，无异味、异物、破损
- 物理指标：清洁织物表面的pH应达到6.5～7.5
- 微生物指标：清洁织物微生物总数≤200 CFU/100 cm^2，不得检出大肠菌群和金黄色葡萄球菌

检测要求：

- 每批次检查，pH应根据工作需要进行测定
- 怀疑医院感染暴发与医用织物有关时，应进行菌落总数和相关指标菌检测

团结/奉献/求实/创新

资料管理与保存要求

- 各项相关制度、风险责任协议书、微生物监测报告，以及所用消毒剂、消毒器械的有效证明（复印件）等资料应建档备查，及时更新
- 使用后医用织物和清洁织物收集、交接时，应有记录单据，记录内容应包括医用织物的名称、数量外观、洗涤消毒方式、交接时间等信息，并有质检员和交接人员签字；记录单据宜一式三联
- 从事医用织物洗涤服务的社会化洗涤服务机构还应有单位名称、交接人与联系方式并加盖公章，供双方存查、追溯
- 日常质检记录、交接记录应具有可追溯性，记录的保存期应≥6个月

Infection Prevention & Control Cloud Training

感染防控云培训

医院感染管理处 杜俊

第二十三课

手卫生管理

团结 奉献 求实 创新

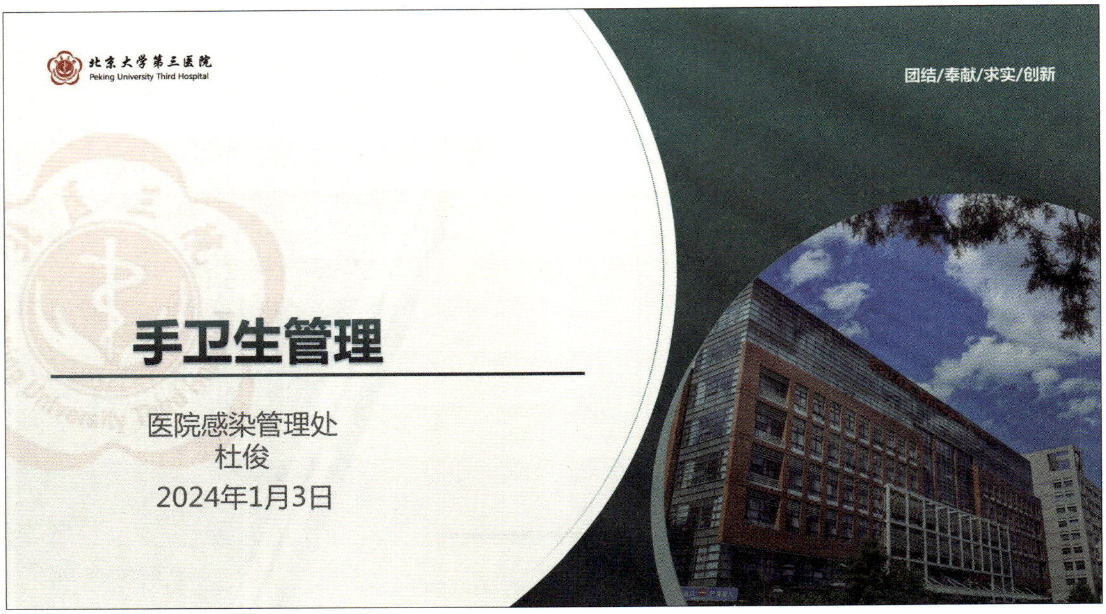
北京大学第三医院
Peking University Third Hospital
团结/奉献/求实/创新
手卫生管理
医院感染管理处
杜俊
2024年1月3日

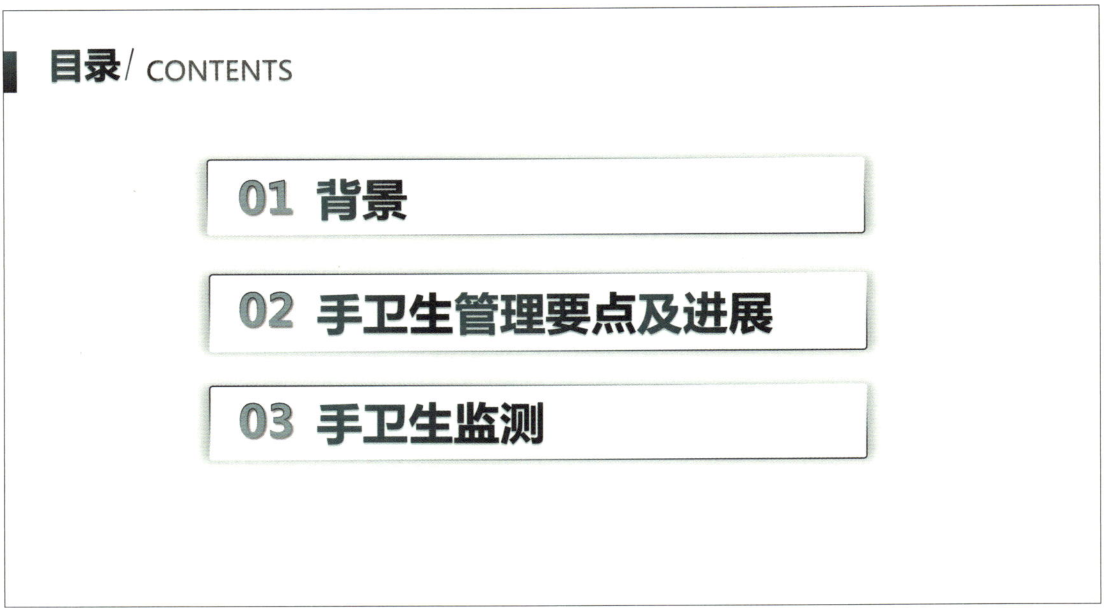
目录/ CONTENTS
01 背景
02 手卫生管理要点及进展
03 手卫生监测

PART 01 ONE

背景

手卫生的起源

北京大学第三医院
Peking University Third Hospital

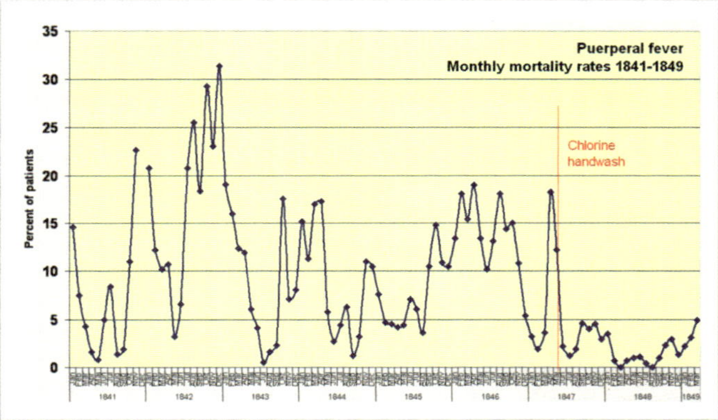

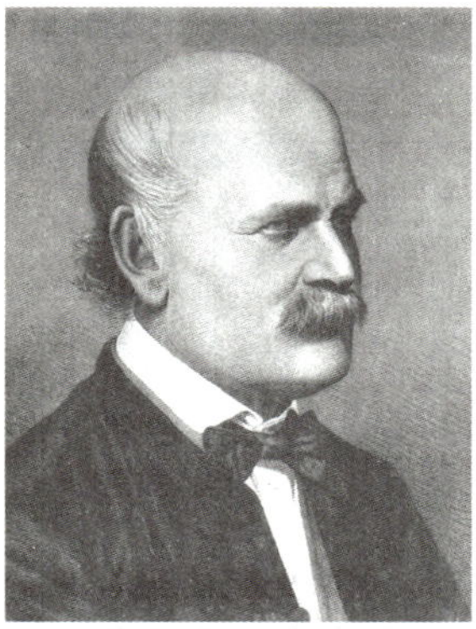

Dr. Ignaz Semmelweis

匈牙利产科医生Ignaz Semmelweis首次发现洗手能够在分娩中起到预防医院感染的作用

团结/奉献/求实/创新

手卫生的发展

1961年：美国联邦疾病控制中心(CDC)对医务人员开展关于手卫生知识的培训，要求医务人员接触患者前后洗手

1975年：美国CDC建议在执行有创操作前后或护理高危患者时使用抗菌肥皂液，没有洗手池时使用酒精类擦手剂

2004年以后：WHO开展主题为“拯救生命 清洁双手”的全球手卫生运动

2005年：10月10日WHO正式颁布《手卫生指南》

2009年：每年的5月5日定为**世界手卫生日**

我国原卫生部颁布了《医务人员手卫生规范》（WS/T 313—2009）

2019年：国家卫生健康委员会修订2009年颁布的《医务人员手卫生规范》WS/T 313—2009），11月26日发布《医务人员手卫生规范》（WS/T 313—2019），2020年6月1日起实施

团结/奉献/求实/创新

北京大学第三医院 Peking University Third Hospital

多重耐药菌医院感染的预防与控制

医政司

主站首页 | 首页 | 最新信息 | 政策文件 | 工作动态 | 专题专栏 | 关于我们

通告公告　　您现在所在位置：首页 > 最新信息 > 医疗

关于印发遏制微生物耐药国家行动计划（2022-2025年）的通知

发布时间：2022-10-28　来源：医政医管局

中国感染控制杂志 2015 年 1 月第 14 卷第 1 期 Chin J Infect Control Vol 14 No 1 Jan 2015　· 1 ·

DOI:10.3969/j.issn.1671-9638.2015.01.001

·专家共识·

多重耐药菌医院感染预防与控制中国专家共识

Chinese experts' consensus on prevention and control of multidrug resistance organism healthcare-associated infection

黄勋,邓子德,倪语星,等. 多重耐药菌医院感染预防与控制中国专家共识. 中国感染控制杂志,2015,14(1):1-9.

团结/奉献/求实/创新

PART 02 TWO

手卫生管理要点及进展

指南和规范

北京大学第三医院 Peking University Third Hospital

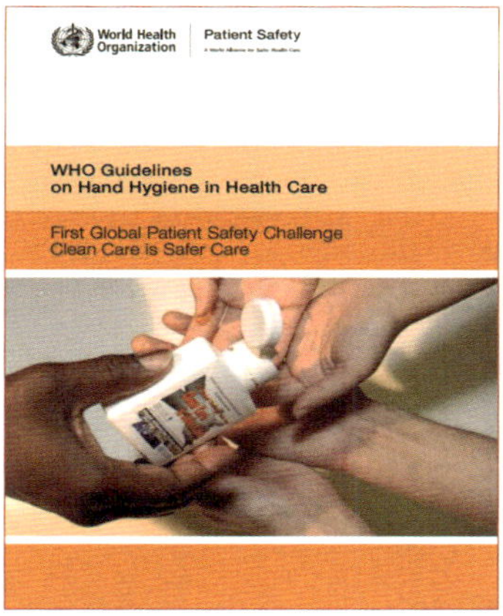

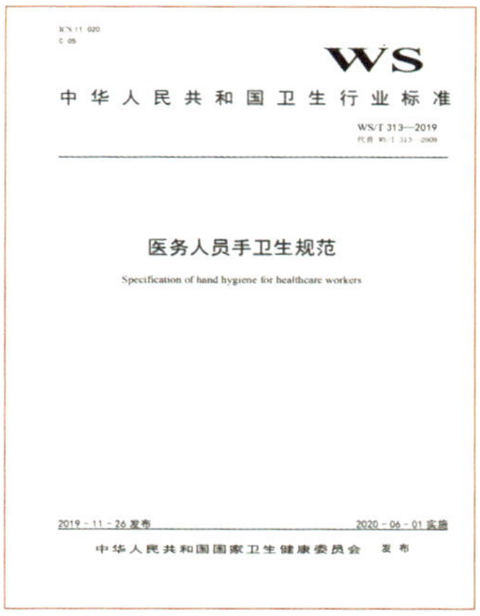
WS
中华人民共和国卫生行业标准
WS/T 313—2019
医务人员手卫生规范
Specification of hand hygiene for healthcare workers
2019-11-26发布 2020-06-01实施
中华人民共和国国家卫生健康委员会 发布

1. 范围
2. 规范性引用文件
3. 术语与定义
4. 手卫生管理与基本要求
5. 手卫生设施
6. 洗手与卫生手消毒
7. 外科手消毒
8. 手卫生监测

WHO Guidelines on Hand Hygiene in Health Care: First Global Patient Safety Challenge Clean Care Is Safer Care. Geneva: World Health Organization, 2009.

团结/奉献/求实/创新

手卫生定义

北京大学第三医院
Peking University Third Hospital

手卫生：医务人员在从事职业活动过程中的洗手、卫生手消毒和外科手消毒的总称

- 洗手：流动水+洗手液（肥皂）→ 去污，部分微生物
- 卫生手消毒：手消毒剂 → 减少暂居菌
- 外科手消毒：流动水+洗手液+手消毒剂 → 消除或杀灭暂居菌，减少常居菌

手部暂居菌:

- 寄居皮肤表层
- 常规洗手容易被清除
- 可通过手传播
- 与医院感染密切相关

手部常居菌:

- 皮肤固有寄居菌
- 不易被机械摩擦清除
- 一般不致病，在一定条件下能引起导管相关感染和手术部位感染等

团结/奉献/求实/创新

手卫生管理

北京大学第三医院
Peking University Third Hospital

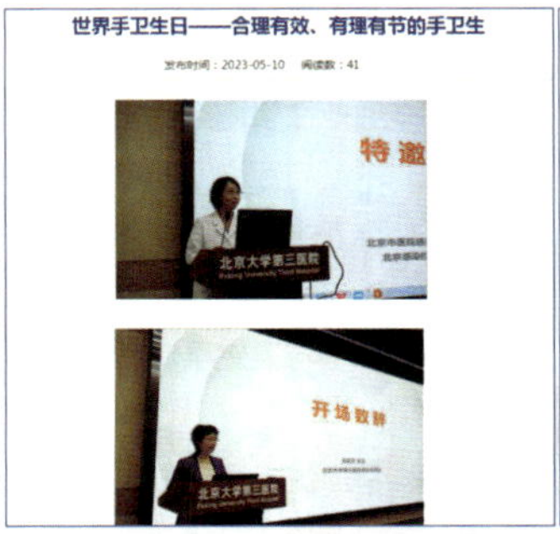

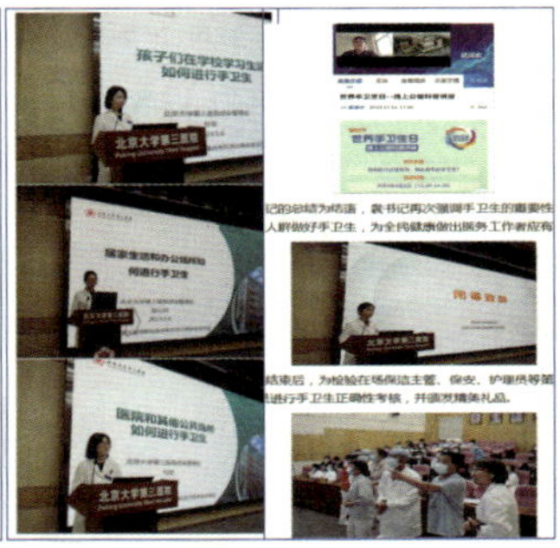

落实三级管理体系

- 院级
- 专职人员
- 科室感控小组

全员参与、职责明确

- 医院感染管理
- 医疗管理
- 护理管理
- 后勤保障……
- 纳入科室医疗质量考核

形成"**群体自觉**"手卫生安全文化

团结/奉献/求实/创新

手卫生设施

北京大学第三医院 Peking University Third Hospital

1. 配备有效、便捷、适宜的手卫生设施，与诊疗工作相匹配，方便使用
2. 有效期内使用：启用后有效期按照手消毒剂 GB 27950—2020 的要求执行

5.3　有效期

5.3.1　产品有效期应不低于 12 个月。
5.3.2　产品启用后的使用有效期应符合使用说明书的要求。

3. 应配备非手触式水龙头
   - 高风险部门，如手术部（室）、产房、导管室、血液透析中心（室）、感染性疾病中心、口腔科、消毒供应中心、检验科、内镜中心
   - 治疗室、换药室、注射室
4. 应配备洗手液
5. 应配备干手用品或设施，医务人员对选用的手消毒剂有良好的接受性

团结/奉献/求实/创新

洗手池污染区域

北京大学第三医院 Peking University Third Hospital

Journal of Hospital Infection 135 (2023) 154–156

Available online at www.sciencedirect.com

ELSEVIER

Journal of Hospital Infection

journal homepage: www.elsevier.com/locate/jhin

Healthcare Infection Society

Practice Points

The sink splash zone

M.I. Garvey [a,b,c,*], N. Williams [a], A. Gardiner [a], C. Ruston [a], M.A.C. Wilkinson [a,b], M. Kiernan [d], J.T. Walker [e], E. Holden [a]

[a] University Hospitals Birmingham NHS Foundation Trust, Queen Elizabeth Hospital Birmingham, Edgbaston, Birmingham, UK
[b] Hospital Infection Research Laboratory, University Hospitals Birmingham NHS Foundation Trust, Queen Elizabeth Hospital Birmingham, Edgbaston, Birmingham, UK
[c] Institute of Microbiology and Infection, The University of Birmingham, Edgbaston, Birmingham, UK
[d] University of West London, Richard Wells Research Centre, London, UK
[e] Walker on Water, Salisbury, UK

研究结论：在ICU的水龙头和水槽2 m范围内有各种各样患者使用的设备，其中有一些被铜绿假单胞菌定植，并且水流出水龙头的速度越快，飞溅污染区域越大

https://pubmed.ncbi.nlm.nih.gov/36870392/

团结/奉献/求实/创新

什么时候选择洗手

- 当手部有血液或其他体液等肉眼可见的污染时
- 可能接触艰难梭菌、肠道病毒等对速干手消毒剂不敏感的病原微生物时

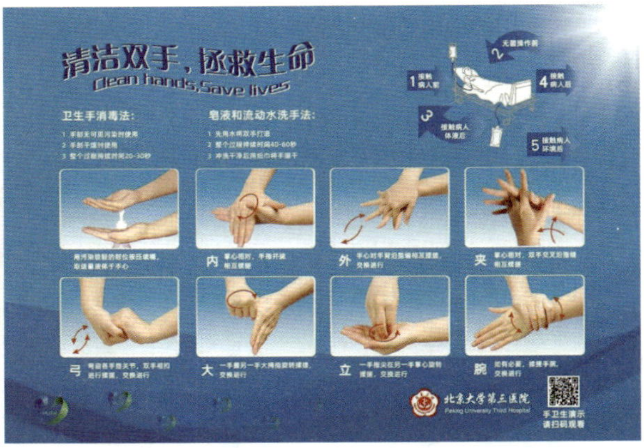

相关研究

佩戴的手套使用免洗手消后，存在微生物传播的风险

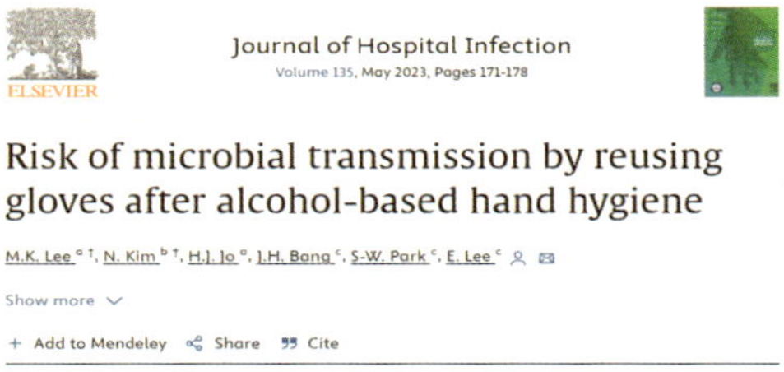
Journal of Hospital Infection
Volume 135, May 2023, Pages 171-178

Risk of microbial transmission by reusing gloves after alcohol-based hand hygiene

M.K. Lee, N. Kim, H.J. Jo, J.H. Bang, S-W. Park, E. Lee

Show more

Add to Mendeley Share Cite

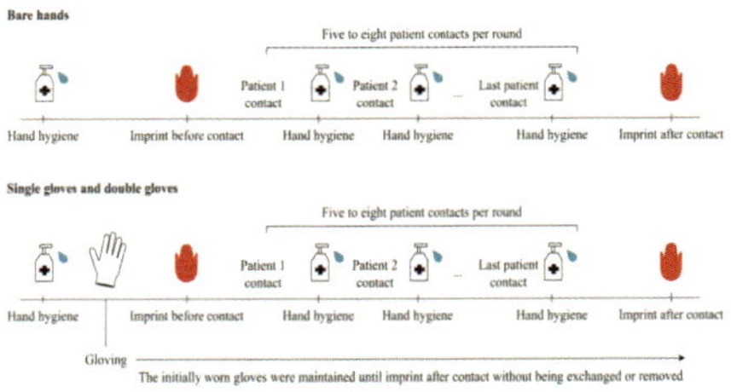

研究结论：与裸手相比，佩戴手套使用含酒精的免洗手消毒剂后手部残留的微生物数量增多，同时增加多重耐药微生物传播的可能性

https://www.sciencedirect.com/science/article/abs/pii/S019567012300083X

相关策略

北京大学第三医院 Peking University Third Hospital

Infection Control & Hospital Epidemiology (2023), 1–22
doi:10.1017/ice.2022.304

SHEA

SHEA Expert Guidance

SHEA/IDSA/APIC Practice Recommendation: Strategies to prevent healthcare-associated infections through hand hygiene: 2022 Update

Janet B. Glowicz PhD, RN, CIC[1], Emily Landon MD[2], Emily E. Sickbert-Bennett PhD, MS, CIC[3,4], Allison E. Aiello PhD[5], Karen deKay MSN, RN, CNOR, CIC[6], Karen K. Hoffmann BSN, MS, CIC[7], Lisa Maragakis MD, MPH[8], Russell N. Olmsted MPH, CIC[9], Philip M. Polgreen MD, MPH[10], Polly A. Trexler MS, CIC[11], Margaret A. VanAmringe MHS[12], Amber R. Wood MSN, RN, CNOR, CIC[6], Deborah Yokoe MD, MPH[13] and Katherine D. Ellingson PhD[14]

2022年由医疗流行病学学会（SHEA）、美国传染病学会（IDSA）、感染控制和流行病学专业人员协会（APIC）、美国医院协会(AHA)等组织，在2014年发表的《通过手卫生预防急性医疗机构医院感染的策略》基础上予以更新，给出更为实用的建议，旨在帮助医疗机构工作人员通过手卫生更好地防范医院感染的发生

团结/奉献/求实/创新

PART 03 three

手卫生监测

手卫生的监测

- 定期进行手卫生依从性的监测与反馈，用手卫生依从率表示

  手卫生依从率＝手卫生执行时机数／应执行手卫生时机数×100%
- 每季度对重点部门工作人员进行手卫生消毒效果的监测

  重点部门含手术部（室）、产房、导管室、洁净层流病区、重症监护病房、新生儿室、血液透析中心（室）、感染性疾病科病区、内镜中心（室）等
- 当怀疑医院感染暴发与医务人员手卫生有关时，应及时进行监测，并进行相应病原微生物的检测
  - 采样时机为工作中随机采样，尽量勿在卫生手消毒后采样，目的是查找病原微生物
  - 培养结果需要分离病原微生物进行鉴定

日常监测的采样方法

北京大学第三医院
Peking University Third Hospital

采样时机	效果要求
• 卫生手消毒后 • 外科手消毒后 • 接触患者或从事医疗活动前	• 卫生手消毒≤10 CFU/cm² • 外科手消毒≤5 CFU/cm² • 未洗手无判读标准

《医院消毒卫生标准》（GB 15982—2012）

团结/奉献/求实/创新

手卫生依从性监测

北京大学第三医院 Peking University Third Hospital

- 直接观测法：直观、具体，可操作性强
- 间接推算法：根据监测（季度或年度）周期内快速手消液和洗手间接推算法
- 视频观测
- 智能手卫生系统

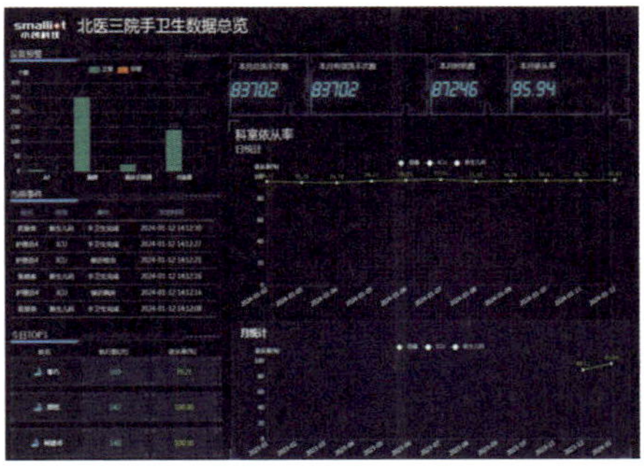

团结/奉献/求实/创新

ATP卫生监测系统

北京大学第三医院 Peking University Third Hospital

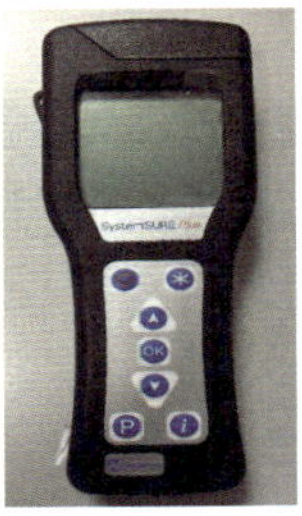

检测结果(RLU)参考推荐值			
手部清洁度检测	单手清洗后<30合格	30~100警告	>100不合格
物表检测	清洁后<30合格	30~100警告	>100不合格
使用中	<100合格	100~300警告	>300不合格

- ATP（三磷酸腺苷）是一种存在于所有活的和曾经活的生物体内的能量分子，是判定表面清洁度的一个最佳指标
- ATP卫生监控系统由ATP荧光仪与ATP检测拭子所组成，当样品中的 ATP与检测拭子中的荧光素/荧光素酶接触后会发出光，发光量与ATP的含量成正比
- 将拭子在SystemSURE Plus 荧光仪上进行读数，数秒钟内即可获得污染程度的结果

团结/奉献/求实/创新

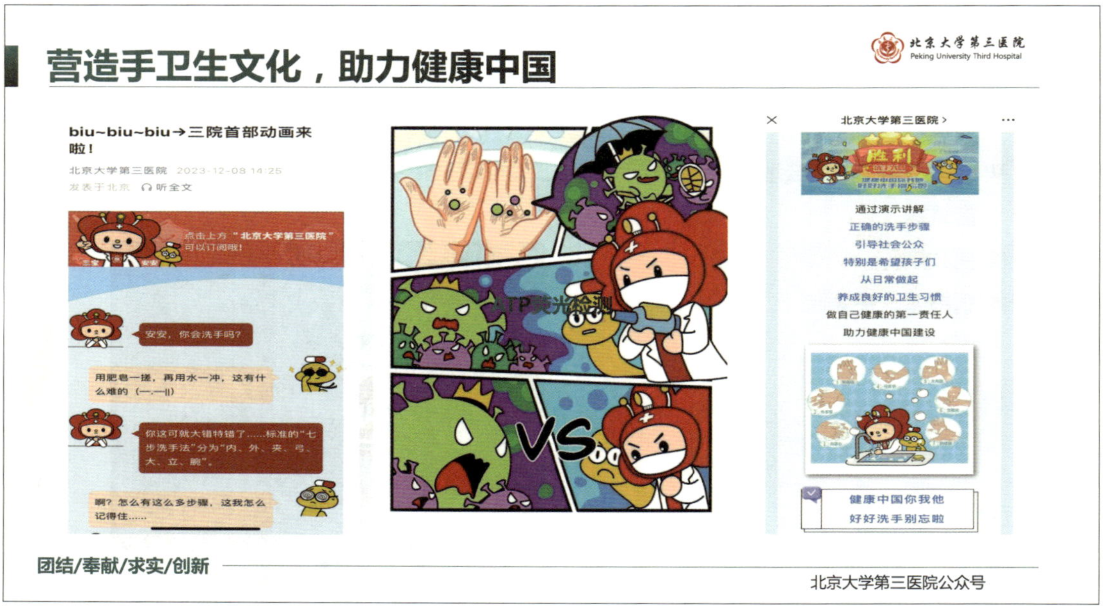
营造手卫生文化，助力健康中国
北京大学第三医院
Peking University Third Hospital
biu~biu~biu→三院首部动画来啦！
北京大学第三医院 2023-12-08 14:25
发表于北京 听全文
点击上方“北京大学第三医院”可以订阅哦！
三宝
安安
安安，你会洗手吗？
用肥皂一搓，再用水一冲，这有什么难的（一.一||）
你这可就大错特错了……标准的“七步洗手法”分为“内、外、夹、弓、大、立、腕”。
啊？怎么有这么多步骤，这我怎么记得住……
ATP荧光检测
VS
北京大学第三医院 >
胜利
通过演示讲解
正确的洗手步骤
引导社会公众
特别是希望孩子们
从日常做起
养成良好的卫生习惯
做自己健康的第一责任人
助力健康中国建设
健康中国你我他
好好洗手别忘啦
团结/奉献/求实/创新
北京大学第三医院公众号

医院感染管理处 邢 燕

第二十四课

医院感染管理系统评价工具的选择及使用

团结 奉献 求实 创新

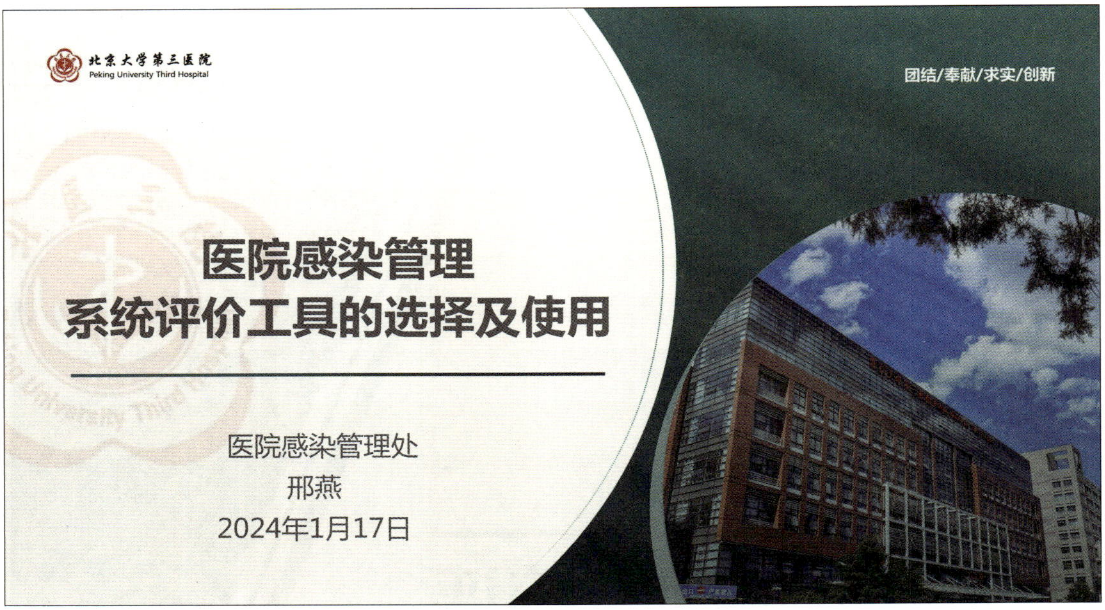
北京大学第三医院
Peking University Third Hospital
团结/奉献/求实/创新
医院感染管理
系统评价工具的选择及使用
医院感染管理处
邢燕
2024年1月17日

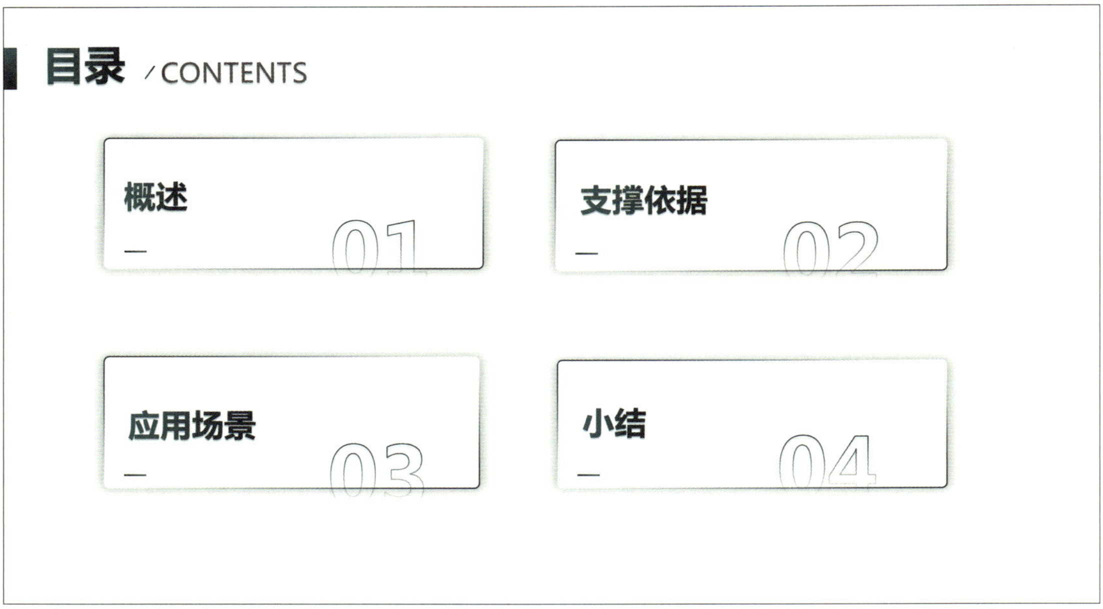
目录 / CONTENTS
概述
01
支撑依据
02
应用场景
03
小结
04

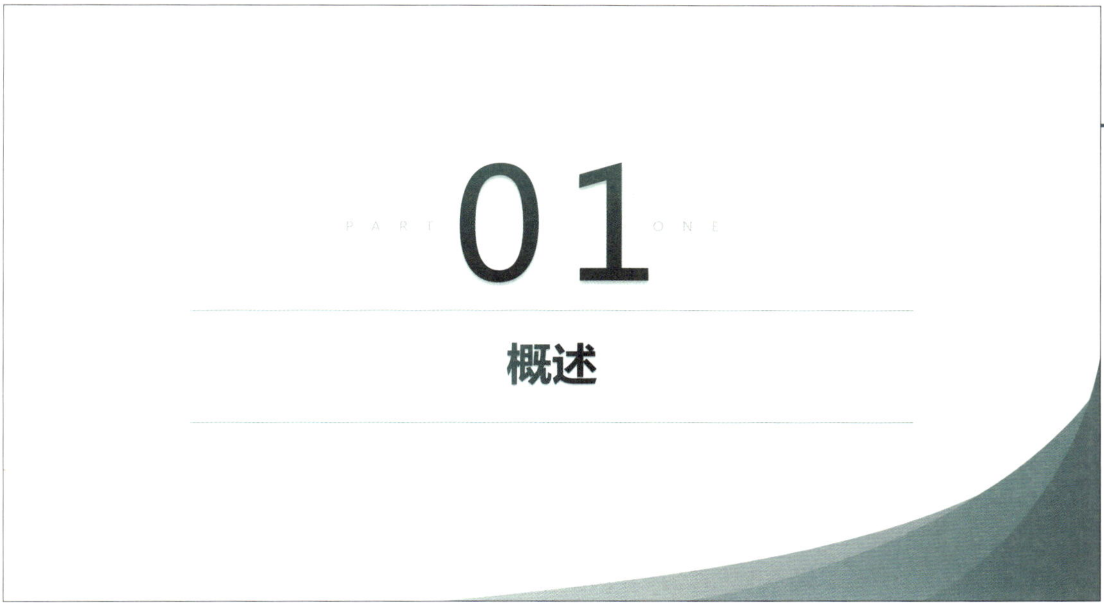
PART 01 ONE
概述

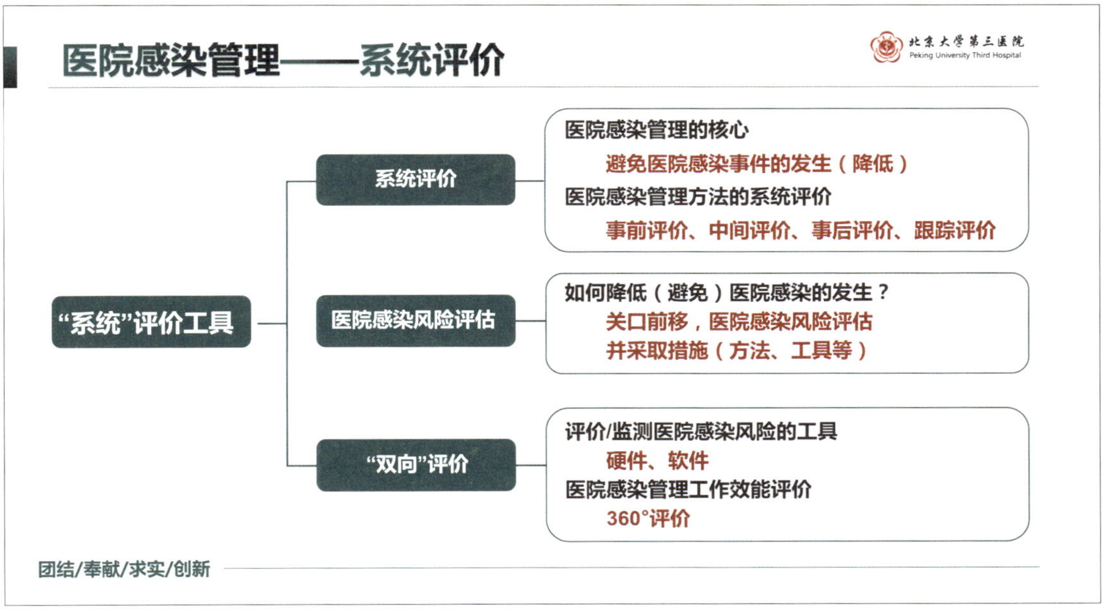
医院感染管理——系统评价
北京大学第三医院
Peking University Third Hospital
"系统"评价工具
系统评价
医院感染管理的核心
避免医院感染事件的发生（降低）
医院感染管理方法的系统评价
事前评价、中间评价、事后评价、跟踪评价
医院感染风险评估
如何降低（避免）医院感染的发生？
关口前移，医院感染风险评估
并采取措施（方法、工具等）
"双向"评价
评价/监测医院感染风险的工具
硬件、软件
医院感染管理工作效能评价
360°评价
团结/奉献/求实/创新

医院感染管理——系统评价思路及工具

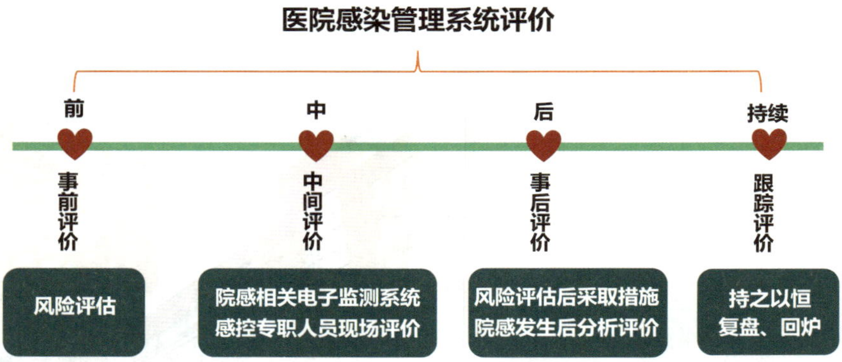

医院感染管理——监测工具

北京大学第三医院 Peking University Third Hospital

- 医院感染实时监测系统
- 医院感染监控管理系统
- 细菌耐药监测系统（WHONET）
- 手卫生智能管理系统
- 利用Redcap进行手卫生监测
- 视频手卫生监测
- 镜中镜监测系统
- ATP卫生/清洁监控系统

团结/奉献/求实/创新

PART 02 TWO

支撑依据（制度及文献）

制度

北京大学第三医院 Peking University Third Hospital

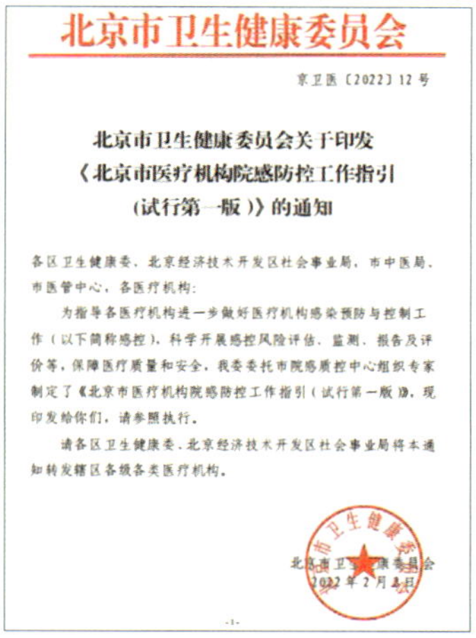

北京市卫生健康委员会

京卫医〔2022〕12号

北京市卫生健康委员会关于印发《北京市医疗机构院感防控工作指引（试行第一版）》的通知

各区卫生健康委，北京经济技术开发区社会事业局，市中医局，市医管中心，各医疗机构：

为指导各医疗机构进一步做好医疗机构感染预防与控制工作（以下简称感控），科学开展感控风险评估、监测、报告及评价等，保障医疗质量和安全，我委委托市院感质控中心组织专家制定了《北京市医疗机构院感防控工作指引（试行第一版）》，现印发给你们，请参照执行。

请各区卫生健康委、北京经济技术开发区社会事业局将本通知转发辖区各级各类医疗机构。

北京市卫生健康委员会
2022年2月8日

-1-

- 在《北京市医疗机构院感防控工作指引（试行第一版）》中的第二部分（感控的要素构建）中明确对**感控风险评估与规划项目**进行阐述，在第三部分（管控管理与关键技术）中对**感控风险评估制度**亦进行了充分论述

一、定义
二、感控的要素构建
（二）感控风险评估与规划项目
三、感控管理与关键技术
（二）制度建设（十项制度）
4. 感控风险评估制度

团结/奉献/求实/创新

文献

北京大学第三医院 Peking University Third Hospital

- 风险评估联合PDCA改善医院感染管理效果研究（作者：陈美利）
- 风险评估体系在不同科室医院感染分类管理中的运用（作者：苏祥）
- 基于CiteSpace国内院感风险评估文献计量分析（作者：王鸿伟）
- 天津市基层医疗卫生机构疫情防控风险评估与控制研究（作者：毛漪扬）
- 医院感染风险分层评估体系的建立与应用（作者：路宁维）
- 医院感染管理风险研究进展（作者：梁杰）
- 医院感染风险评估及COSO-ERM优化管理体系研究（作者：郭玲玲）
- 医院感染管理风险评估的效果（作者：贾会学）
- 医院感染管理的风险评估（作者：李六亿）

- 中国感染控制杂志
- 中华医院感染学杂志
- 中国医疗管理科学

风险评估 + 管理办法

- PDCA (Plan, Do, Check, Act)
- COSO-ERM
- ....

团结/奉献/求实/创新

医院感染管理——风险管理

北京大学第三医院 Peking University Third Hospital

风险管理

风险识别
- 风险识别是风险管理的第一步
- 必须遵循完整性、系统性和重要性原则
- 使用既有信息，识别出风险
- 风险管理者的风险意识、风险知识和风险洞察力尤为重要

风险评估
- 风险评估是在识别潜在危害后，对危害发生的概率和严重程度进行估计，并评估各种风险降低措施的过程

风险控制
- 风险控制是在风险评估基础上，制定与风险降低措施有关策略并进行干预的过程，体现PDCA循环理念

团结/奉献/求实/创新

风险识别方法

北京大学第三医院 Peking University Third Hospital

- 识别风险的方法为：
  - 专家调查法（包括德尔菲法和头脑风暴法）
  - 安全检查表法
  - 工作风险分解法
  - 情景分析法
  - 故障树法
  - 事件树分析法及危险与可操作性研究 (hazard and operability study, HAZOP)
  - 失效模式和效应分析 (failure mode and effect analysis, FMFA)

- HAZOP是一个系统化的危险识别过程，需要一组专家探讨，这类分析需要召开一系列会议，根据一组引导词进行头脑风暴
- 若真实的数据很少或不存在，可以采取专家调查法的方式，针对具体问题直接从专家那里获取数据，
- 德尔菲法就是一种特别的专家判断启发过程，其中每一位专家都需要回答 2 轮甚至更多轮问卷

团结/奉献/求实/创新

风险识别方法

北京大学第三医院 Peking University Third Hospital

- 失效模式和效应分析 (FMFA)
- FMEA 于1960年首次应用于航空工业中的阿波罗任务，并于80年代被美国军方确认为军方规范，是一种系统化的工程设计辅助工具，主要是利用表格方式协助工程师进行工程分析。其目的在于改善产品和制造的可靠性，指出在设计阶段就可提升设计的可靠性，从而提升产品质量，降低成本损失
- 对医院服务流程当中的关键环节进行失效假设，再针对这些环节的严重程度、发生率、可预防性等进行系统评估，针对其中较严重的危险因素，预先采取预防措施，改善工作流程，预防院感事件的发生

- 在护理安全领域，FMFA已被广泛应用在各类事件的分析中。对提高医疗用品消毒质量监测合格率的研究发现，在改进应用FMFA方法筛选出的17个危险因素后，医疗用品消毒质量的合格率由20.1%提高到78.7%
- 有研究显示FMFA方法有助于识别和筛选医疗机构内院感发生的高风险科室及相关高风险因素，从而降低院感发生率

Yu X, Gan T, Zhu Y, et al. Healthcare failure mode and effect analysis (HFMEA) for improving the qualification rate of disinfection quality monitoring process. J Infect Public Health. 2020, 13(5): 718-723.
任红霞，赵萍，薛佳殷．常态化疫情防控期间基于 HFMFA法的医院感染风险评估研究．医学理论与实践，2022，35（19）：3412-3414

团结/奉献/求实/创新

风险评估、风险控制、风险监控

北京大学第三医院 Peking University Third Hospital

- 风险评估主要通过已经识别出的风险因素的基础上进行定量的评估模型构建
- 风险评估的常用工具
  - 蒙特卡罗模拟分析
  - 层次分析法
  - 模糊综合评价
  - SWOT (Strengths, Weakness, Opportunities, Threats)
- 定性、半定量和定量

- 风险控制主要有四种常用方法
  - 风险避免、风险预防
  - 风险自留和风险转移
- 风险控制的方法在院感的研究中应用广泛，在手卫生依从性的改进、院感整体发生风险的控制中应用广泛

- 风险监控是指对卫生服务中的结果质量进行监测、汇总、分析、预测的管理工作
- 医疗风险监控体系为国家卫生行政部门的决策、管理提供依据，其指标内容对于医疗风险控制工作有着实际价值导向作用

团结/奉献/求实/创新

风险评估

北京大学第三医院 Peking University Third Hospital

定性评估

- 定性分析是采用词语或叙述性的方法
- 描绘危险事件的频率及后果的严重程度
- 一般用于初始筛查、风险级别较低、无足够数据进行定量风险分析的场景

半定量评估

- 是定量与定性相结合的分析方式，可以为定性的描述赋予一定的数值
- 分配给每一段描述的数值，并不一定需要准确地反映出实际的频率或者严重程度，数值可以按照不同程度进行组合
- 风险指数 (risk priority number，RPN)也被称为危险事件的风险优先级，利用不同的风险矩阵，计算出不同组合的风险指数
- 在大多数风险矩阵中，频率、严重程度、应对能力 / 当前体系等会被分为 3 ~ 6 个等级

定量评估

- 也称为概率风险分析 (probabilistic risk analysis, PRA)
- 定量风险分析使用数值来描述频率、后果和严重程度
- 定量分析需要大量的数据，要收集、分析并储存与事故和意外有关的数据

团结/奉献/求实/创新

风险评估

北京大学第三医院 Peking University Third Hospital

- 美国感染控制与流行病学专业协会 (APIC)提供的感染控制风险评估表格
- 列标题从频率、后果及当前体系 3 大方面进行评价，各自分为 5 个等级
- 行标题分别为危险识别因素
- 危险事件的风险指数则定义为由事件的频率级别、严重程度及当前体系的数值相加或相乘而得到

APIC风险评估表

分类	发生可能性					风险和影响（健康、经济、法律、法规）					当前体系					分值
	大	中	小	罕见	无	死亡/肢体/功能丧失	暂时性功能丧失	住院时间延长	轻微症状/经济损失	极少症状/经济损失	无	差	一般	好	完备	
	4	3	2	1	0	5	4	3	2	1	5	4	3	2	1	
防控措施失效																
缺乏手卫生																
缺乏呼吸咳嗽礼仪																
缺乏员工培训																
缺乏患者宣教																
……																

团结/奉献/求实/创新

风险监控

北京大学第三医院 Peking University Third Hospital

- 1958年，美国医院协会就在其报告中建议境内医院设置院感管理委员会，负责建立院感的监测体系和监测

- 1970年，美国政府建立了国家院感监测系统，之后逐步发展成为美国国家医疗安全网络系统
- 国家医疗安全网络在其国家CDC管理之下，负责美国全国范围内的院感监测
- 国家医疗安全网络将院感相关数据收集到国家数据库中，着重于院感病原菌的耐药性监测

- 1998年，具有监测系统的国际多中心院感流行病学的标准化监测组织——国际院感控制联盟在阿根廷成立

- 2013年，“国家医院感染质量管理与控制中心”正式挂牌成立，标志着我国三级院感质量控制体系真正建立运行

- 2018年，“国家医院感染管理专业质量控制中心专家委员会”正式成立，标志着在全国范围内系统、全面地收集、分析全国医疗质量数据，定期发布质量控制信息等工作的开始

- 2020-2022年，国家医院感染质量管理与控制中心对全国1155家哨点医院的全部科室展开了院感数据收集

团结/奉献/求实/创新

风险评估的设计思路

北京大学第三医院 Peking University Third Hospital

中国感染控制杂志 2016 年 7 月第 15 卷第 7 期 Chin J Infect Control Vol 15 No 7 Jul 2016 · 441 ·

DOI:10.3969/j.issn.1671－9638.2016.07.001

·专家论坛·

医院感染管理的风险评估

Risk assessment on healthcare-associated infection management

李六亿(LI Liu-yi)[1], 徐 艳(XU Yan)[2]

(1 北京大学第一医院,北京 100034; 2 贵州省人民医院,贵州 贵阳 550002)

(1 Peking University First Hospital, Beijing 100034, China; 2 Guizhou Provincial People's Hospital, Guiyang 550002, China)

风险识别

- 管理指标
- 过程指标
- 结果指标
- 患者指标

可量化指标

风险评估

- 确定权重系数
- 量化评定
  - 可能性分析
  - 后果严重程度或损失
  - 当前体系
- 总体评价：风险界定线的划分需要根据医院的实际情况而定，可按照第20百分位及80百分位界定或第30百分位及70百分位界定，也可根据医院工作重心进行调整，**选出高风险临床科室进行干预**

团结/奉献/求实/创新

相关研究

北京大学第三医院 Peking University Third Hospital

- 本研究旨在联合采用风险矩阵、FMEA 和 COSO-ERM 等管理工具，建立医院-临床科室2个层面、高风险科室-高风险指标（环节）2个维度的医院感染风险分层评估体系，有效管理医院内的高风险科室、高风险指标（环节），前移感染控制关口，降低医院感染的风险

风险点	风险指标	指标类型
科室组织管理不到位	医院感染管理组织不完善、医院感染管理制度未落实	管理指标
	医院感染知识掌握不到位、日常督导考核存在问题	过程指标
发生医院感染	医院感染病例漏报率高、医院感染发病率高	结局指标
侵入性操作相关感染	使用呼吸机插管	过程指标
过程指标	使用血管导管插管	过程指标
	发生呼吸机相关肺炎、发生血管导管相关血流感染	结局指标
	发生导尿管相关泌尿系感染	结局指标
	发生I类切口手术部位感染、I类切口手术预防使用抗菌药物不规范	结局指标
清洁消毒未落实到位	清洁消毒不合格	过程指标
手卫生不符合要求	手卫生设施配备不齐全、手卫生依从率低、手卫生方法不规范	过程指标
多重耐药菌管理不到位	多重耐药菌防控措施未落实	过程指标
	发生多耐药菌医院感染	结局指标
抗菌药物使用不规范	住院患者抗菌药物使用不规范、抗菌药物治疗前病原学送检率低	过程指标

路宁维，党晓茹，梁沛枫，等. 医院感染风险分层评估体系的建立与应用. 中华医院感染学杂志, 2024, 34(3): 432-437.

团结/奉献/求实/创新

相关研究

北京大学第三医院 Peking University Third Hospital

- 主要内容
  - 各临床科室风险评估分析
  - 风险指标风险评估分析结果
  - 重症监护病房（ICU）高风险失效原因及应对措施
  - 基于COSO-ERM的医院感染发病率——三级风险管理体系
- 四个指标
  - 战略：控制医院感染的发生
  - 经营：医院感染管理组织体系
  - 报告：医院感染管理信息系统
  - 合规：执行医院感染相关法律法规

路宁维，党晓茹，梁沛枫，等. 医院感染风险分层评估体系的建立与应用. 中华医院感染学杂志, 2024, 34(3): 432-437.

团结/奉献/求实/创新

PART 03 THREE

应用场景

风险评估

北京大学第三医院 Peking University Third Hospital

- 医院感染风险评估表（科室）
- 医院感染风险评估表（医院）

风险事件各维度赋分方式

风险发生可能性	极低	低	中	高	极高
	1	2	3	4	5
风险发生后果严重性	危害小	一般	严重	非常严重	极严重
	1	2	3	4	5
系统应对能力	很好	好	较好	一般	无
	1	2	3	4	5

团结/奉献/求实/创新

风险评估

北京大学第三医院 Peking University Third Hospital

- **对风险事件评分**

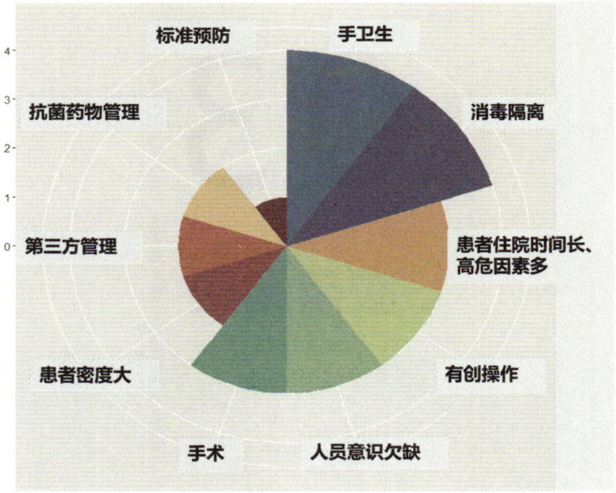

团结/奉献/求实/创新

案例分享

北京大学第三医院 Peking University Third Hospital

- **膝前交叉韧带重建术（ACLR）后膝关节感染**
  - ACLR术后膝关节感染若处理不当，可能导致关节软骨的破坏、韧带移植物失效、关节功能障碍等严重后果

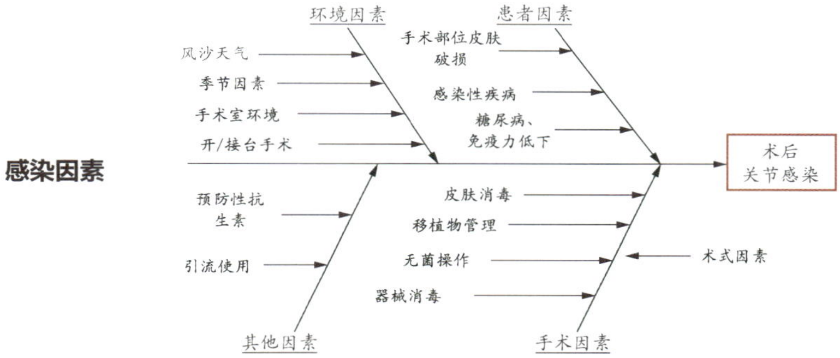

引用：北京大学第三医院运动医学科王成团队相关研究成果

团结/奉献/求实/创新

案例分享

北京大学第三医院 Peking University Third Hospital

- **ACLR术后膝关节感染**

术前管理

- 入院宣教：感染性疾病（发热、腹泻、血象异常）——暂缓手术
- 皮肤管理：皮肤管理（皮肤破损、感染灶）；术前备皮时间；器械（剃毛器 vs. 备皮刀）

术中管理

- 双层手套：术者及助手均佩戴双层手套
- 双层口罩：口、鼻全覆盖
- 术中无菌操作：术者监控每一步
- 双人消毒制度：一人消毒，一人监督，防止“死角”遗漏

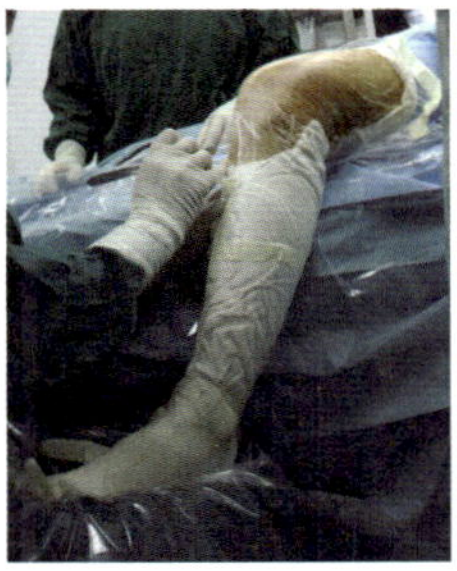

术后管理

- 引流放置：不再常规放置关节腔引流管 （文献支持：1:1.5）
- 预防性抗生素：术前30 min输入（上止血带前）
  合理使用抗生素（24 h；易感人群48 h）

引用：北京大学第三医院运动医学科王成团队相关研究成果

团结/奉献/求实/创新

举例：医疗安全奖

北京大学第三医院 Peking University Third Hospital

- 有的放矢、多科协作下大力度防控新生儿院内感染暴发

1. 提高抗生素使用前样本送检率
2. 尽可能减少预防性抗生素使用
3. 严格把控限制级抗生素使用指征
4. 规范抗生素使用疗程
5. 根据一段时间内的药敏情况策略性更换抗生素
6. 规范抗生素使用方法
7. 及时停用不必要的抗生素
8. 根据临床情况合理降级抗生素使用

新生儿重症监护病房抗生素使用流程得到优化

团结/奉献/求实/创新

举例：管理项目优秀奖

北京大学第三医院 Peking University Third Hospital

- 基于DMAIC模型的医务人员防护技能提升PDCA管理

如何有效提升医务人员PPE使用技能?

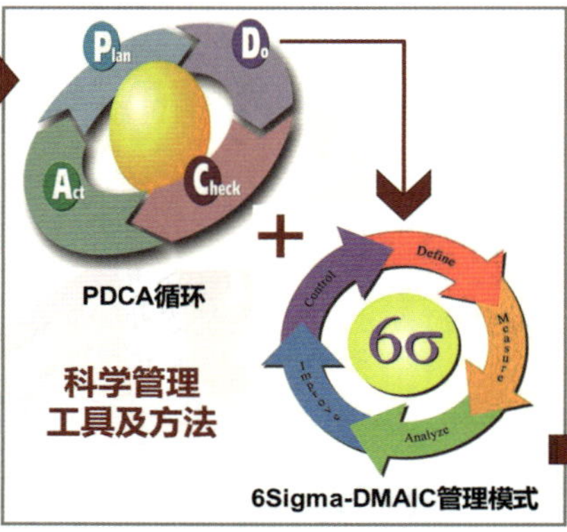

PDCA	DMAIC
Plan	Define
Do	Measure
Check	Analyze
Act	Improve
	Control

提升医务人员防护技能，保障安全

PDCA	DMAIC
Plan	Define
Do	Measure
Check	Analyze
Act	Improve
	Control

团结/奉献/求实/创新

举例：管理项目优秀奖

北京大学第三医院 Peking University Third Hospital

- 基于DMAIC模型的医务人员防护技能提升PDCA管理

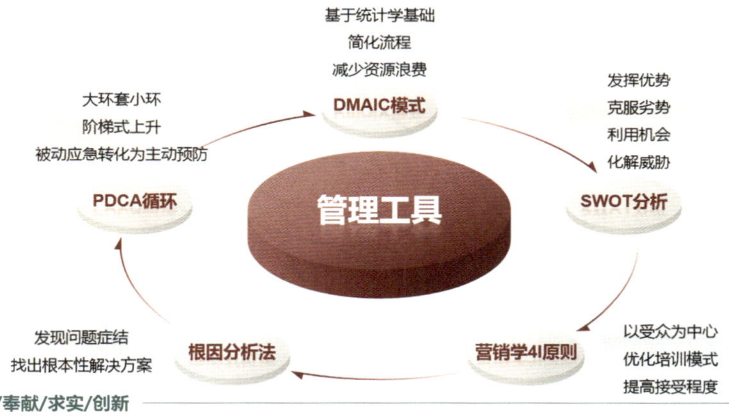

整合管理工具

提升管理效能

团结/奉献/求实/创新

举例：管理项目优秀奖

北京大学第三医院 Peking University Third Hospital

- 多科合作、遏制耐药，共促医院高质量发展

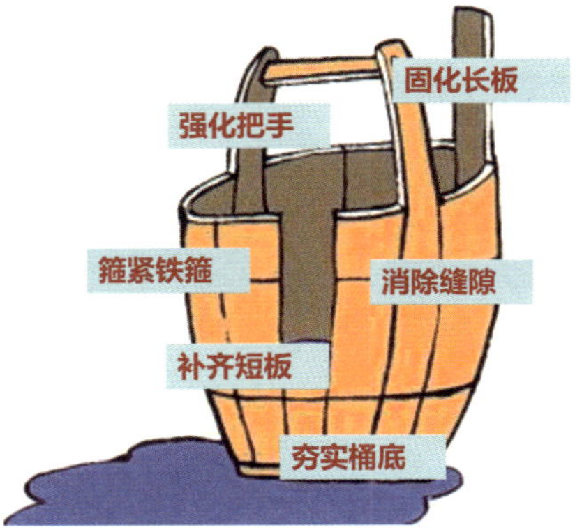

木桶理论

对于一个沿口不齐的木桶而言，其盛水的多少并不受木桶最长木板的影响，而是受木桶最短木板的影响

新木桶理论

一个木桶能不能装水，能装多少水，除了与最短木板有关外，还与**木桶底板**是否结实、各**木板长短**差异、木板之间是否有**缝隙**、**铁箍**是否紧凑、**把手**是否牢固等有关

团结/奉献/求实/创新

举例：管理项目优秀奖

北京大学第三医院 Peking University Third Hospital

- 多科合作、遏制耐药，共促医院高质量发展

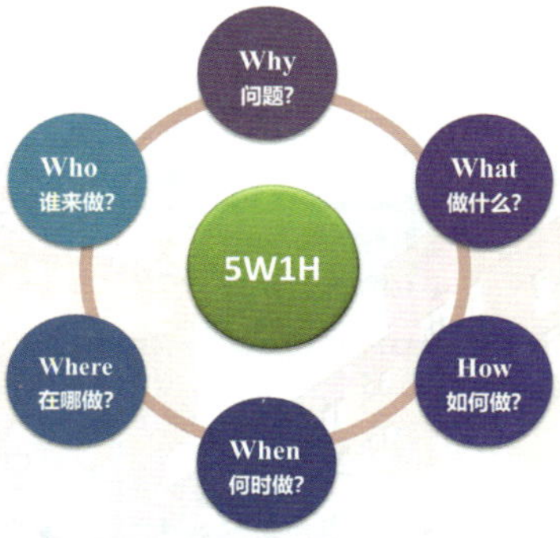

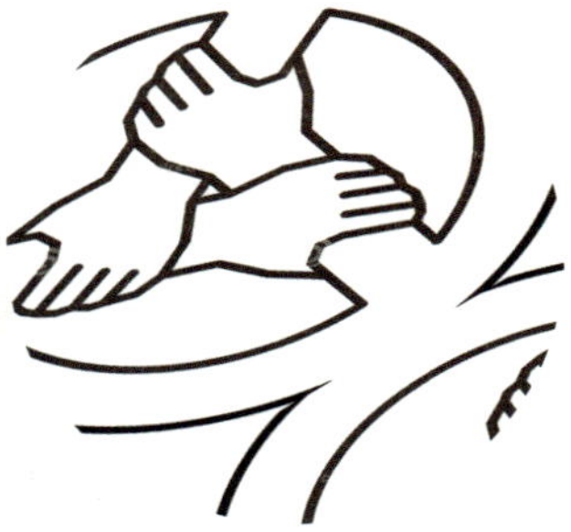

重点环节 | 5W1H法 | 过程实施 | MDT multidisciplinary team

团结/奉献/求实/创新

小结

北京大学第三医院 Peking University Third Hospital

- 服务临床
- 协调保障
- 行政管理
- 监督指导

- 风险管理
- 管理方法
- 实操+循证+方法

患方的风险 →
- 火灾类
- 院感事件
- 低风险死亡类
- 孕产妇死亡

院方的风险 →
- 火灾类
- 院感
- 舆情

团结/奉献/求实/创新

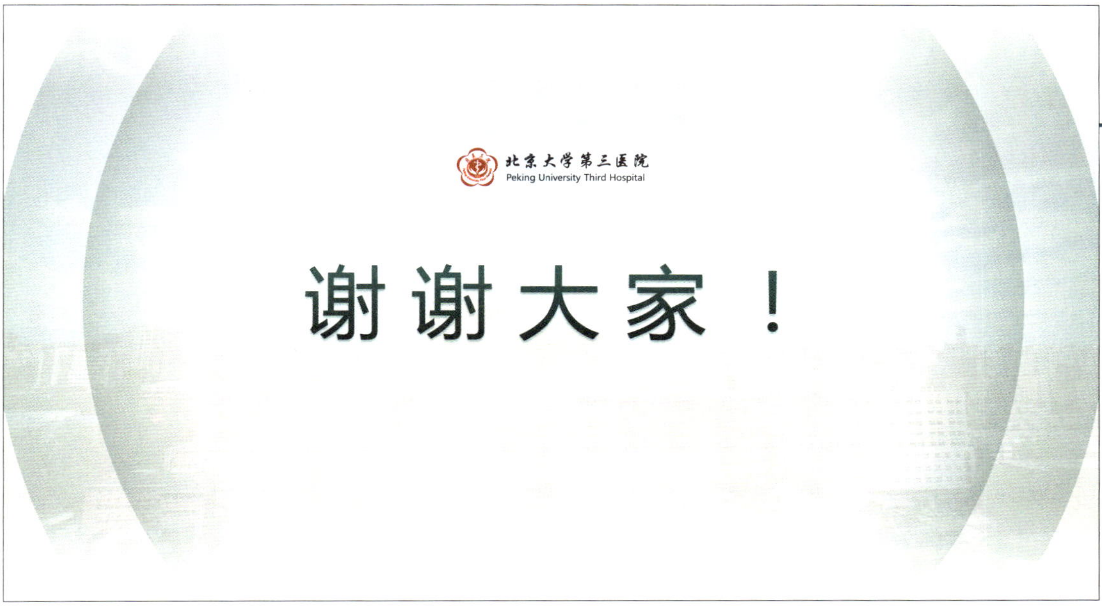
北京大学第三医院
Peking University Third Hospital
谢谢大家！